D&T
InforMed

Medicina de Emergência

D&T InforMed

Medicina de Emergência

DIAGNÓSTICO E TRATAMENTO EM MINUTOS

COORDENADOR

Rodrigo Antonio Brandão Neto

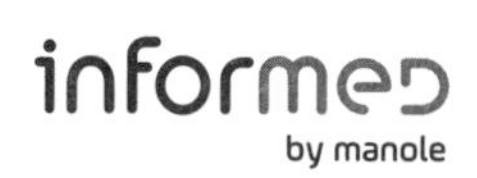

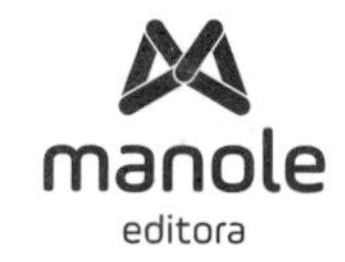

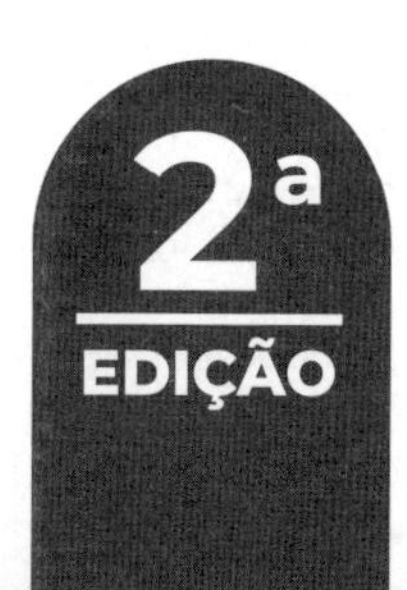

Editora: Anna Yue
Produção editorial: Soares Gestão Editorial
Projeto gráfico: Departamento de Arte da Editora Manole
Editoração eletrônica: Formato Editoração
Ilustrações: Formato Editoração e Luargraf Serviços Gráficos
Capa: Ricardo Yoshiaki Nitta Rodrigues
Imagem de capa: istockphoto

CIP-BRASIL. CATALOGAÇÃO NA PUBLICAÇÃO
SINDICATO NACIONAL DOS EDITORES DE LIVROS, RJ

D492
2. ed.

D&T InforMed medicina de emergência : diagnóstico e tratamento em minutos / coordenação Rodrigo Antonio Brandão Neto. - 2. ed. - Santana de Parnaíba [SP] : Manole, 2025.

Inclui bibliografia e índice
ISBN 9788520467404

1. Medicina de emergência. 2. Emergências médicas. 3. Protocolos médicos. I. Brandão Neto, Rodrigo Antonio.

CDD: 616.025
25-96430 CDU: 616.083.98

Meri Gleice Rodrigues de Souza - Bibliotecária - CRB-7/6439

1ª edição – 2024
2ª edição – 2025

Direitos adquiridos pela:
Editora Manole Ltda.
Alameda Rio Negro, 967 – cj. 717 – Alphaville
06454-000 – Barueri – SP – Brasil
Tel.: (11) 4196-6000
www.manole.com.br | https://atendimento.manole.com.br

Impresso no Brasil | *Printed in Brazil*

Coordenador

Rodrigo Antonio Brandão Neto
Médico do pronto-socorro do Hospital das Clínicas da Faculdade de Medicina da Universidade de São Paulo (HCFMUSP). Responsável Técnico da Emergência do Hospital Moyses Deutsch (Hospital M'Boi Mirim) em São Paulo/SP. Doutorado em Ciências Médicas pelo HCFMUSP.

Autores

Aline Alves de Deus
Doutoranda pela Faculdade de Medicina da Universidade de São Paulo (FMUSP). Médica Assistente da Equipe de Hospitalistas da FMUSP.

Antonio Paulo Nassar Junior
Médico Intensivista e Professor do Programa de Pós-graduação do A. C. Camargo Cancer Center. Pesquisador do Hospital Israelita Albert Einstein. Membro do Comitê Científico da Brazilian Research in Intensive Care Network.

Daniel Costa Guimarães
Médico pela Universidade Unichristus. Residência em Clínica Médica pelo Hospital Universitário Walter Cantídio. Professor Universitário na Universidade Unichristus. Preceptor da Residência de Clínica Médica na Santa Casa de Misericórdia de Fortaleza. Chefe do Setor de Clínica Médica na Santa Casa de Misericórdia de Fortaleza.

Daniel Fiordelisio de Carvalho
Doutor em Endocrinologia pela Faculdade de Medicina da Universidade de São Paulo (FMUSP). Especialista em Clínica Médica, Endocrinologia e Metabologia pelo Hospital das Clínicas da FMUSP (HCFMUSP).

Eli Faria Evaristo
Doutor em Ciência pela Faculdade de Medicina da Universidade de São Paulo. Gerente Médico do Protocolo de Atendimento ao AVC do Hospital Sírio-Libanês. Coordenador Médico do Protocolo de Atendimento ao AVC do Hospital do Coração (HCor). Coordenador Médico do Protocolo de AVC do Hospital Alemão Oswaldo Cruz. Neurologista da Clínica DFVneuro.

Emmanuel de Almeida Burdmann
Professor Associado da Disciplina de Nefrologia da Faculdade de Medicina da Universidade de São Paulo.

Fábio Cavalcante de Assis
Médico Assistente da Clínica Médica e do Time de Resposta Rápida (TRR) do Hospital das Clínicas da Faculdade de Medicina da Universidade de São Paulo (HCFMUSP). *Fellow* em Ultrassonografia *Point of Care* (POCUS) pela Universidade de LLeida, Catalunha, Espanha.

Felipe Chaves Duarte Barros
Médico Neurologista pela Universidade Federal de São Paulo (Unifesp). Especialista em neurologia vascular e neurointensivismo pela Unifesp. Membro titular da Academia Brasileira de Neurologia.

Filumena Maria da Silva Gomes
Doutora em Ciências pelo Departamento de Pediatria da Faculdade de Medicina da Universidade de São Paulo (FMUSP). Médica Assistente em Pediatria do Departamento de Pediatria da FMUSP. Membro da Comissão de Graduação do Departamento de Pediatria da FMUSP.

Francisco Akira Malta Cardozo
Cardiologista pelo Instituto do Coração do Hospital das Clínicas da Faculdade de Medicina da Universidade de São Paulo (InCor-HCFMUSP). Médico Assistente da Unidade de Medicina Interdisciplinar em Cardiologia do InCor-HCFMUSP.

Guilherme Martins Guzman
Cardiologista pelo Instituto do Coração do Hospital das Clínicas da Faculdade de Medicina da Universidade de São Paulo (InCor-HCFMUSP).

Gustavo Faria de Matos
Médico pela Universidade de Uberaba (UNIUBE). Residência em Pediatria pelo Instituto da Criança e do Adolescente do Hospital das Clínicas da Faculdade de Medicina da Universidade de São Paulo (ICr-HCFMUSP). Especialista em Emergências Pediátricas pela Sociedade Brasileira de Pediatria (SBP). Médico Assistente do Pronto-Socorro Infantil do Hospital Universitário da Universidade de São Paulo (HU-USP). Médico plantonista do Pronto-Atendimento Infantil do Hospital Israelita Albert Einstein.

Julio Flávio Meirelles Marchini
Doutor em Ciências pela Faculdade de Medicina de Ribeirão Preto da Universidade de São Paulo (FMRP-USP). Pós-doutorado no Brigham & Women's Hospital – Harvard Medical School. Professor Colaborador do Departamento de Clínica Médica da Faculdade de Medicina da Universidade de São Paulo (FMUSP).

Leandro Utino Taniguchi

Especialista em Medicina Intensiva pela Associação de Medicina Intensiva Brasileira (AMIB). Doutor em Ciências Médicas pela Faculdade de Medicina da Universidade de São Paulo (FMUSP). Médico Diarista da UTI da Disciplina de Emergências Clínicas. Médico da UTI do Hospital Sírio-Libanês. Membro do Comitê Científico da Rede Brasileira de Pesquisa em Medicina Intensiva (BRICNet).

Luciano César Pontes de Azevedo

Professor Livre-Docente da Disciplina de Emergências Clínicas do Hospital das Clínicas da Faculdade de Medicina da Universidade de São Paulo (HCFMUSP). Médico Intensivista e Pesquisador do Hospital Sírio-Libanês. Presidente do Instituto Latino-Americano de Sepse (ILAS) 2016-2019.

Marcos Pita Lottenberg

Cardiologista pelo Instituto do Coração do Hospital das Clínicas da Faculdade de Medicina da Universidade de São Paulo (InCor-HCFMUSP). Médico colaborador da Unidade Clínica de Medicina Interdisciplinar do InCor-HCFMUSP.

Maria Helena Valente

Mestre e Doutora em Ciências pelo Departamento de Pediatria da Faculdade de Medicina da Universidade de São Paulo (FMUSP). Médica Assistente em Pediatria do Departamento de Pediatria da FMUSP.

Paulo César Ribeiro

Mestre em Cirurgia pela Faculdade de Ciências Médicas da Santa Casa de São Paulo. Especialista em Nutrição Parenteral e Enteral pela Sociedade Brasileira de Nutrição Parenteral e Enteral (SBNPE). Especialista em Terapia Intensiva pela Associação de Medicina Intensiva Brasileira (AMIB). Responsável pela Equipe Multidisciplinar de Terapia Nutricional do Hospital Sírio-Libanês.

Rayra Maia Alvarez

Pediatra pelo Hospital Israelita Albert Einstein. Pós-graduação em Urgências e Emergências Pediátricas pelo Hospital Israelita Albert Einstein. Preceptora da Graduação da Faculdade de Medicina da Universidade de São Paulo (FMUSP) (2020). Certificação pela American Heart Association em Suporte Avançado de Vida em Pediatria (PALS).

Rodrigo Antonio Brandão Neto

Médico do pronto-socorro do Hospital das Clínicas da Faculdade de Medicina da Universidade de São Paulo (HCFMUSP). Responsável Técnico da Emergência do Hospital Moyses Deutsch (Hospital M'Boi Mirim) em São Paulo/SP. Doutorado em Ciências Médicas pelo HCFMUSP.

Sumário

Apresentação

A plataforma InforMed, ferramenta digital de conteúdo médico, auxilia a tomada de decisões na prática clínica diária com informações sucintas e de excelente qualidade técnica.

A curadoria do conteúdo em Medicina de Emergência é realizada pelo Dr. Rodrigo Antonio Brandão Neto, com a colaboração de uma equipe composta por muitos outros médicos especialistas.

É um grande desafio produzir conteúdos técnicos atuais, revisados constantemente, e que, ainda, são associados a acessos a capítulos dos livros da editora Manole, além de muitas aulas, artigos e *podcasts*.

Médicos, estudantes e profissionais da área da saúde necessitam do conteúdo de diagnóstico e tratamento em uma plataforma de fácil acesso, para consulta durante o atendimento clínico e para atualização de conhecimentos.

A 2ª edição do livro *D&T InforMed Medicina de Emergência: Diagnóstico e Tratamento em Minutos* chega com uma abordagem ainda mais completa e atualizada, e se mantém focada em textos objetivos e com orientações práticas para o dia a dia clínico. Revisado e enriquecido, esse novo volume reúne as mais recentes evidências científicas e orientações práticas, permitindo que seus leitores se atualizem rapidamente.

Curadores do InforMed

Filumena Maria da Silva Gomes
Doutora em Ciências pelo Departamento de Pediatria da Faculdade de Medicina da Universidade de São Paulo (FMUSP). Médica Assistente em Pediatria do Departamento de Pediatria da FMUSP. Membro da Comissão de Graduação do Departamento de Pediatria da FMUSP.

Maria Helena Valente
Mestre e Doutora em Ciências pelo Departamento de Pediatria da Faculdade de Medicina da Universidade de São Paulo (FMUSP). Médica Assistente em Pediatria do Departamento de Pediatria da FMUSP.

Michelle Silva Nunes
Farmacêutica Clínica especialista em Terapia Intensiva do Adulto pelo Programa de Residência Integrada Multiprofissional em Saúde do Hospital Universitário Onofre Lopes (UFRN). Presidente do Departamento de Farmácia da Associação de Medicina Intensiva Brasileira (AMIB).

Mílton de Arruda Martins
Professor Titular de Clínica Médica da Faculdade de Medicina da Universidade de São Paulo (FMUSP). Diretor do Serviço de Clínica Geral do Hospital das Clínicas da FMUSP.

Rodrigo Antonio Brandão Neto
Médico do pronto-socorro do Hospital das Clínicas da Faculdade de Medicina da Universidade de São Paulo (HCFMUSP). Responsável Técnico da Emergência do Hospital Moyses Deutsch (Hospital M'Boi Mirim) em São Paulo/SP. Doutorado em Ciências Médicas pelo HCFMUSP.

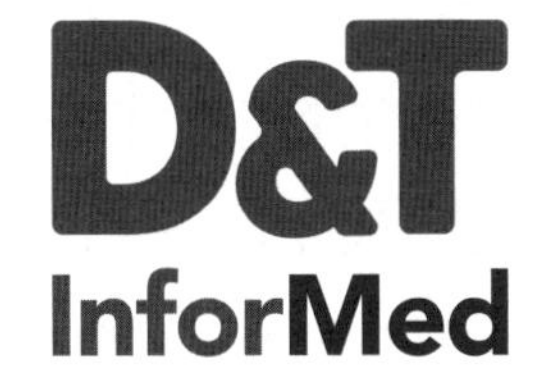

SEÇÃO I

Emergências

1

Acidente vascular cerebral hemorrágico (AVCH) – hemorragia intraparenquimatosa (HIP): diagnóstico e tratamento

D&T

Eli Faria Evaristo

Felipe Chaves Duarte Barros

Rodrigo Antonio Brandão Neto

DEFINIÇÕES E FATORES DE RISCO

- A hemorragia intraparenquimatosa (HIP) é uma emergência médica e representa de 10% a 25% de todos os acidentes vasculares cerebrais.
- As duas maiores causas de HIP são arteriopatia por hipertensão arterial e angiopatia amiloide.
- Fatores de risco:
  - Doenças que aumentam a chance de acidente vascular cerebral hemorrágico (AVCH):
    - Hipertensão arterial sistêmica (principal fator, aumenta em 9 vezes o risco), diabete melito, dislipidemia, demência (associada a angiopatia amiloide), coagulopatias (doença hepática, câncer, doenças hematológicas), malformações cerebrais, doença de Moyamoya, vasculites.
  - Trauma.
  - Cirurgia recente, principalmente de carótidas.
  - Idade > 55 anos
  - Alcoolismo, tabagismo e uso de drogas (especialmente cocaína).
  - Uso de medicações:
    - Anticoagulantes e antiagregantes.
    - Anti-hipertensivos.

    - Estimulantes, incluindo anfetaminas
- O risco de expansão é maior em pacientes que apresentaram sangramento secundário à anticoagulação. Cerca de 30% dos pacientes apresentam expansão do hematoma nas primeiras 4 horas. Em pacientes em uso de anticoagulação, a expansão ocorre em mais de 50% deles.
- Cerca de 25% dos pacientes apresentam piora da escala de Glasgow em pelo menos 2 pontos, entre o atendimento pré-hospitalar e a chegada no hospital.
- O evento não é monofásico e hematomas podem apresentar reexpansão em 1 hora em significativa porcentagem dos casos.
- São fatores de mau prognóstico em relação à possibilidade de deterioração neurológica:
  - Escore baixo no escore de coma de Glasgow.
  - Grandes hematomas.
  - Sangue no ventrículo.

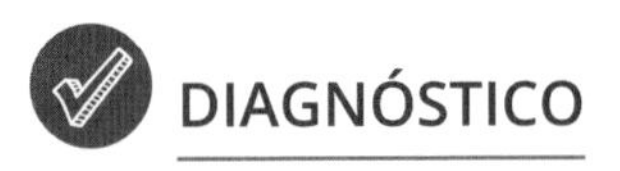

DIAGNÓSTICO

História clínica: aspectos que devem ser verificados

- Sinais e sintomas súbitos, com possível deterioração ao longo de poucas horas:
  - Cefaleia de início súbito (menos frequente que na hemorragia subaracnoide).
  - Rebaixamento do nível de consciência.
  - Déficit neurológico focal.
  - Náuseas ou vômitos.
  - Crise epiléptica (de 5% a 30% dos pacientes).

Exame físico

- Medidas de suporte básico de vida (vias aéreas, respiração e circulação).
- Atenção para déficits neurológicos focais, utilizando a escala de acidente vascular cerebral (AVC) do National Institutes of Health (NIH) e para o nível de consciência utilizando a escala de coma de Glasgow.

Exames laboratoriais

- Além da glicemia capilar, já contemplada na abordagem inicial de uma suspeita de AVC, devem-se incluir hemograma, tempo de protrombina (TP), tempo de tromboplastina parcial ativada (TTPA), eletrólitos, funções renal e hepática.
- Em casos selecionados, incluir enzimas cardíacas, teste de gravidez e teste toxicológico.
- Exame de urina e urocultura, bem como teste de gravidez para mulheres em idade fértil.

Exames radiológicos

- A tomografia computadorizada (TC) de crânio deve ser realizada imediatamente após a estabilização do paciente.
- Pontos de atenção na TC de crânio no caso de hemorragia intraparenquimatosa:
  - Volume da hemorragia:
    - Pode ser calculado por meio da fórmula ABC/2 (Figura 1).
- Localização da hemorragia:
  - Pode sugerir a provável etiologia.
  - Núcleos da base, tálamo, cerebelo e ponte – hipertensão arterial sistêmica (HAS).
  - Lobos cerebrais – angiopatia amiloide, malformação vascular (MAV).
  - Transição corticossubcortical com edema vasogênico – tumor cerebral (primário ou secundário), abscesso.
  - Córtex cerebral, próximo aos seios venosos – trombose venosa cerebral (TVC).
  - Hipodensidade no território da artéria cerebral média (ACM) com hemorragia no seu interior – transformação hemorrágica de acidente vascular cerebral isquêmico (AVCI):
    - Presença de extensão para ventrículos.
    - Presença de edema perilesional.
    - Presença de herniação cerebral.
    - Presença de marcadores de expansão ativa da hemorragia e de mau prognóstico (Figura 2):

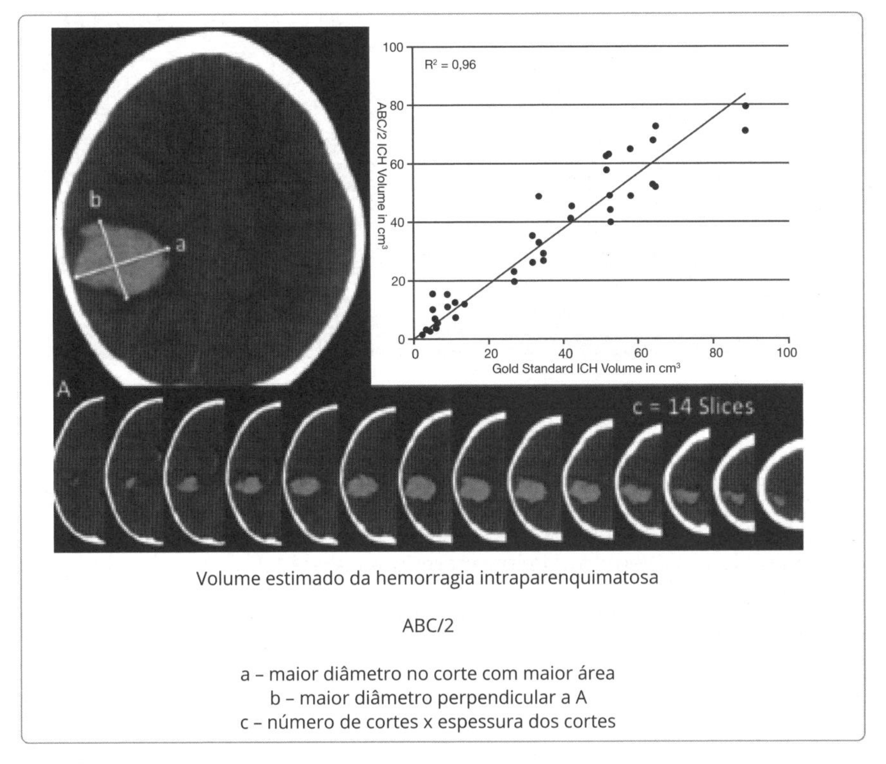

FIGURA 1
Fórmula ABC/2.

Fonte: adaptada de Kleinman JT, Hillis AE, Jordan LC, 2011.

  - » *Spot sign* – pequena região de realce pelo contraste no interior do sangramento.
  - » *Blend sign* – coexistência de imagens com diferentes graus de atenuação no interior da hemorragia.
  - » *Black hole sign* – pequena região hipoatenuante, claramente delimitada, no interior da hemorragia.
- A ressonância magnética (RM) de crânio (incluindo sequências sensíveis aos produtos de degradação aguda da hemoglobina – T2*, gradiente-eco – GRE, susceptibility-weighted imaging – SWI) é uma alternativa, na dependência do protocolo institucional de neuroimagem.
- Métodos complementares de neuroimagem:

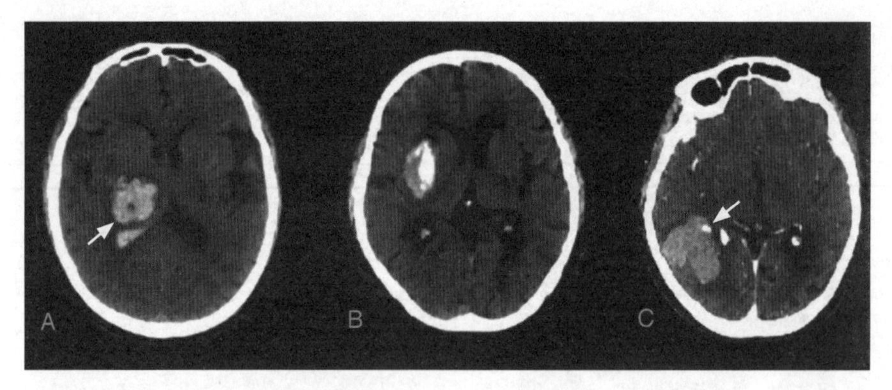

FIGURA 2
A: tomografia computadorizada de crânio sem contraste com hemorragia intraparenquimatosa em tálamo à direita, mostrando o *black hole sign* (seta branca). B: tomografia computadorizada de crânio com hemorragia intraparenquimatosa em cápsula interna à direita, mostrando o *blend sign*. C: Ângio-TC de crânio com hemorragia intraparenquimatosa lobar, mostrando o *spot sign* (seta branca).

Fonte: adaptada de Dowlatshahi D et al., 2016.

- Indicados principalmente em pacientes jovens (< 65 anos) com hemorragia lobar e/ou intraventricular, sem histórico de hipertensão, tabagismo ou coagulopatias:
  - Ângio-TC ou ângio-RM de crânio:
    - Procura de MAV, aneurisma cerebral, Moyamoya, TVC.
  - Angiografia cerebral:
    - Suspeita de aneurisma cerebral ou fístula intracraniana, com exames não invasivos (angioTC/RM) normais.
- Considerar angiotomografia em pacientes com hemorragia lobar e < 70 anos, hematomas grandes em fossa posterior ou pacientes com < 45 anos.

CLASSIFICAÇÃO PROGNÓSTICA

- A classificação mais utilizada é o Escore ICH (*intracerebral hemorrhage*).

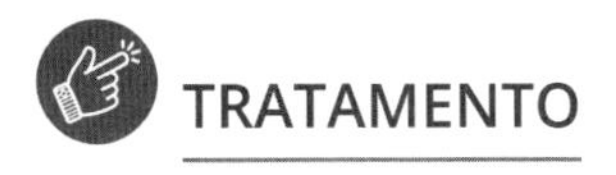

TRATAMENTO

Medidas gerais

- Admitir preferencialmente em unidade de terapia intensiva (UTI).
- Decúbito elevado (30°).
- Monitoramento multiparamétrico não invasivo (pressão arterial – PA, frequência cardíaca – C, pulso – P) por 24 a 72 horas.
- Avaliação para disfagia com protocolo institucional.
- Glicemia capilar.
- Controle eletrolítico (especialmente sódio).
- Monitoramento do nível de consciência e déficits neurológicos:
  - Escala de coma de Glasgow.
  - Escala de AVC do NIH.
- Prevenção de tromboembolismo venoso:
  - Fase hiperaguda (primeiras 24 horas) – manter o paciente em uso de compressão pneumática intermitente.
  - Após 24 horas, realizar TC de crânio sem contraste e, se volume da hemorragia intraparenquimatosa estável, considerar início de anticoagulação profilática.
  - Enoxaparina ou heparina não fracionada (salvo contraindicação).

Hemostasia

- Tratamento de coagulopatias existentes:
  - Uso de varfarina e razão normatizada internacional (RNI) > 1,7:
    - Administrar vitamina K e complexo protrombínico (ou, como alternativa, plasma fresco congelado).
  - Uso de anticoagulantes orais diretos – DOAC (dabigatrana, edoxabana, rivaroxabana e apixabana):
    - Administrar um reversor específico se disponível:
      - » Idacurizumabe – reversor de dabigatrana.
      - » Andexanet (se disponível) – reversor dos inibidores Xa. Um estudo mostrou diminuição da expansão do hematoma com andexanet comparado ao complexo protrombínico de 4 fatores, mas com

aumento em episódios de trombose e sem melhora em desfechos centrados no paciente.
    - Caso não haja reversor específico, usar complexo protrombínico ou fator VII ativado.
    - Carvão ativado pode ser usado se o medicamento foi ingerido há menos de 2 horas.
    - Considerar hemodiálise.
  - Uso de heparina:
    - Dar sulfato de protamina.
  - Uso de antiagregante plaquetário:
    - Descontinuar medicamento. Sem papel para transfusão plaquetária pelo uso de antiagregantes plaquetários.
  - Plaquetopenia.
    - Dar plaquetas se < 50.000 céls./mm^3.
  - Ácido transnexâmico: sem papel no momento.

Hipertensão arterial

- Se pressão arterial sistólica (PAS) entre 150 e 220 mmHg e sem outras contraindicações para a sua diminuição, reduzir para 140 mmHg em até 1 hora.
- Se PAS > 220 mmHg, considerar redução agressiva, porém sem uma meta pressórica bem definida.
- O estudo INTERACT 3 mostrou que um *bundle* de cuidado com controle de níveis pressóricos para PAS < 140 mmHg, controle glicêmico e de temperatura e reversão de anticoagulação em 1 hora, melhorou desfechos e diminuiu eventos adversos significativamente (16% *versus* 21%).

Hipertensão intracraniana (HIC)

- Considerar monitoramento da pressão intracraniana (PIC) em pacientes de risco (com meta de pressão de perfusão cerebral [PPC] entre 50 e 70 mmHg):
  - Escala de coma de Glasgow ≤ 8.
  - Evidência clínica ou radiológica de herniação cerebral.
  - Hemorragia intraventricular ou hidrocefalia significativas.
- Não administrar corticosteroide para tratar HIC em pacientes com hemorragia intraparenquimatosa.

- Se hidrocefalia e rebaixamento do nível de consciência, considerar drenagem ventricular externa (DVE).
- Ultrassonografia de nervo óptico pode ajudar a identificar HIC caso diâmetro do nervo óptico maior que 5 mm.

Crises epilépticas

- Não é indicada profilaxia primária.
- Após a ocorrência de alguma crise epiléptica, está indicado um antiepiléptico com boa ação para crises epilépticas focais (levetiracetam, carbamazepina, lacosamida, fenitoína, entre outros).
- Em pacientes com rebaixamento do nível de consciência desproporcional ao esperado para o volume e localização da hemorragia intraparenquimatosa, considerar eletroencefalograma – EEG (suspeitar de estado de mal epiléptico não convulsivo).

Indicação cirúrgica

- Hemorragia cerebelar:
  - Craniotomia com drenagem do hematoma em pacientes com rebaixamento do nível de consciência, compressão do tronco encefálico ou hidrocefalia por obstrução do quarto ventrículo e hematomas cerebelares > 15 mL.
- Hemorragia supratentorial:
  - Considerar craniotomia com drenagem em pacientes com hematomas lobares grandes (> 20 a 30 mL), levando a rebaixamento do nível de consciência, desvio de linha média e HIC, principalmente se rápida deterioração neurológica. O prognóstico deve ser considerado ao avaliar esses pacientes.

PRESCRIÇÃO NA PRÁTICA

Exemplo de prescrição (cada caso deve ser avaliado individualmente e a decisão deve ser tomada pelo médico responsável pelo caso).

- Jejum oral – até a definição diagnóstica e terapêutica, estabilização neurológica e avaliação da capacidade de deglutição.
- Cabeceira elevada a 30°.
- Monitoramento multiparamétrico periódico (sinais vitais – pulso, pressão arterial, temperatura, frequência respiratória, oximetria) e glicemia capilar.
- Manter glicemia capilar > 60 mg/dL e < 180 mg/dL.
- Manter temperatura abaixo de 37,8°C, utilizando, se necessário, antitérmicos (dipirona ou paracetamol).
- Anti-hipertensivo intravenoso (se PAS entre 150 e 220 mmHg) com meta de PAS 140 mmHg em 1 hora:
  - Nitroprussiato de sódio: 25 mg/mL, em bomba de infusão IV a 0,5-10 mcg/kg/min).
  - Esmolol: 250-500 mcg/kg de ataque e 25-200 mcg/kg/min de manutenção. Novos ataques podem ser repetidos, se necessários, a cada 4-5 min.
- Compressão pneumática intermitente para profilaxia não medicamentosa de tromboembolismo venoso (TEV) até posterior liberação de profilaxia medicamentosa (após TC de crânio de controle).
- TC de crânio sem contraste (controle) em 24 horas:
  - Antecipar realização se a TC de crânio inicial apresentar sinais de mau prognóstico.

ALGORITMO

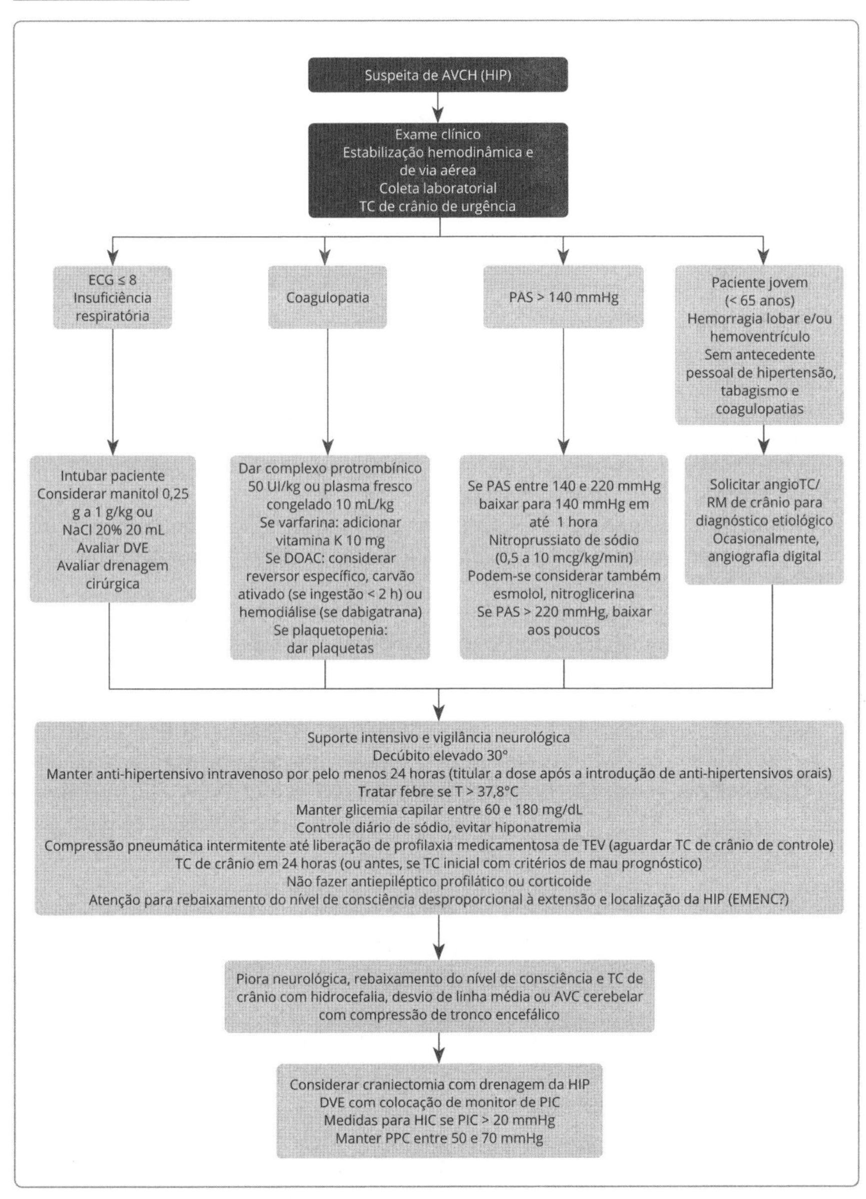

AVC: acidente vascular cerebral; AVCH: acidente vascular cerebral hemorrágico; DOAC: anticoagulantes orais diretos; DVE: drenagem ventricular externa; ECG: escala de coma de Glasgow; EMENC: estado de mal epiléptico não convulsivo; HIC: hipertensão intracraniana; HIP: hemorragia intraparenquimatosa; NaCl: cloreto de sódio; PAS: pressão arterial sistólica; PIC: pressão intracraniana; PPC: pressão de perfusão cerebral; RM: ressonância magnética; T: temperatura; TC: tomografia computadorizada; TEV: tromboembolismo venoso.

REFERÊNCIAS

1. Connoly SJ, Sharma M, Cohen AT, Demchuk AM, Członkowska A, Lindgren AG, et al. Andexanet for factor Xa inhibitor-associated acute intracerebral hemorraghe. N Eng J Med. 2024;390(19):1745-55.
2. Dowlatshahi D, Brouwers HB, Demchuk AM, Hill MD, Aviv RI, Ufholz LA, et al. Predicting Intracerebral Hemorrhage Growth With the Spot Sign: The Effect of Onset-to-Scan Time. Stroke. 2016;47(3):695-700.
3. Greenberg SM, Ziai WC, Cordonnier C, Dowlatshahi D, Francis B, Goldstein JN, et al. American Heart Association/American Stroke Association. 2022 Guideline for the Management of Patients With Spontaneous Intracerebral Hemorrhage: A Guideline From the American Heart Association/American Stroke Association. Stroke. 2022;53(7):e282-e361.
4. Gross BA, Jankowitz BT, Friedlander RM. Cerebral Intraparenchymal Hemorrhage: A Review. JAMA. 2019;321(13):1295-303.
5. Hemphill JC, Greenberg SM, Anderson CS, Becker K, Bendok BR, Cushman M, et al. Guidelines for the Management of Spontaneous Intracerebral Hemorrhage: A Guideline for Healthcare Professionals From the American Heart Association/American Stroke Association. Stroke. 2015;46(7):2032-60.
6. Kleinman JT, Hillis AE, Jordan LC. ABC/2: estimating intracerebral haemorrhage volume and total brain volume, and predicting outcome in children. Dev Med Child Neurol. 2011;53(3):281-4.
7. Ma L, Hu X, Song L, Chen X, Ouyang M, Billot L, et al. INTERACT3 Investigators. The third Intensive Care Bundle with Blood Pressure Reduction in Acute Cerebral Haemorrhage Trial (INTERACT3): an international, stepped wedge cluster randomised controlled trial. Lancet. 2023;402(10395):27-40.
8. Moullaali TJ, Wang X, Martin RH, Shipes VB, Robinson TG, Chalmers J, et al. Blood pressure control and clinical outcomes in acute intracerebral haemorrhage: a preplanned pooled analysis of individual participant data. Lancet Neurol. 2019;18(9):857-64.

2

Afogamento: diagnóstico e tratamento

Rodrigo Antonio Brandão Neto

INTRODUÇÃO

- Afogamento é a submersão em um meio líquido, resultando em dificuldade respiratória ou asfixia.
- Em todo o mundo, o afogamento é responsável por mais de 500 mil mortes por ano, representando 0,7% de todas as mortes, embora os números sejam subestimados. É a principal causa de morte por ferimentos entre crianças com menos de 15 anos de idade.
- Ocorrem aproximadamente 5.700 mortes/ano por afogamento.
- A incidência é maior em três faixas etárias. O grupo mais afetado são crianças com menos de 5 anos, o segundo pico ocorre na idade entre 15 e 24 anos, e o terceiro pico está em idosos.
- Quando a pessoa que está se afogando não pode manter as vias aéreas livres de líquido, a água é aspirada para as vias aéreas, e a tosse ocorre como resposta reflexa. Raramente pode ocorrer laringoespasmo, mas o principal dano é mediado por asfixia com hipóxia do sistema nervoso central (SNC).
- Os órgãos são afetados por hipoxemia e acidose metabólica. A água nos alvéolos provoca a inativação do surfactante.
- A aspiração de água salgada e água doce causa lesões similares, mas com diferenças osmóticas. Em ambos os tipos de afogamento, o efeito osmótico na membrana alveolocapilar rompe a sua integridade, aumenta a sua permeabilidade e a sua função. As alterações na membrana alveolocapilar se traduzem em edema pulmonar, que diminui a troca de oxigênio.

- Podem ocorrer anormalidades eletrolíticas, mas são usualmente transitórias. Os valores hematimétricos são normalmente normais, a menos que haja hemólise maciça. Os pacientes podem apresentar coagulação intravascular em casos graves.

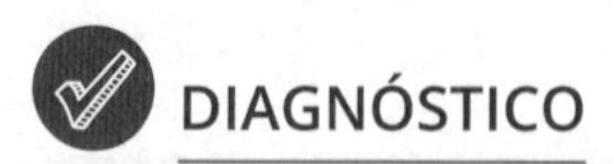

DIAGNÓSTICO

Achados clínicos

- Os pacientes com lesão pulmonar podem apresentar taquipneia, desconforto respiratório, hipoxemia, cianose ou parada cardiorrespiratória.
- As vítimas de afogamento engolem um volume significativamente maior de água, e a distensão gástrica com a ventilação com pressão positiva é comum. Assim, 60% dos pacientes vomitam após um evento de afogamento.
- A aspiração de contaminantes como lama, esgoto e bactérias pode obstruir os brônquios e bronquíolos menores e aumentar o risco de infecção.
- As vítimas com lesão do SNC podem apresentar sintomas que variam de leve letargia a coma.
- Arritmias cardíacas podem ser causa de síncope, causando o afogamento, ou ocorrer como consequência dele.
- Outras sequelas clínicas de afogamento podem incluir insuficiência renal aguda. A coagulopatia por hipotermia ou coagulação intravascular disseminada (CIVD) podem ocorrer.

Exames complementares

- Todos os pacientes devem ser submetidos a monitorização cardíaca e realizar eletrocardiograma (ECG).

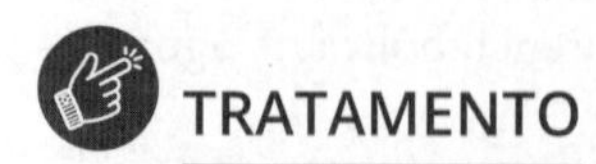

TRATAMENTO

- O manejo pré-hospitalar com rápida ressuscitação deve ser iniciado em todos os pacientes com insuficiência respiratória grave ou apneia, com história de menos de 60 minutos de submersão e sem sinais evidentes de morte.

QUADRO 1 Exames complementares em pacientes com afogamento.

Exame*	Alteração
Gasometria arterial	Hipóxia, hipercapnia, acidose metabólica. Repetir a cada 12 horas se insuficiência respiratória
Hemograma completo	Pode ocorrer leucocitose. Anemia hemolítica pode ocorrer eventualmente. Plaquetopenia pode ocorrer se houver coagulação intravascular disseminada
Na, K, cálcio	Alterações eletrolíticas podem ocorrer em 10% a 20% dos pacientes
Coagulograma (INR)	Paciente pode apresentar prolongamento do INR
AST, ALT	Podem estar aumentados se lesão hepática associada por isquemia-hipóxia
Bilirrubinas	Podem aumentar se lesão hepática. Bilirrubina indireta pode aumentar se hemólise associada
Radiografia de tórax	Indicada em todos os pacientes*
Tomografia de crânio	Realizar se suspeita de trauma
Ressonância de crânio	Indicada para avaliar prognóstico após 3 a 4 dias
Eletroencefalograma	Indicado se suspeita de convulsão, ou paciente persistentemente inconsciente

* Os pacientes que se apresentam no pronto-socorro com uma escala de coma de Glasgow > 13 e uma saturação de oxigênio de ≥ 95%, sem achados pulmonares (tosse, roncos, sibilos, retrações, estertores), em geral não precisam de qualquer exame.

- Após a remoção segura da vítima da água, a ressuscitação cardiopulmonar (RCP) deve ser iniciada o mais rapidamente possível.
- A lesão da coluna cervical é rara (0,5%) em afogamento, a menos que haja uma história de mergulho.
- Deve-se administrar oxigênio com alto fluxo por máscara facial se o paciente estiver respirando ou ventilação com máscara de pressão positiva se o paciente não estiver respirando.
- A prioridade na ressuscitação é a via aérea, ao contrário de outras situações na parada cardiorrespiratória.
- A abordagem deve priorizar a obtenção de uma via aérea definitiva. Em uma revisão com 2.388 afogamentos mostrou-se que o uso de dispositivos extraglóticos está associado a maior mortalidade.

- Todos os pacientes com amnésia em relação ao evento, perda ou depressão da consciência, ou um período de apneia, devem ser transportados para o pronto-socorro para avaliação.
- Oxigênio suplementar é oferecido a todos os pacientes com hipóxia. Deve-se verificar a temperatura central e auxiliar a ventilação conforme necessário.
- Se o paciente for hipotérmico, devem-se administrar fluidos intravenosos isotônicos aquecidos e aplicar medidas para aquecimento.
- Os pacientes que apresentam ao serviço de emergência com uma escala de coma de Glasgow pontuação > 13 e uma saturação de oxigênio de ≥ 95% apresentam baixo risco de complicações e devem ser observados por 4 a 6 horas.
- Os pacientes que se apresentem no pronto-socorro com uma escala de coma de Glasgow < 13 devem ser mantidos em oxigênio suplementar e suporte ventilatório conforme necessário.
- Se o paciente é normotérmico à chegada no pronto-socorro e em parada cardiorrespiratória ou assistolia, deve-se pensar seriamente em interromper os esforços de ressuscitação, caso contrário manter ressuscitação até atingir temperatura > 35 °C.
- Os pacientes que se apresentam no pronto-socorro com escala de coma de Glasgow > 13 e saturação de oxigênio ≥ 95% possuem baixo risco de complicações e devem ser observados de 4 a 6 horas.
- A infecção pulmonar tardia, particularmente entre os pacientes que necessitam de ventilação mecânica, é um risco, e organismos incomuns, incluindo espécies de Aeromonas, devem ser considerados se o tratamento é iniciado.
- Para pacientes sobreviventes de parada cardíaca, a resposta hemodinâmica à adrenalina é de curta duração, e a maioria exige uma infusão contínua de dopamina ou epinefrina no pronto-socorro ou unidade de terapia intensiva.
- Para os pacientes que necessitam de internação hospitalar, se a vítima de imersão não necessitar de ressuscitação cardiopulmonar no local ou no serviço de urgência, espera-se recuperação completa dentro de 48 horas.
- As vítimas que necessitaram de RCP no local têm um prognóstico ruim.
- Frequentemente, exames neurológicos e cardiovasculares são normais dentro de 24 horas do evento de afogamento neurológico.

PREVENÇÃO

- Os episódios de submersão em crianças < 1 ano de idade são mais bem prevenidos pela vigilância dos pais durante o banho.
- Entre as crianças em idade pré-escolar, a supervisão de um adulto em conjunto com as cercas de piscina instaladas e mantidas ou o isolamento completo da piscina poderiam prevenir de 50% a 90% dos afogamentos.
- Os afogamentos de adolescentes e adultos jovens podem ser reduzidos evitando o uso de álcool e drogas ilícitas.
- O uso de dispositivos pessoais de flutuação diminui as mortes por afogamento relacionadas a embarcações.

PRESCRIÇÃO NA PRÁTICA

Exemplo de prescrição (cada caso deve ser avaliado individualmente e a decisão deve ser tomada pelo médico responsável pelo caso).

- 1. Suporte com oxigênio 3 a 4 L/minuto conforme necessidade.

REFERÊNCIAS

1. Cico SJ, Quan L. Drowning. In: Tintinalli JE, Stapczynski JS, Ma OJ, Yealy DM, Meckler GD, Cline DM, editores. Tintinalli's Emergency Medicine. 9th ed. 2020. p. 1395-8.
2. Ryan KM, Bui MD, Dugas JN, Zvonar I, Tobin JM. Impact of prehospital airway interventions on outcome in cardiac arrest following drowning: A study from the CARES Surveillance Group. Resuscitation 2021;163:130-5.
3. Szpilman D, Bierens JJLM, Handley AJ, Orlowski JP. Drowning. N Engl J Med. 2012;366(22):2102-10.

3

Anafilaxia aguda: diagnóstico e tratamento

Rodrigo Antonio Brandão Neto

PONTOS IMPORTANTES

- A anafilaxia é uma reação de hipersensibilidade sistêmica grave que pode incluir hipotensão ou comprometimento das vias aéreas, podendo causar complicações graves que incluem a morte.
- A reação anafilactoide, por sua vez, descreve as respostas clinicamente indistinguíveis da anafilaxia, que não são IgE mediadas, e que não necessitam de uma exposição sensibilizadora.
- O choque anafilático é representando por colapso cardiovascular e fluxo sanguíneo insuficiente.
- A incidência estimada é de 4-50 casos a cada 100 mil habitantes ao ano, sendo responsável por 1 a cada 250 internações nos Estados Unidos.
- Alimentos e medicações são as causas mais comuns de anafilaxia. Entre as medicações, os antibióticos beta-lactâmicos são a maior causa.

FISIOPATOLOGIA E ETIOLOGIA

- A definição da Organização Mundial de Saúde em 2021 definiu anafilaxia como uma reação de hipersensibilidade sistêmica grave e ameaçadora à vida, com início rápido e acometimento de vias aéreas, respiração ou circulação, e geralmente, mas não sempre, associada a alterações de pele e mucosa.

- O mecanismo básico é a degranulação de mastócitos e liberação de mediadores por basófilos.
- A reação pode ocorrer com dois mecanismos predominantes, uma reação dependente de IgE e outra independente de IgE (anafilactoide).
- Principais fatores etiológicos de anafilaxia:
  - Drogas - 13-20%.
  - Alimentos e aditivos - 33-34%.
  - Picadas de insetos Hymenoptera - 14%.
  - Exercício - 7%.
  - Imunoterapia - 3%.
  - Látex - < 1%.
  - Nenhuma causa identificada - 19-37%.

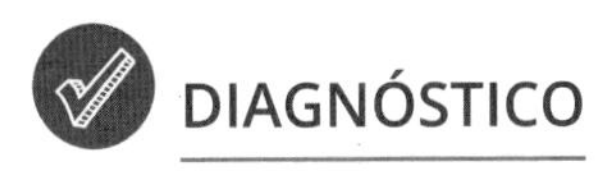

DIAGNÓSTICO

Manifestações clínicas

- A maioria dos pacientes que desenvolvem manifestações graves as apresenta em até 60 minutos da exposição, sendo o tempo mais rápido com medicações e mais lento com uso de alimentos.
- O quadro clínico pode seguir um curso unifásico ou bifásico; neste segundo caso, os sintomas desaparecem ou apresentam melhora parcial, para retornarem cerca de 1 a 8 horas após. Esse período pode se estender até 24 horas. O padrão bifásico ocorre em 20 a 25% dos casos.
- As manifestações podem envolver sistemas respiratório, cardiovascular, gastrointestinal e neurológico, sendo o mais comum o envolvimento cutâneo que ocorre entre 85% e 90% dos casos.
- Os sintomas respiratórios incluem sintomas de vias aéreas superiores como coriza, espirros, prurido nasal e, em suas formas graves, estridor, disfonia e rouquidão, mas também envolvem vias aéreas inferiores com sintomas como dispneia, sibilos e outros achados de broncoespasmo e hipoxemia.
- O choque anafilático inicialmente se manifesta por taquicardia e diminuição da resistência vascular sistêmica, posteriormente pelo aumento da permeabilidade capilar com hipovolemia.

- Sintomas gastrointestinais ocorrem em 30% a 45% dos casos, também podem ser proeminentes e incluem náuseas, vômitos, diarreia e dor abdominal, usualmente na forma de cólica.

Manifestações clínicas da anafilaxia

- Pele, mucosa e tecido subcutâneo (80-90%):
  - Urticária.
  - Angioedema.
  - Rubor facial.
  - Prurido – periorbitário, lábios, língua, palato, ouvido externo, genitália, palmas e plantas.
  - *Rash* morbiliforme.
- Respiratório (70%):
  - Rinorreia, congestão, espirros.
  - Estridor.
  - Disfonia.
  - Dispneia.
  - Sensação de opressão torácica.
  - Aperto torácico.
  - Broncoespasmo.
  - Cianose.
- Cardiovascular (45%):
  - Dor torácica.
  - Taquicardia.
  - Bradicardia.
  - Hipotensão.
  - Disritmia.
  - Parada cardíaca.
- Gastrointestinal (45%):
  - Dor abdominal.
  - Náusea e vômito.
  - Diarreia.
- Sistema nervoso central (15%):
  - Sensação de morte iminente.
  - Alteração de nível de consciência.
  - Tontura.

- Confusão.
- Cefaleia.

Critérios diagnósticos

- O diagnóstico de anafilaxia é feito pela história e pelo exame físico com critérios específicos sumarizados a seguir.
- Critério 1:
  - Início agudo de doença (minutos a horas) com envolvimento da pele, mucosa e pelo menos um dos seguintes:
    - Comprometimento respiratório: dispneia, broncoespasmo, estridor ou hipoxemia.
    - Hipotensão ou sintomas de disfunção de órgão-alvo (hipotonia, síncope).
- Critério 2:
  - Dois ou mais dos seguintes que ocorrem agudamente (minutos a horas) após exposição a alérgeno:
    - Envolvimento da mucosa ou pele (urticaria, angioedema, prurido).
    - Comprometimento respiratório.
    - Hipotensão ou sintomas de disfunção de órgão-alvo.
    - Sintomas gastrointestinais persistentes: dor abdominal e vômitos.
- Critério 3:
  - Hipotensão arterial após exposição a alérgeno conhecido (minutos a horas).
  - Crianças: pressão baixa de acordo com a idade ou queda de 30% da sistólica.
  - Adultos: sistólica abaixo de 90 mmHg ou queda de 30% do basal do paciente.

TRATAMENTO

- É essencial o reconhecimento da gravidade e manejo rápido da anafilaxia e suas complicações.
- O primeiro passo é evitar o fator precipitante, como interromper a infusão de medicação que iniciou o quadro anafilático.
- O manejo no pronto-socorro começa com o ABC primário (vias aéreas, respiração, circulação) e manobras de reanimação conforme a necessidade. Deve-se obter um acesso venoso.

- Proteger a via aérea é a primeira prioridade. Deve-se suplementar oxigênio suficiente para manter a saturação arterial de oxigênio > 92%.
- A adrenalina, em pacientes com sinais de comprometimento cardiovascular, pode ser usada por via intravenosa, em uma diluição de 1:100.000. Isso pode ser feito colocando-se epinefrina 0,1 mg (0,1 mL de diluição de 1:1.000) em 10 mL de solução e infundindo em 5 a 10 minutos (uma taxa de 1 a 2 mL/min).
- Na maioria dos casos, a preferência é pela via intramuscular. A dose é de 0,3 a 0,5 mg (0,3 a 0,5 mL da diluição 1:1.000), repetida a cada 5 a 10 minutos, de acordo com a resposta ou recidiva. Se o paciente é refratário a adrenalina intramuscular, uma infusão de adrenalina endovenosa deve ser iniciada.
- Caso hipotensão esteja presente, pode-se realizar reanimação com líquidos cristaloides com 1 a 2 L (10 a 20 mL/kg em crianças) concomitantemente com a infusão de epinefrina em dose de 1 a 10 mcg/min, titulando a dose conforme resposta clínica.
- Todos os pacientes com anafilaxia devem receber corticosteroides. Metilprednisolona 1-2 mg/kg em crianças, até dose máxima de 125 mg ou hidrocortisona em dose de 200 a 300 mg por via intravenosa (5 a 10 mg/kg em crianças até dose máxima de 300 mg), são apropriadas.
- A maioria dos pacientes com anafilaxia recebe anti-histamínicos, mas seu benefício é limitado a manifestações cutâneas. Uma opção é a difenidramina 25 a 50 mg por via intravenosa.
- O uso de bloqueadores H_2 pode ter benefício em pacientes com urticária e manifestações cutâneas associadas.
- Se broncoespasmo está presente, o uso de broncodilatadores é indicado.
- O uso concomitante de betabloqueadores é um fator de risco para anafilaxia grave prolongada. Nesse caso o glucagon deve ser usado numa dose de 1 mg por via intravenosa a cada 5 minutos, até que resolve a hipotensão, seguido por uma infusão de 5 a 15 mcg/ min.
- Na alta hospitalar, deve-se lembrar de encaminhar esses pacientes para acompanhamento e elaborar planos para reduzirem a recorrência, frequência e gravidade de episódios futuros.
- Deve-se priorizar as vias aéreas e administração precoce nesses pacientes. O protocolo AMAX4 foi sugerido para esses pacientes (Figura 1).

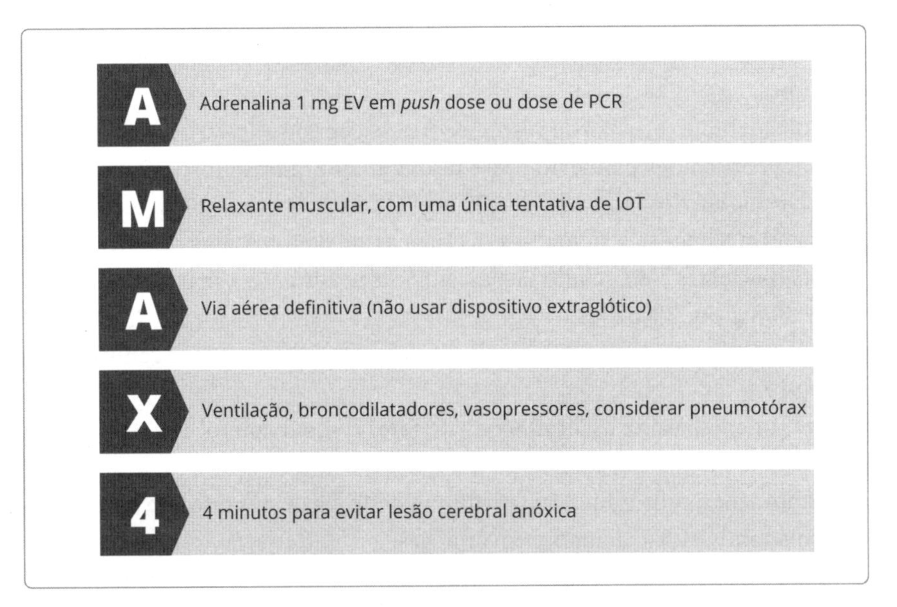

FIGURA 1
Protocolo AMAX4. Se paciente inconsciente e necessitando de via aérea por asma ou anafilaxia.

EV: endovenosa; PCR: parada cardiorrespiratória; IOT: intubação orotraqueal.

Tratamento resumido da anafilaxia

- Retirar fator precipitante (alérgeno).
- Monitorização hemodinâmica e observação de vias aéreas.
- O_2 em alto fluxo 8-10 L/minuto até verificação de SaO_2 > 92%.
- Se necessário, garantir via aérea definitiva, usando indução em sequência rápida, e usar baixo limiar para indicação de via aérea definitiva.
- Adrenalina IM 0,3 a 0,5 mg (0,3 a 0,5 mL da diluição 1:1.000, repetida a cada 5 a 10 minutos, de acordo com a resposta ou recidiva (maioria dos pacientes responde com dose única).
- Adrenalina IV: apenas se sem resposta com dose IM, usar 0,1 mg (ou 1:10.000). Para isso, dilui-se 1 ampola de adrenalina de 1 mg para 10 mL e faz-se 1 mL).
- Se o paciente é refratário ao *bolus* inicial, a infusão de epinefrina pode ser iniciada colocando epinefrina 1 mg (1 mL de diluição de 1:1.000) em 500 mL de dextrose ou solução fisiológica em uma taxa de infusão de 0,5 a 2 mL/min, titulando-se o efeito.

- Se paciente hipotenso, reposição volêmica 1 a 2 L de solução cristaloide em 1 hora.
- Considerar associação de vasopressores se choque refratário.
- Glicocorticoides para evitar fase tardia: metilprednisolona 1-2 mg/kg em crianças; até dose máxima de 125 mg ou hidrocortisona 200 a 300 mg por via intravenosa (5 a 10 mg/kg em crianças até dose máxima de 300 mg). Na alta (pacientes com manifestações cutâneas persistentes), manter prednisona de 40 mg por 3 a 5 dias.
- Considerar anti-histamínicos: difenidramina 25 a 50 mg IV e ranitidina 50 mg IV.
- Se broncoespasmo: usar broncodilatadores como fenoterol 100-250 mcg IN e ipratrópio 250-500 mcg IN.
- Se broncoespasmo grave: sulfato de magnésio 2 g IV durante 20 a 30 minutos em adultos e 25 a 50 mg/kg em crianças.
- Se uso de betabloqueadores, considerar o uso de glucagon na dose de 1 mg IV a cada 5 minutos até que resolve a hipotensão, seguido por uma infusão de 5 a 15 mcg/min.

PRESCRIÇÃO NA PRÁTICA

Exemplo de prescrição (cada caso deve ser avaliado individualmente e a decisão deve ser tomada pelo médico responsável pelo caso).

- Prescrição inicial:
  - Adrenalina 0,5 mg IM, imediatamente.
  - Hidrocortisona 200 mg EV agora, se paciente sem choque e melhor, prednisona 40 mg VO agora.

ALGORITMO

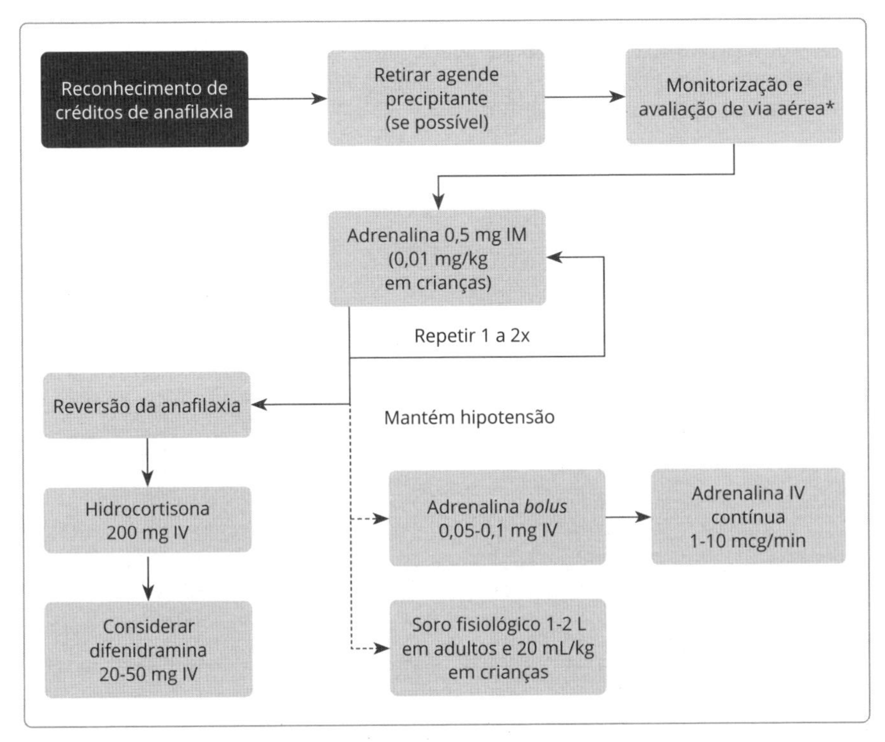

* Considerar intubação precoce.
IM: intramuscular; IV: intravenoso.

REFERÊNCIAS

1. Bisschop M-B, Bellou A. Anaphylaxis. Curr Opin Crit Care. 2012;18(4):308-17.
2. Campbell RL, Li JT, Nicklas RA, Sadosty AT, Members of the Joint Task Force; Practice Parameter Workgroup. Emergency department diagnosis and treatment of anaphylaxis: a practice parameter. Ann Allergy Asthma Immunol. 2014;113(6):599-608.
3. Lieberman PL. Anaphylaxis. In: Middleton's allergy: Principles and practice. Adkinson NF Jr, Bochner BS, Busse WW, editores. 7. ed. St. Louis; 2009. p. 1027.
4. Muraro A, Roberts G, Worm M, Bilò MB, Brockow K, Rivas MF, et al. Anaphylaxis: Guidelines from the European Academy of Allergy and Clinical Immunology. Allergy. 2014;69(8):1026-45.
5. Sampson HA, Muñoz-Furlong A, Campbell RL, Adkinson Jr NF, Bock SA, Branum A et al. Second symposium on the definition and management of anaphylaxis: summary report--Second National Institute of Allergy and Infectious Disease/Food Allergy and Anaphylaxis Network symposium. J Allergy Clin Immunol. 2006;117(2):391-7.

6. Sánchez-Borges M, Asero R, Ansotegui IJ, Baiardini I, Bernstein JA, Canonica GW, et al. Diagnosis and treatment of urticaria and angioedema: a worldwide perspective. World Allergy Organ J. 2012;5(11):125-47.
7. Shaker MS, Wallace D, Golden DBK, Oppenheimer J, Bernstein J, Campbell RL, et al. Anaphylaxis – a 2020 practice parameter update, systematic review, and Grading of Recommendations, Assessment, Development and Evaluation (GRADE) analysis. J Aleerg Clin Immun. 2020;145(4):1082-123.

4

Asma no pronto-socorro: diagnóstico e tratamento

Rodrigo Antonio Brandão Neto

DEFINIÇÕES

- A asma é uma doença inflamatória crônica e intermitente das vias aéreas, caracterizada por exacerbações de dispneia, tosse, sibilos, obstrução variável ao fluxo aéreo e hiper-responsividade das vias aéreas. Normalmente é reversível, mas pode ser grave e fatal.
- Exacerbações de asma são episódios de piora dos sintomas de forma progressiva ou de forma abrupta, que pode necessitar de tratamento no pronto-socorro ou de mudança no tratamento domiciliar.

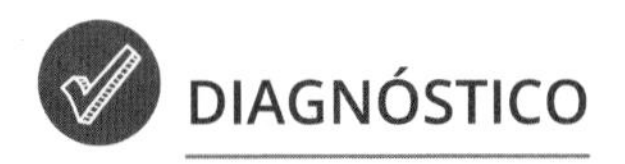

DIAGNÓSTICO

Etiologia e fisiopatologia

- O fator precipitante mais comum de exacerbação aguda de asma é a infecção viral, responsável por 80% dos casos. A exposição a aeroalérgenos e as mudanças climáticas também são fatores precipitantes de exacerbação aguda de asma e podem desencadear uma crise asmática em apenas algumas horas.
- Fatores precipitantes de exacerbações aguda de asma:
  - Infecções virais.
  - Infecções bacterianas.
  - Sinusopatia.

  - Exposição a aeroalérgenos.
  - Alergia alimentar.
  - Poluição ambiental.
  - Exercício físico.
  - Medicações.
  - Estresse emocional.
  - Refluxo gastroesofágico.

Achados clínicos

- Tríade clínica: dispneia, opressão torácica e sibilância – pelo menos um desses sintomas em 90% dos pacientes.
- Exame físico: sibilância, roncos, tórax silente. Apesar de serem específicos, a ausência desses sinais não exclui a exacerbação aguda de asma.
- Na avaliação no pronto-socorro, há necessidade de:
  - Obter história e exame físico dirigidos e rápidos.
  - Tentar estimar a gravidade dos sintomas e limitação em atividades.
  - Avaliar se existem sintomas de anafilaxia.
  - Verificar se existe a presença de fatores preditores de exacerbação aguda grave (a seguir).
  - Verificar medicações em uso.
  - Avaliar sinais vitais, nível de consciência, presença de cianose, capacidade de falar, esforço respiratório.
  - Verificar se existe a presença de condições complicadoras, como pneumonia, atelectasia ou pneumotórax.

Fatores preditores de exacerbação aguda grave

- História de intubação ou de necessidade de unidade de terapia intensiva (UTI) (mais importante preditor de evolução desfavorável).
- História de exacerbação grave, cujo aparecimento é súbito.
- Doente com má percepção dos sintomas (apresenta poucos sintomas apesar de ter um grave broncoespasmo).
- Rápida piora clínica.
- Uso de mais de 2 frascos de beta-2-agonista/mês.
- Acompanhamento ambulatorial inadequado.
- Presença de comorbidades (cardiovasculares ou DPOC).

TABELA 1 Classificação de gravidade das exacerbações agudas de asma.

Sintoma	Leve	Moderada	Grave	Iminência de parada cardiorrespiratória
Dispneia	Com atividade física	Ao falar	Repouso	
Capacidade de fala	Sentenças	Frases	Palavras	Incapaz de falar
Posição corporal	Capaz de deitar	Prefere ficar sentado	Incapaz de deitar	
Frequência respiratória	Aumentada	Aumentada	> 30 irm	
Musculatura acessória	Normalmente não usa	Comumente usa	Uso da musculatura acessória	Respiração paradoxal
Ausculta	Sibilos expiratórios moderados	Sibilos expiratórios difusos	Sibilos inspiratórios e expiratórios	Tórax silente
Frequência cardíaca	< 100 bpm	100-120 bpm	> 120 bpm	Bradicardia relativa
Pulso paradoxal	< 10 mmHg	10-25 mmHg	> 25 mmHg	
Estado mental	Agitado ou normal	Agitado	Agitado	Confuso ou sonolento
VEF1 ou *peak-flow*	> 80%	60-80%	< 60%	
SaO_2	> 95%	91-95%	< 90%	
PaO_2	Normal	> 60 mmHg	< 60 mmHg	
$PaCO_2$	< 45 mmHg	< 45 mmHg	> 45 mmHg	

- Hospitalização ou visita ao departamento de emergência há menos de 1 mês.
- Duas ou mais internações hospitalares em período < 1 ano.
- Três ou mais visitas ao pronto-socorro em período < 1 ano.

Exames complementares

- SaO_2: em todos os pacientes; se menor que 92%, prescrever oxigênio suplementar.
- Prova de função pulmonar ou pico de fluxo (*peak-flow*): indicada para todos os pacientes no pronto-socorro.
- Radiografia de tórax: não indicada de rotina. Considerar se suspeita de pneumonia, pneumotórax, derrame pleural etc., pacientes com necessidade de internação e pacientes sem melhora esperada com o tratamento.
- Gasometria arterial: indicada se desconforto respiratório importante, VEF1 ou pico de fluxo expiratório (PFE) < 50% do predito. Os pacientes que apresentam $PaCO_2$ > 45 mmHg são candidatos à internação em UTI.
- Hemograma: indicado para doentes febris com expectoração purulenta.
- Eletrólitos: indicados para pacientes com necessidade de internação.
- Eletrocardiograma: indicado para pacientes com antecedente de doença cardíaca, doença pulmonar obstrutiva crônica ou idade maior que 50 anos.

Diagnóstico diferencial

- Obstrução de vias aéreas superiores: estridor na ausculta, mas usualmente não tem sibilos difusos. Pode-se confirmar o diagnóstico com laringoscopia indireta ou broncoscopia.
- Disfunção de pregas vocais: há movimentação anormal das pregas vocais durante a inspiração e a expiração, produzindo obstrução parcial de vias aéreas. O diagnóstico é confirmado pela visualização direta das pregas vocais com movimento paradoxal durante episódio agudo.
- Doença endobrônquica, como tumor, estenose ou corpo estranho.
- Insuficiência cardíaca descompensada: sibilos bilaterais, mas cursa com ritmo de galope por B3, crepitações, escarro sanguinolento.
- Pneumonia eosinofílica: sintomas asmatiformes com infiltrados pulmonares.

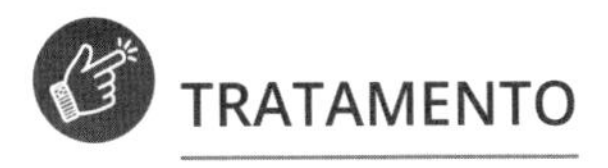

TRATAMENTO

Oxigênio suplementar

- Se hipoxemia, prescrever oxigênio com alvo de saturação > 92%. Em crianças e em gestantes, > 95%. Em geral, um total de 1-3 L de fluxo é suficiente.

Agonistas B2-adrenérgicos

- Devem ser administrados imediatamente na apresentação. A administração pode ser repetida até 3 vezes dentro da primeira hora após a apresentação, posteriormente, as doses devem ser espaçadas com um período mínimo entre inalações de 1 hora. Doses:
  - 4-8 *puffs* de salbutamol podem ser administrados a cada 20 minutos e depois a cada 1 a 4 horas, conforme necessário. Quando nebulizador for utilizado, a dose usual é de 10-20 gotas (2,5 a 5 mg) de fenoterol ou salbutamol diluídos em 3-5 mL de soro fisiológico. Doses maiores não apresentam benefício adicional e podem causar eventos adversos.
- B2 agonistas parenterais sem benefícios adicionais e associados a complicações como acidose lática, hipocalemia importante e taquiarritmias. A terbutalina pode ser usada via SC ou IM em dose de 250 a 500 μg até a cada 4 horas. A dose inicial IV é de 25 μg/min. Ela pode ser aumentada em 5 a 10 μg/min a cada 10 minutos.

Anticolinérgicos

- Utilizar em exacerbação aguda grave de asma, definida por VEF1 < 60%; estão associados à diminuição de internação hospitalar.
- Brometo de ipratrópio: 40 gotas (500 mcg) repetidas em todas as inalações oferecidas ao paciente. Em aerossol, a dose usual é de 2 a 3 *puffs* (400 a 600 mcg) com intervalo de 6 a 8 horas.

Corticosteroides

- Indicados na maioria dos pacientes no pronto-socorro. Doses recomendadas:
  - Prednisona: dose inicial de 40 a 80 mg ao dia em dose única ou dividida em duas doses.

- Metilprednisolona: dose de 20 a 60 mg a cada 6/6 h ou 12/12 h.
- Hidrocortisona: dose inicial de 200 a 300 mg, EV, ao dia seguida por 100 mg, EV, a cada 8/8 h ou 6/6 h.
- Na alta hospitalar, corticosteroide por via oral por 5 a 7 dias.
- Corticosteroides inalatórios têm pouca evidência de benefício no pronto-socorro. Iniciar após a alta para aumentar a adesão, quadruplicar dose habitual em pacientes já em uso de corticoesteroides inalatórios pode ser benéfico.
- O uso de corticosteroides na alta hospitalar, por sua vez é associado com redução significativa de recidiva de sintomas em 21 dias.

Metilxantinas

- Não indicadas de rotina; maior probabilidade de efeitos deletérios que benefícios, por isso não recomendamos seu uso. Doses:
  - Aminofilina: 240 mg, EV, diluídos em 100-250 mL de soro fisiológico e usada em infusão contínua a cada 8 horas. Ou dose de ataque de 6 mg/kg em 30 minutos e depois de 0,5 mg/kg/hora.

Sulfato de magnésio

- Indicado se:
  - VEF1 < 30%.
  - Falha em responder à terapêutica inicial.
  - VEF1 < 60% sem melhora após a 1ª hora de tratamento.
- A dose recomendada é de 1,2-2,0 g diluídos em solução fisiológica de 100-500 mL EV com infusão em 20 minutos.
- Pode-se considerar o uso na solução de nebulização em 3 a 5 mL substituindo a solução fisiológica usualmente utilizada. Um estudo mostrou benefício, mas a indicação permanece incerta.

Epinefrina

- Recomendado o uso apenas em pacientes com anafilaxia concomitante. Dose inicial de 0,3 mg em solução 1:1.000.
- Pacientes com estridor e sinais de obstrução de via aérea alta podem também ter benefício.

Antibióticos e outras medidas

- Os antibióticos não devem ser utilizados rotineiramente, devendo ser reservados para pacientes nos quais infecção bacteriana (p. ex., pneumonia ou sinusite) esteja associada.

Ventilação mecânica invasiva

- Paciente admitidos com sinais de PCR iminente devem ser submetidos a intubação orotraqueal imediata. Considerar de escolha para indução a cetamina, devido a seu papel broncodilatador.
- Os pacientes devem ser monitorizados e pré-oxigenados antes do procedimento. Idealmente, utiliza-se sequência rápida (SRI), reservando-se a sequência estendida de intubação para pacientes agitados e com $SatO_2 < 92\%$.
- Os parâmetros iniciais do paciente com exacerbação aguda de asma incluem:
  - FR: 6-12 irpm.
  - Tempo inspiratório curto.
  - Baixo VC.
  - Volume controlado.
  - FiO_2 para manter $SaO_2 > 90\%$.

Indicações de internação

- VEF1 ou *peak-flow* < 25% na admissão.
- VEF1 ou *peak-flow* < 40% após várias horas de tratamento.
- Incapacidade de deambular sem dispneia.
- Paciente com resposta incompleta ao tratamento com história prévia de asma quase fatal.
- Os pacientes com VEF1 ou *peak-flow* > 60% podem receber alta.
- Os pacientes com VEF1 ou *peak-flow* entre 40 e 60% devem ser avaliados individualmente.

Medidas na alta hospitalar

- Uso de corticoterapia oral por pelo menos 5 a 7 dias.

- Educar o paciente em relação ao uso correto de inalador, bombinhas e do tratamento com broncodilatador.
- Introduzir corticosteroides inalatórios.
- Intervir em fatores de risco.
- Consulta de acompanhamento em 5 a 7 dias.

Indicações de internação em unidade de terapia intensiva

- Paciente que continua a piorar, mesmo com o tratamento.
- Sintomas intensos, piorando ou paciente evolui com sonolência/confusão ou tórax silente.
- VEF1 ou PFR < 30%.
- $PaCO_2$ > 45 mmHg, pO_2 < 60 mmHg.

ALGORITMO DA EXACERBAÇÃO AGUDA DA ASMA

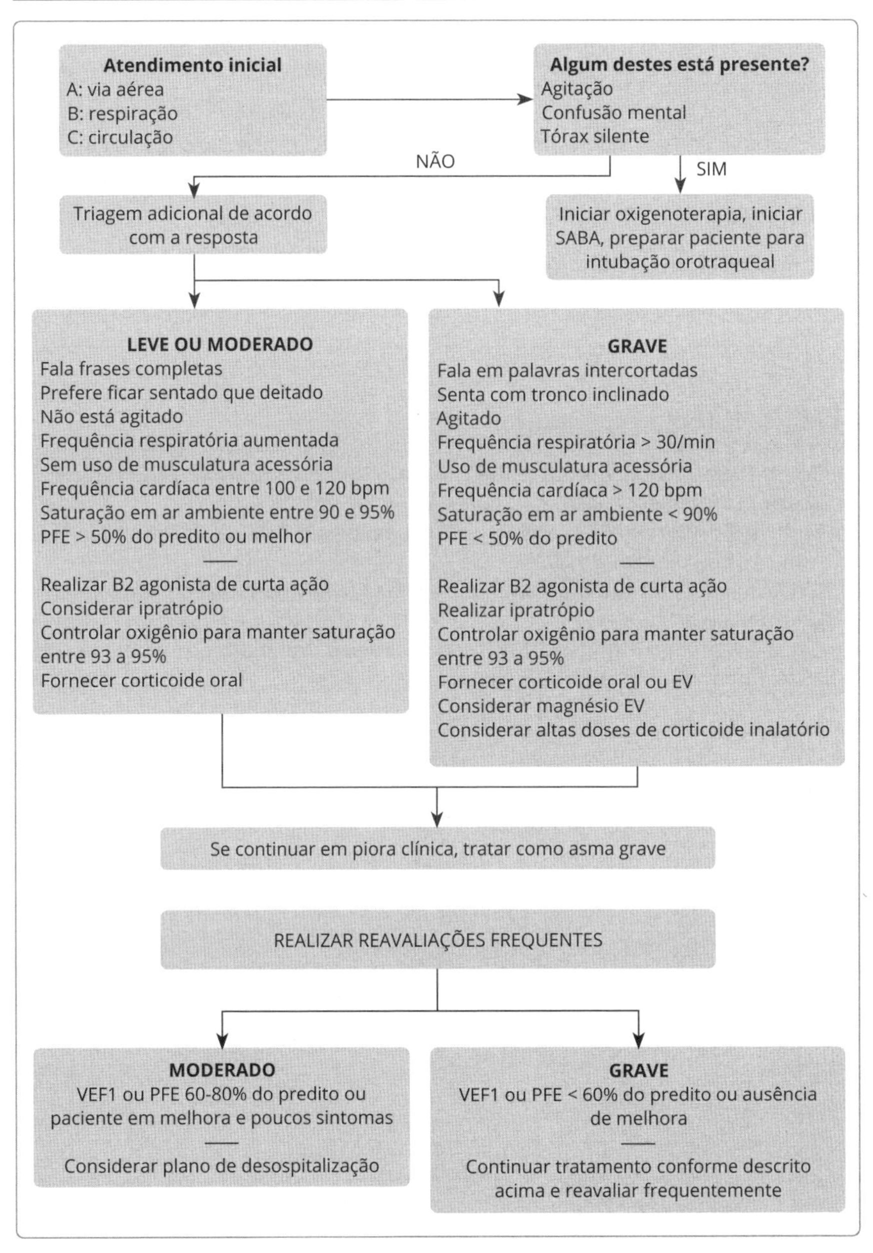

SABA: beta-agonistas de curta duração; PFE: pico de fluxo expiratório; EV: endovenoso; VEF1: volume expiratório forçado no primeiro segundo.

PRESCRIÇÃO NA PRÁTICA

Exemplo de prescrição (cada caso deve ser avaliado individualmente e a decisão deve ser tomada pelo médico responsável pelo caso).

- 1. Inalação com salbutamol 10 a 20 gotas em 5 mL de soro fisiológico; repetir 3 vezes em 1 horas, depois espaçar por pelo menos 1 hora.
- 2. Prednisona 60 mg VO cedo.
- 3. Sulfato de magnésio 2 ampolas EV em 100 mL de soro fisiológico 0,9% em 20 minutos.

REFERÊNCIAS

1. British Thoracic Society, Scottish Intercollegiate Guidelines Network. British guidelines on the management of asthma. Thorax. 2014;69(Suppl 1):1.
2. Diretrizes da Sociedade Brasileira de Pneumologia e Tisiologia para o Manejo da Asma. J Bras Pneumol. 2012.
3. Global Initiative for Asthma (GINA). 2022 GINA Main Report. Disponível em: https://ginasthma.org/.
4. Global Initiative for Asthma (GINA). Global Burden of Asthma Report. Fontana: GINA, 2024. Disponível em: https://ginasthma.org/.

5

Choque: diagnóstico e tratamento

Rodrigo Antonio Brandão Neto

INTRODUÇÃO

- O choque representa uma situação de hipóxia tecidual e celular devido à entrega inadequada, ao aumento de consumo ou à utilização inadequada do oxigênio.
- O choque é comum em unidades de terapia intensiva (UTI), afetando cerca de um terço dos pacientes críticos internados. O choque séptico é a forma mais comum de choque em pacientes internados em UTI, representando cerca de 62% dos casos, no pronto-socorro o choque hipovolêmico é a forma mais comum.
- Um diagnóstico de choque pode ser reconhecido com base em manifestações clínicas, hemodinâmicas e bioquímicas, as quais incluem hipotensão, cianose, oligúria, acidose metabólica, alteração de estado mental, entre outras situações de má perfusão periférica.
- Tipicamente, em adultos, a pressão arterial sistólica é inferior a 90 mmHg, ou a pressão arterial média é inferior a 70 mmHg, com taquicardia associada.
- Podem ocorrer sinais clínicos de hipoperfusão tecidual, os quais são aparentes através da observação da perfusão cutânea (pele fria e úmida, com vasoconstrição e cianose), achados que são mais evidentes em estados de baixo fluxo, injúria renal (produção de urina < 0,5 mL/kg de peso corporal por hora) e disfunção neurológica (estado mental alterado, que normalmente inclui obnubilação, desorientação e confusão mental).
- Os pacientes podem apresentar hiperlactatemia, indicando metabolismo celular do oxigênio anormal.

FISIOPATOLOGIA

- O transporte de oxigênio aos tecidos depende da quantidade do mesmo presente no sangue e do débito cardíaco. O conteúdo de oxigênio no sangue (em mL de O_2/dL de sangue) é expresso pela seguinte fórmula:
  - Conteúdo arterial de oxigênio = $(1{,}39 \times Hb \times SatArtO_2) + 0{,}0031 \times PaO_2$ (normal 16-22 mL/dL)
  - Conteúdo venoso de oxigênio = $(1{,}39 \times Hb \times SatVenO_2) + 0{,}0031 \times PvO_2$ (normal 12-17 mL/dL)
- Os dois principais componentes do conteúdo de oxigênio no sangue são a quantidade de hemoglobina e sua saturação. Já o transporte de oxigênio aos tecidos (DO_2) depende do débito cardíaco do paciente:
  - Oferta de oxigênio ou DO_2 (mL O_2/min) = $CaO_2 \times DC \times 10$ (normal 700-1.400 mL/min)
- Quedas agudas da saturação ou anemias agudas podem ser compensadas por aumento imediato do débito cardíaco. O consumo de oxigênio (VO_2) é definido pela equação de Fick:
  - Consumo de oxigênio (mL O_2/min) = $CaVO_2 \times DC \times 10$ (normal 180-280 mL/min)
- Órgãos com pouca reserva capilar apresentam-se em desvantagem durante hipóxia. Com diminuições graduais da oferta, o consumo permanece constante devido a um aumento da extração periférica. Porém, diminuições progressivas superam a capacidade de adaptação da microcirculação e a produção aeróbica de ATP cair abaixo da necessidade metabólica. A partir desse ponto, também chamado de DO_2 crítico, a produção anaeróbica de ATP é iniciada.
- O choque apresenta diversos mecanismos fisiopatológicos, podendo ocorrer por hipovolemia em pacientes com sangramento, ou por fatores cardiogênicos, como em pacientes com isquemia coronariana aguda ou insuficiência cardíaca. O choque pode ainda ocorrer devido a um processo obstrutivo, como em pacientes com tromboembolismo pulmonar, tamponamento cardíaco ou pneumotórax hipertensivo, ou fatores distributivos, como na sepse grave ou na anafilaxia.
- Nos choques hipovolêmico e cardiogênico, temos um débito cardíaco relativamente baixo e, portanto, transporte de oxigênio insuficiente. Em um estado de choque distributivo ocorrem diminuição da resistência vascular sistêmica e extração de oxigênio alterada. Tipicamente o débito cardíaco é elevado em uma primeira fase, embora possa ser baixo, como resultado da depressão miocárdica associada nas fases avançadas do choque séptico.

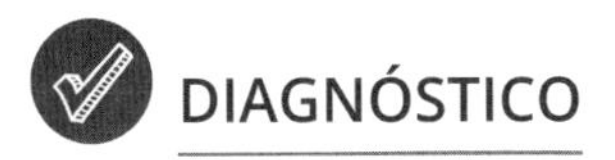

DIAGNÓSTICO

Manifestações clínicas

- As manifestações clínicas são inespecíficas, mas são em geral secundárias à hipoperfusão e incluem alterações da perfusão cutânea, como presença de livedo reticular ou pele úmida e fria e aumento do tempo de enchimento capilar > 3 segundos. A seguir estão os principais métodos de mensuração da perfusão tecidual:
  - Pressão arterial média.
  - Pressões de perfusão cerebral e abdominal.
  - Débito urinário.
  - Nível de consciência.
  - Tempo de enchimento capilar.
  - Perfusão de pele/livedo.
  - Cianose de extremidades.
  - Lactato sérico.
  - pH arterial, bicarbonato.
  - Saturação mista de oxigênio venoso $SmvO_2$ (ou $ScvO_2$).
  - pCO_2 venoso misto.
  - Oxigenação do tecido musculoesquelético – StO_2.
- A hipotensão é o sinal mais frequente, presente em pacientes com choque, e pode ocorrer inicialmente apenas em ortostase.
- Outras manifestações relacionadas à má perfusão de outros órgãos incluem confusão mental por alteração da perfusão cerebral, oligúria pela diminuição da perfusão renal e icterícia por má perfusão hepática.
- A hiperlactatemia está tipicamente presente, indicando metabolismo anormal de oxigênio celular. O nível normal de lactato no sangue é de aproximadamente 1 mmol/L (ou 9 mg/dL), e o nível é aumentado (> 2 mmol/L ou > 18 mg/dL) no choque. O valor da medida do lactato em série do tratamento do choque é bem demonstrada. Embora as mudanças na mensuração de lactato sejam mais lentas do que as mudanças na pressão arterial sistêmica ou débito cardíaco, o nível do lactato sanguíneo deveria diminuir ao longo de um período de horas com terapia eficaz.
- A combinação de tempo de enchimento capilar > 2 segundos, livedo e diminuição da temperatura da pele pode predizer baixo índice cardíaco e, em última análise, choque com especificidade de 98%.

- Um tempo de enchimento capilar > 3 segundos está associado com hipoperfusão tecidual e pode ser usado como ferramenta auxiliar para o diagnóstico de choque.
- Foram propostos critérios clínicos para choque, sendo necessário 4 critérios para o diagnóstico. Estão sumarizados a seguir:
  - Exame físico:
    - Aparência ruim.
    - Alteração do estado mental.
    - Hipotensão > 30 minutos.
    - FC > 10 bpm.
    - FR > 20 irm.
  - Gasometria arterial:
    - Lactato > 4 mmol/L ou 32 mg/dL.
    - *Base excess* < -4 mEq/L.
- O choque pode ter diversos mecanismos que são sumarizados no Quadro 1 e Tabelas 1 e 2. A Tabela 2 sumariza a classificação e reposição volêmica no choque hipovolêmico.

QUADRO 1 Mecanismos de choque, fisiopatologia e exemplos.

Mecanismos	Fisiopatologia e exemplos
Hipovolêmico	Redução do volume intravascular
	Ex.: hemorragia ou perda de fluidos (diarreia, perdas cutâneas, diurese)
Cardiogênico	Redução do débito cardíaco por insuficiência da bomba cardíaca
	Ex.: infarto agudo do miocárdio, cardiomiopatia em estágio final, doença cardíaca valvular avançada, miocardite ou arritmias cardíacas
Obstrutivo	Redução do débito cardíaco por causas extracardíacas, geralmente associada a falência do ventrículo direito
	Ex.: embolia pulmonar, tamponamento cardíaco ou pneumotórax
Distributivo	Vasodilatação sistêmica
	Ex.: sepse, anafilaxia, crise adrenal aguda, pancreatite

TABELA 1 Perfis hemodinâmicos dos mecanismos de choque.

Variável fisiológica	Pré-carga	Bomba	Pós-carga	Perfusão tecidual
Variável clínica	Pressão de oclusão da artéria pulmonar	Débito cardíaco	Resistência vascular sistêmica	Saturação venosa mista de oxigênio
Hipovolêmico	↔ (precoce) ou ↓ (tardio)	↔ (precoce) ou ↓ (tardio)	↑	> 65% (precoce) ou < 65% (tardia)
Cardiogênico	↑	↓	↑	< 65%
Distributivo	↔ (precoce) ou ↓ (tardio)	↑ (precoce) ou ↓ (tardio)	↓	> 65%
Obstrutivo				
Tromboembolismo pulmonar, hipertensão pulmonar, pneumotórax	↔ (precoce) ou ↓ (tardio)	↔ (precoce) ou ↓ (tardio)	↑	> 65%
Tamponamento pericárdico	↑	↓	↑	< 65%

TABELA 2 Classificação e reposição volêmica em choque hipovolêmico.

	Grau I	Grau II	Grau III	Grau IV
Perda de sangue	< 750 mL	750-1.000 mL	1.500-2.000 mL	> 2.000 mL
% volemia	< 15%	15-30%	30-40%	> 40%
Frequência cardíaca	< 100 bpm	100-120 bpm	120-140 bpm	> 140 bpm
Diurese	> 30 mL/h	20-30 mL/h	5-15 mL/h	< 5 mL/h
Sistema nervoso central	Ansiedade leve	Ansiedade moderada	Confusão	Confusão ou letargia
Ressuscitação volêmica	Cristaloides	Cristaloides	Cristaloides e sangue	Cristaloides e sangue

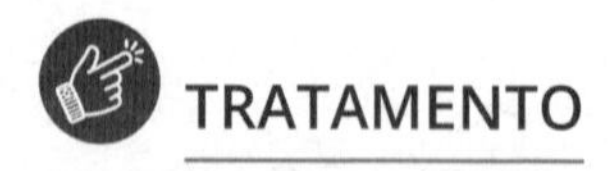

TRATAMENTO

Abordagem inicial

- O tratamento precoce com suporte hemodinâmico dos pacientes em estado de choque é crucial para prevenir o agravamento da disfunção de órgãos.
- A ressuscitação deve ser iniciada imediatamente, mesmo sem se conhecer a etiologia do choque. Uma vez identificada, a causa deve ser corrigida rapidamente (por exemplo, o controle de hemorragia e reposição sanguínea para o choque hemorrágico, intervenção coronariana para síndromes coronarianas agudas, como trombólise e administração de antibióticos para pacientes com choque séptico.
- Os pacientes devem ser monitorizados e o acesso venoso calibroso, imediatamente obtido, com utilização de oxigênio, se necessário ($SaO_2 < 90\%$). A menos que a condição seja revertida, um cateter arterial deve ser inserido para monitorização da pressão arterial e coleta de sangue, além de um cateter venoso central para a infusão de fluidos e drogas vasoativas e orientar a reposição volêmica.
- Ultrassonografia, principalmente na forma do protocolo RUSH, deve ser usada para determinar a etiologia do choque e auxiliar em seu manejo.
- A administração de oxigênio deve ser iniciada imediatamente para aumentar a oferta de oxigênio e prevenir a hipertensão pulmonar. Pacientes com dispneia intensa, hipoxemia persistente e acidemia, na maioria dos casos, devem ser submetidos a intubação endotraqueal.
- A ventilação mecânica invasiva tem as vantagens adicionais de redução da demanda de oxigênio dos músculos respiratórios e diminuição da pós-carga ventricular esquerda, mas não é uma indicação absoluta. O uso de agentes sedativos deve ser mantido a um nível mínimo para evitar novas reduções em pressão arterial e do débito cardíaco. Quando decidido por entubar, o ideal é utilizar a sequência rápida.
- A ressuscitação volêmica pode melhorar o fluxo microvascular e aumentar o débito cardíaco, sendo um elemento essencial do tratamento de qualquer forma de choque.
- A administração de fluidos inicialmente é agressiva, mas deve ser monitorizada, uma vez que um excesso de fluidos acarreta o risco de edema, sendo recomendado usualmente até 30 mL/kg. A reposição é usualmente realizada empiricamente, com alíquotas fixas de 500 a 1.000 mL de soluções

cristaloides com preferência por soluções balanceadas, como ringer lactato ou PlasmaLyte. Estudos não mostram diferenciação na taxa de infusão de 1 L de reposição volêmica em 1 hora ou 3 horas. Idealmente, deve-se observar a resposta a reposição volêmica pelo teste de elevação dos membros ou ultrassonografia à beira do leito.

- Em reposições volêmicas de até 2 litros a solução salina isotônica é uma opção, mas em ressuscitações > 2 litros deve-se dar preferência para o uso de soluções balanceadas como ringer-lactato e PlasmaLyte.
- A utilização de albumina como opção de reposição volêmica é uma alternativa a alguns pacientes, principalmente por cirrose, mas não oferece benefícios adicionais em outras populações, devendo ser evitada em pacientes com trauma crânio encefálico, quando podem ser associados a piores desfechos.
- A velocidade da administração de fluidos é pouco estabelecida. Os líquidos devem ser infundidos rapidamente para induzir uma resposta imediata. Uma infusão de 300 a 500 mL ou 20-30 mL/kg de fluido é realizada durante um período de 20 a 30 minutos. O estudo BASIC não mostrou diferenças em uma velocidade de reposição volêmica menor (333 mL/hora), comparado a uma velocidade maior (999 mL/hora).
- O objetivo da reposição volêmica é geralmente um aumento na pressão arterial sistêmica, que deve ser mantida a uma pressão arterial média acima de 65 mmHg.
- Se a hipotensão é grave ou persistente, apesar da reposição volêmica, a utilização de vasopressores é indicada. Agonistas adrenérgicos são os vasopressores de primeira linha devido ao seu rápido início de ação, elevada potência e meia-vida curta, o que permite o ajuste da dose fácil.
- A norepinefrina é considerada o vasopressor de primeira escolha, com efeito predominantemente alfa-adrenérgico, mas a sua modesta ação beta-adrenérgica ajuda a manter o débito cardíaco. A dose habitual é de 0,1 a 2 mcg/kg de peso corporal por minuto.
- A dopamina tem efeito predominantemente beta-adrenérgico em doses menores e efeitos alfa-adrenérgicos em doses mais elevadas. Efeitos dopaminérgicos ocorrem em doses muito baixas (< 3 mg/kg por minuto, administrados por via intravenosa) que podem dilatar seletivamente as circulações hepatoesplâcnica e renal, mas sem efeito protetor sobre a função renal. O uso da dopamina é associado a maior incidência de arritmias e aumenta a mortalidade em pacientes com choque cardiogênico comparativamente à noradrenalina.

- A adrenalina tem efeitos alfa-adrenérgicos, mas pode aumentar os níveis de lactato, provavelmente, aumentando o metabolismo celular. Estudos prospectivos e randomizados não revelaram efeitos benéficos da epinefrina associada à norepinefrina no choque séptico, sendo apenas um agente de segunda linha para casos graves.
- Hidrocortisona 50 mg EV a cada 6 horas é recomendada se a dose de norepinefrina > 0,25 mcg/kg/min em choque séptico.
- A deficiência de vasopressina pode se desenvolver em pacientes com formas hipercinéticas de choque distributivo, e a administração de uma dose baixa de vasopressina pode resultar em aumentos substanciais na pressão arterial. Em pacientes usando doses altas de noradrenalina, a vasopressina é a primeira escolha entre as drogas vasopressoras que podem ser associadas. Recomenda-se a associação de vasopressona em pacientes utilizando doses > 0,5 mcg/kg/min.
- Não pode ser utilizada em doses superiores a 0,04 L por minuto e só deve ser administrada em pacientes com débito cardíaco normal ou elevado.
- Entre os agentes inotrópicos, a dobutamina é o agente inotrópico de escolha. A medicação tem propriedades predominantemente beta-adrenérgicas. Uma dose inicial de apenas alguns mcg/kg/min pode aumentar substancialmente o débito cardíaco. Doses maiores que 20 mcg/kg/min oferecem pouco benefício adicional. Em pacientes com pressão arterial sistólica < 80 mmHg, não é recomendado o seu uso sem vasopressor associado.
- Os inibidores da fosfodiesterase tipo III, como a milrinona e a enoximona, apresentam ações inotrópicas e vasodilatadoras. No entanto, podem ter efeitos adversos inaceitáveis em pacientes com hipotensão.
- O levosimendana, um agente mais caro, age principalmente por ligação à troponina C e ao aumento da sensibilidade ao cálcio de miócitos, mas também atua como vasodilatador. No entanto, esse agente tem meia-vida de vários dias, o que limita a praticidade de seu uso em estados de choque agudo.
- Os agentes vasodilatadores podem aumentar o débito cardíaco, sem aumentar a demanda miocárdica por oxigênio. A principal limitação dessas drogas é o risco de diminuir a pressão arterial para um nível que comprometa a perfusão tecidual.
- O suporte mecânico com balão intra-aórtico de contrapulsação (BIA) pode reduzir a pós-carga ventricular esquerda e aumentar o fluxo sanguíneo coronariano. No entanto, um estudo randomizado controlado não mostrou nenhum efeito benéfico do BIA em pacientes com choque cardiogênico.

- A membrana extracorpórea venoarterial de oxigenação (ECMO) pode ser usada como medida temporária de salvamento em pacientes com choque cardiogênico reversível ou como ponte para o transplante cardíaco.

Monitorização e objetivos do tratamento

- O principal objetivo da ressuscitação não deve ser apenas restaurar a pressão sanguínea, mas também fornecer condições para um metabolismo celular adequado, para o qual a correção da hipotensão arterial é um pré-requisito.
- Restaurar uma pressão arterial sistêmica média de 65 a 70 mmHg é um bom objetivo inicial, mas o nível deve ser ajustado para restabelecer a perfusão tecidual, avaliadas com base no estado mental, na aparência da pele e na diurese.
- Uma pressão arterial inferior a 65 a 70 mmHg pode ser aceitável em um paciente com sangramento agudo. Nos pacientes com hemoragia digestiva grave e sem cardiopatias, o recomendado é manter um alvo de hemoglobina entre 7 e 9 g/dL. Em pacientes com trauma crânio encefálico o alvo é uma PAM de 80 mmHg.
- As medidas de saturação de oxigênio no sangue venoso misto (SvO_2) podem ser úteis na avaliação da adequação do equilíbrio entre a demanda e a oferta de oxigênio. As medidas de SvO_2 são úteis na interpretação do débito cardíaco. A SvO_2 é tipicamente diminuída em pacientes com baixo fluxo ou anemia, mas é normal ou alta naqueles com choque distributivo.
- O estudo de Rivers e colaboradores usou, em pacientes com choque séptico, um algoritmo de tratamento objetivando uma SvO_2 de pelo menos 70% durante as primeiras 6 horas, utilizando inotrópicos ou transfusão de hemácias para manter hematócrito acima de 30%. Atualmente essa conduta não tem sido mais realizada de rotina, por falta de evidência específica de benefício. O alvo de hemoglobina no choque são níveis > 7 g/dL.
- Em pacientes com choque séptico, a utilização de antibióticos precoces dentro de 1 hora da apresentação no serviço de emergência parece ter benefício, com aumento da mortalidade em risco absoluto de 7,8% por hora de atraso na administração de antibiótico.

ALGORITMO

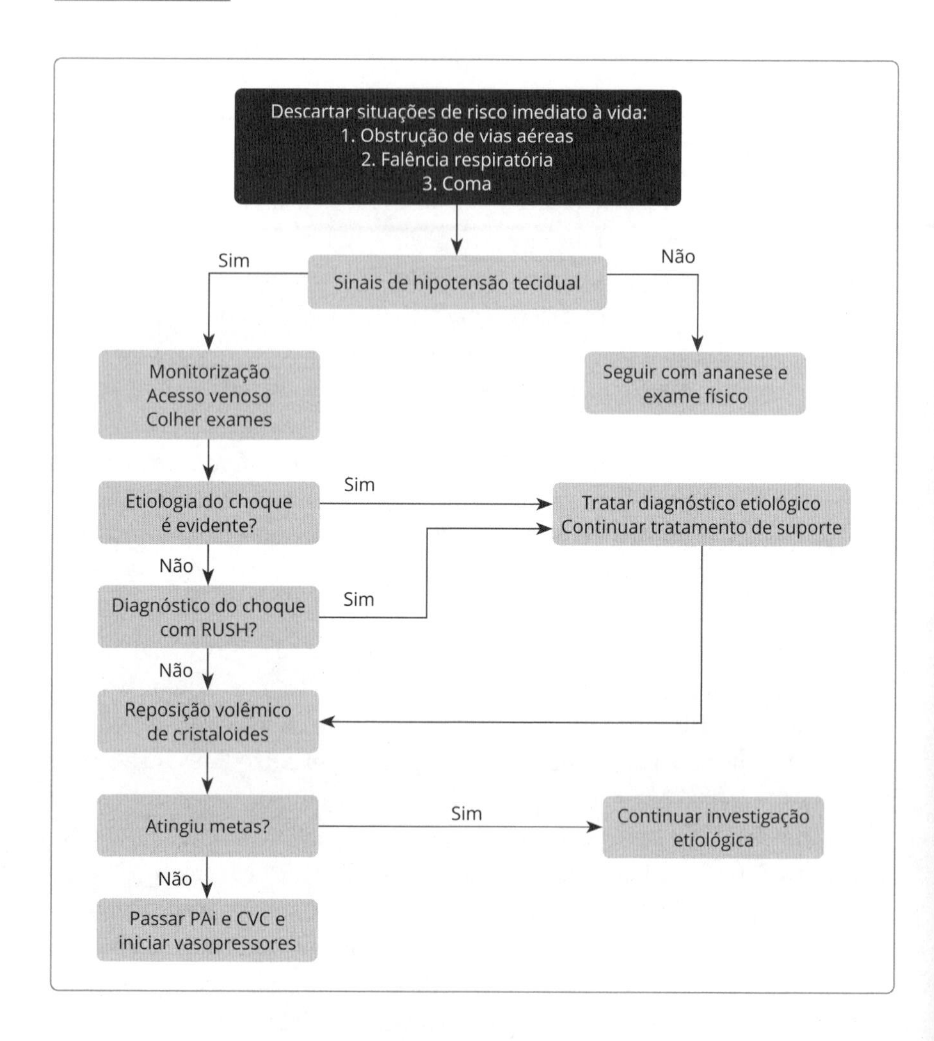
Descartar situações de risco imediato à vida:
1. Obstrução de vias aéreas
2. Falência respiratória
3. Coma
Sinais de hipotensão tecidual
Sim
Não
Monitorização
Acesso venoso
Colher exames
Seguir com ananese e exame físico
Etiologia do choque é evidente?
Sim
Tratar diagnóstico etiológico
Continuar tratamento de suporte
Não
Diagnóstico do choque com RUSH?
Sim
Não
Reposição volêmico de cristaloides
Atingiu metas?
Sim
Continuar investigação etiológica
Não
Passar PAi e CVC e iniciar vasopressores

PRESCRIÇÃO NA PRÁTICA

Exemplo de prescrição (cada caso deve ser avaliado individualmente e a decisão deve ser tomada pelo médico responsável pelo caso).

- Jejum.
- Ringer lactato 30 mL/kg EV agora (depende de critério médico).
- Noradrenalina 4 ampolas em 250 mL de soro glicosado 5%, titular a critério, conforme valores pressóricos.
- Outras condutas dependentes da situação.

REFERÊNCIAS

1. Angus DC, van der Poll T. Severe sepsis and septic shock. N Engl J Med. 2013;369(9): 840-51.
2. Merdji H, Curtiaud A, Aheto A, Studer A, Harjola VP, Monnier A, et al. Performance of Early Capillary Refill Time Measurement on Outcomes in Cardiogenic Shock: An Observational, Prospective Multicentric Study. Am J Respir Crit Care Med. 2022;206(10):1230-8.
3. Vincent J-L, Backer D. Circulatory Shock. N Engl J Med. 2013;369(18):1726-34.
4. Zampieri FG, Machado FR, Biondi RS, Freitas FGR, Veiga VC, Figueiredo RC, et al; BaSICS investigators and the BRICNet members. Effect of Slower vs Faster Intravenous Fluid Bolus Rates on Mortality in Critically Ill Patients: The BaSICS Randomized Clinical Trial. JAMA. 2021;326(9):830-8.

6

Distúrbios hidroeletrolíticos – hiponatremia: diagnóstico e tratamento

Rodrigo Antonio Brandão Neto

INTRODUÇÃO

- A hiponatremia é definida como a concentração de sódio < 135 mEq/L. Representa o distúrbio hidroeletrolítico mais comum em pacientes internados, ocorrendo em 15% a 30% dos pacientes internados.
- Concentrações de Na < 138 mEq/L em pacientes internados são associadas a piores desfechos.

ETIOLOGIA E FISIOPATOLOGIA

- A hiponatremia é na maioria das vezes causada por alteração do balanço hídrico com excesso de água corporal em relação ao sódio.
- O desenvolvimento hiponatremia requer algum grau inabilidade de suprimir a secreção de hormônio antidiurético (ADH).
- Para ser considerada verdadeira, a hiponatremia precisa estar associada à hipotonicidade. A osmolaridade efetiva pode ser calculada pela seguinte fórmula:
  - Osmolaridade efetiva = 2 × (Na) + glicemia/18.
  - Valor de referência: 275-285 mOsm/kg.
- Mudanças na osmolaridade podem causar alterações neurológicas com deslocamento de água para o cérebro, resultando em edema cerebral. No intuito de proteger o tecido cerebral dessas alterações, há produção e libera-

ção para o meio extracelular dos osmóis idiogênicos. Essa secreção demora cerca de 48 horas.

- A hiponatremia pode ser dividida conforme a sua tonicidade. A hiponatremia verdadeira é necessariamente hipotônica; assim, temos hiponatremia hipertônica e hipernatremia isotônica.

Hiponatremia hipertônica (Osm > 295 mOsm/L)

- Nestes casos, a hiponatremia é causada por diluição em razão da osmolaridade aumentada secundária à presença de outros solutos.
- A maior causa deste tipo de hiponatremia são as grandes hiperglicemias.

Hiponatremia isotônica (Osm 280-295 mOsm/L)

- São as chamadas pseudo-hiponatremias, que são artefatos na medição do sódio. O soro usualmente contém 7% de fase sólida por volume. Para reduzir o volume de sangue necessário para análise, o soro é diluído antes de sua mensuração. Se a fase sólida é aumentada, a mesma quantidade de diluente resulta em maior diluição levando à mensuração incorreta da natremia.
- São condições que podem levar à pseudo-hiponatremia:
  - Proteínas séricas (paraproteinemias como no mieloma e na hiperbilirrubinemia, imunoglobulinas).
  - Hipertrigliceridemia.

Hiponatremia hipotônica (Osm < 280 mOsm/L)

- Representam as hiponatremias verdadeiras. Estes tipos de hiponatremia podem ainda ser divididos, conforme o estado volêmico do paciente, em normovolêmico, hipovolêmico e hipervolêmico. As etiologias são especificadas nas Quadros 1, 2 e 3.

QUADRO 1 Hiponatremia hipovolêmica (redução do volume extracelular).

Perdas extrarrenais de sódio	Perdas renais de sódio
Pele: suor e queimaduras	Diuréticos: tiazídicos
Gastrointestinal: vômitos e diarreia	Diurese osmótica: glicose ureia manitol
Hemorragia	Insuficiência adrenal
Perdas para o 3º espaço: obstrução intestinal, pancreatite Peritonite Rabdomiólise	Nefropatia perdedora de sal: doença renal crônica Acidose tubular renal
	Síndrome cerebral perdedora de sal: neurocirurgia Trauma cranioencefálico Hemorragia subaracnoide

QUADRO 2 Hiponatremia hipervolêmica (aumento do volume extracelular).

Volume circulante efetivo reduzido	Volume circulante efetivo normal ou aumentado
Insuficiência cardíaca	Doença renal aguda
Cirrose	Doença renal crônica
Síndrome nefrótica	
Gravidez	

QUADRO 3 Hiponatremia euvolêmica (volume extracelular normal).

Associada a níveis elevados de hormônio antidiurético	Não associada a níveis elevados de hormônio antidiurético
Síndrome da antidiurese inapropriada: neoplasias pneumopatias Doenças do sistema nervoso central Medicações	Ingestão baixa de solutos: bebedores de cerveja Dieta do chá e torrada Dieta com restrição de proteínas

(continua)

QUADRO 3 Hiponatremia euvolêmica (volume extracelular normal). (*continuação*)

Associada a níveis elevados de hormônio antidiurético	Não associada a níveis elevados de hormônio antidiurético
Síndrome da antidiurese inapropriada nefrogênica: mutação gênica causando ativação o receptor V2 da vasopressina Doença genética ligada ao X	Intoxicação por água: infusão parenteral de líquidos hipotônicos Polidipsia primária Afogamento Ressecção transuretral de próstata
Deficiência de glicocorticoides (p. ex., síndrome de Sheehan)	Doença renal avançada
Hipotireoidismo	Exercício físico extenuante
Intoxicação por MDMA (*ecstasy*)	

- Medicações associadas à hiponatremia incluem:
  - Diuréticos tiazídicos.
  - Fenotiazinas (p. ex., clorpromazina).
  - Antidepressivos tricíclicos.
  - Inibidores seletivos da recaptação de serotonina.
  - Anti-inflamatórios não esteroides, nicotina, opiáceos, clorpropamida, fibratos, carbamazepina, ciclofosfamida, vincristina, desmopressina, ocitocina.
- A perda renal de sódio tem sido documentada em pacientes com distúrbios intracranianos, como hemorragia subaracnóidea. Essa perda renal de sal é denominada síndrome cerebral perdedora de sal, e níveis aumentados de peptídeo natriurético cerebral têm sido implicados em sua patogênese.
- A hiponatremia associada com insuficiência cardíaca grave e cirrose é um preditor independente de mortalidade nesses pacientes.
- Pacientes em uso de 3,4 metileno-dioxi-metilanfetamina podem cursar com hiponatremia grave decorrente da síndrome da secreção inapropriada do hormônio antidiurético (SIADH) e aumento da sede. A hiponatremia costuma ser de rápida instalação, com sintomas graves como convulsões e coma.
- A SIADH é a mais importante causa de hiponatremia euvolêmica. A secreção de ADH pode estar aumentada pela produção hipofisária ou ectópica. As principais características da SIADH são:
  - Hiponatremia hipotônica (Osm < 275 mOsm/kg).

  - Sem sinais de hipovolemia.
  - Sódio urinário aumentado (natriurese > 40 mEq/L ou 20-30 mmol/L).
  - Hipouricemia.
  - Creatinina normal ou baixa.
  - Ausência de outras causas claras de hiponatremia.
- A SIADH pode apresentar múltiplas etiologias. Entre elas, devem-se citar:
  - Neoplasias malignas (carcinomas, principalmente o de pulmão, leucemia, linfoma, timoma etc.).
  - Distúrbios do sistema nervoso central (infecções, trauma, tumores e porfiria).
  - Doenças pulmonares (tuberculose, pneumonia, infecções fúngicas, abscesso pulmonar, ventilação mecânica).
  - Medicações (antidepressivos, clofibrato, carbamazepina etc.).

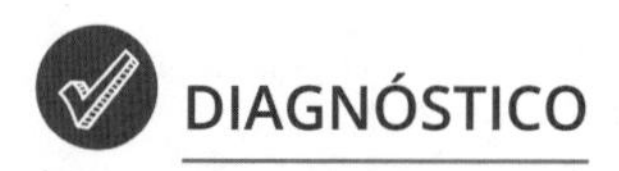

DIAGNÓSTICO

Achados clínicos

- As manifestações clínicas dependem da velocidade de instalação da hiponatremia e de sua gravidade. A hiponatremia pode ser classificada em:
  - Aguda: < 48 horas de instalação.
  - Crônica: > 48 horas de instalação.
- Pode ser classificada ainda, em relação aos níveis de sódio, em:
  - Leve: 130-135 mEq/L.
  - Moderada: 125-129 mEq/L.
  - Grave: < 125 mEq/L.
- Pacientes com formas leves de hiponatremia podem apresentar sintomas como mal-estar e náuseas. Com a piora, podem ocorrer cefaleia, letargia e obnubilação, até coma e convulsões.
- Sintomas moderados incluem:
  - Náuseas sem vômitos.
  - Confusão mental.
  - Cefaleia.
- Sintomas graves:
  - Vômitos (se secundários à hiponatremia).
  - Desconforto respiratório.

- Sonolência anormal ou excessiva.
- Convulsões.
- Coma (escala de Glasgow < 8).

Exames complementares

- Devem ser mensurados o sódio e o potássio e avaliada a função renal com a dosagem de ureia e creatinina.
- Em pacientes com hiponatremia hipovolêmica, a dosagem de sódio urinário pode orientar se as perdas de sódio são renais ou extrarrenais (sódio urinário > 30 mEq/L indica perdas renais e valores inferiores indicam perdas extrarrenais).
- Em pacientes com perdas renais de sódio, pode-se suspeitar de insuficiência adrenal primária e a dosagem de cortisol ou o teste da cortrosina pode ser útil.
- Em pacientes com hiponatremia hipervolêmica, as hipóteses diagnósticas incluem insuficiência cardíaca (IC), cirrose e síndrome nefrótica; assim, devem ser realizados os exames apropriados para essas condições.
- Em pacientes com hiponatremia euvolêmica, podem ser úteis a dosagem de cortisol, TSH e exames para descartar SIADH, que incluem sódio urinário, ácido úrico, potássio e função renal.
- Na investigação diagnóstica, temos alguns passos:
  - Sendo detectada a hiponatremia, deve-se solicitar aferição da glicemia capilar, a fim de excluir hiponatremia hipertônica induzida por hiperglicemia. Lembrar de corrigir o sódio sérico para o efeito da glicemia, o que consiste em 1,6 a 2 mEq/L de sódio sérico para cada aumento de 100 mg/dL da glicemia acima de 100 mg/dL.
  - Deve-se verificar se existem outras causas possíveis de hiponatremia hipertônica ou isotônica, como uso de soluções hipotônicas, uso de soluções como manitol, paraproteínas e grandes dislipidemias.
  - Em caso de dúvida da presença de hiponatremia hipotônica, realizar dosagem direta da osmolaridade.
  - Deve-se descartar o uso de medicações com os diuréticos tiazídicos.
  - Em pacientes hipervolêmicos sem disfunção renal, deve-se avaliar a presença de insuficiência cardíaca, cirrose e síndrome nefrótica.
  - Em pacientes hipovolêmicos, deve-se verificar o sódio urinário:
    - Sódio urinário < 25-30 mEq/L sugere perdas extrarrenais de sódio, como gastrointestinais ou para o terceiro espaço.

  - Sódio urinário > 40 mEq/L sugere perdas renais de sódio, como insuficiência adrenal (déficit de cortisol e aldosterona), síndrome cerebral perdedora de sal e perdas por diuréticos.
- Nos pacientes euvolêmicos, deve-se verificar o sódio urinário e a osmolaridade urinária:
  - Sódio urinário < 25 mEq/L e osmolaridade urinária < 100 mOsm/L sugerem que o paciente tem ADH adequadamente suprimido e nesses casos deve-se pesquisar polidipsia primária ou uso de *ecstasy*.
  - Se sódio urinário > 40 mEq/L e osmolaridade urinária > 100 mOsm/L, deve-se realizar pesquisa para deficiência de glicocorticoide com cortisol sérico da manhã e teste da estimulação do hormônio adrenocorticotrófico (ACTH), e para hipotireoidismo com TSH.
- Pesquisar SIADH.

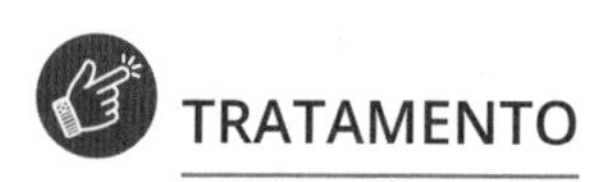

TRATAMENTO

- O tratamento da hiponatremia depende da velocidade de instalação e gravidade dos sintomas e níveis de sódio (Tabelas 1 e 2).

TABELA 1 Tratamento da hiponatremia aguda.

Sintomática	Assintomática
▪ *Bolus* de 100 mL de NaCl a 3% até sintomas resolvidos ▪ Dose máxima 200-300 mL da solução salina a 3% (dose usual máxima de 100-150 mL) ▪ Repetir sódio sérico de 1 a 2 horas ▪ Objetivo: aumento 4 a 6 mEq no sódio sérico nas primeiras horas ▪ Repetir *bolus* se nova queda	▪ Paciente se autocorrigindo por diurese osmótica? ▪ Sim → dosar sódio a cada hora até autocorreção ▪ Não → *bolus* de 50 mL de NaCl a 3% ▪ Dosar sódio a cada hora e repetir *bolus* se nova queda

TABELA 2 Hiponatremia crônica.

Tratamento da hiponatremia aguda	
Independentemente do valor do sódio: Sintomas graves Sintomático com doença do SNC	*Bolus* de 100 mL de NaCl a 3% até sintomas resolvidos Dose máxima 300 mL Dosar sódio a cada hora Repetir *bolus* se nova queda O aumento do sódio não deve ultrapassar 8 mEq/L nas primeiras 24 horas
Sódio sérico < 120 mEq/L em pacientes edemaciados (cirrose, IC, nefróticos)	NaCl a 3% 15 a 30 mL/h + furosemida 40 mg IV 2x/dia Dosar sódio a cada 4 horas Ajustar a infusão para elevação do sódio de 4-6 mEq/L nas 24 horas Titular diurético para evitar congestão Parar correção quando sódio atingir 125 mEq/L
Sódio sérico < 120 mEq/L em pacientes sintomáticos	NaCl a 3% 15-30 mL/h Dosar sódio a cada 4 horas Ajustar a infusão para elevação do sódio de 4-6 mEq/L nas 24 horas Parar correção quando sódio atingir 125 mEq/L
Assintomáticos com sódio < 120 mEq/L	Internação hospitalar Dosar sódio a cada 12 horas Medidas gerais

IC: insuficiência cardíaca; IV: intravenoso; SNC: sistema nervoso central.

- Pacientes com hiponatremia grave podem receber 50-150 mL de solução salina hipertônica 3% em alíquotas de 50 mL e repetir a cada 20-30 minutos até melhora clínica (máximo de 150 mL). A diretriz americana recomenda repetir 100 mL até 3 vezes.
- Pode-se considerar o uso de furosemida em pacientes hipervolêmicos.
- Após o uso da solução salina hipertônica, deve-se diminuir o ritmo de correção do sódio para que não ultrapasse 8-9 mEq/L em 24 horas, a fim de evitar a síndrome de desmielinização osmótica.
- Deve-se monitorar o sódio sérico a cada 2 horas.
- Considera-se tratar desta forma pacientes com Na < 120 mEq/L, Na< 125 mEq/L em pacientes sintomáticos.

- O uso de desmopressina pode ser considerado em pacientes com hiponatremia muito grave, com risco de hipercorreção como etilistas inveterados, hipocalemia associada, má nutrição e hepatopatia, para evitar correção exagerada. Não é recomendada esta conduta de rotina.
- Outros pacientes devem ser tratados de forma convencional, sendo pontos importantes:
  - Preparar a solução que será infundida; recomenda-se que a correção seja feita com solução salina a 3%, que pode ser 445 mL de soro fisiológico 0,9% + 55 mL de NaCl 20% = 500 mL NaCl 3%. A cada 1 mL/kg de solução de NaCl 3% infundida, o sódio sérico se eleva em 1 mEq/L.
- Em pacientes com SIADH, é particularmente importante realizar restrição hídrica, pois reposição volêmica com soluções fisiológicas tende a piorar a hiponatremia e mesmo reposição com solução salina a 3% pode não corrigir a hiponatremia.
- Outras opções terapêuticas para SIADH incluem o bloqueio da ação do ADH nos dutos coletores (carbonato de lítio ou demeclociclina e, mais recentemente, os vaptanos que bloqueiam os receptores de ADH). Outra opção pouco utilizada é a fludrocortisona.
- Pacientes com hiponatremia com sintomas moderados ou graves têm indicação de internação hospitalar, assim como pacientes com sódio < 125 mEq/L.
- Deve-se evitar a correção rápida dos níveis de sódio pelo risco de síndrome de desmielinização osmótica. Pacientes com correção da natremia > 10-12 mEq/L por dia estão sob risco, principalmente se essa velocidade de correção for mantida por mais de 24 horas. O quadro clínico usual é o de acometimento de tronco com tetraplegia, paralisia pseudobulbar, coma e múltiplos pares cranianos acometidos. Na ressonância magnética aparecem imagens de mielinólise pontina com tronco cerebral de coloração branca.
- Uma meta-análise de 2024 mostrou maior mortalidade em pacientes com correção lenta de hiponatremia (< 12 mEq/L em 24 horas), achado contraintuitivo em relação as recomendações usuais de tratamento. Nesse momento, não se recomenda correções mais rápidas.

PRESCRIÇÃO NA PRÁTICA

Exemplo de prescrição (cada caso deve ser avaliado individualmente e a decisão deve ser tomada pelo médico responsável pelo caso).

- Em hiponatremia com sintomas neurológicos agudos:
  - *Bolus* de 50 a 100 mL de salina hipertônica 3% até melhora dos sintomas (*bolus* podem ser repetidos até 3 vezes).
- Em hiponatremia moderada:
  - Usar solução salina 3% com infusão lenta calculada para variar de 8 a 9 mEq/L em 24 horas.

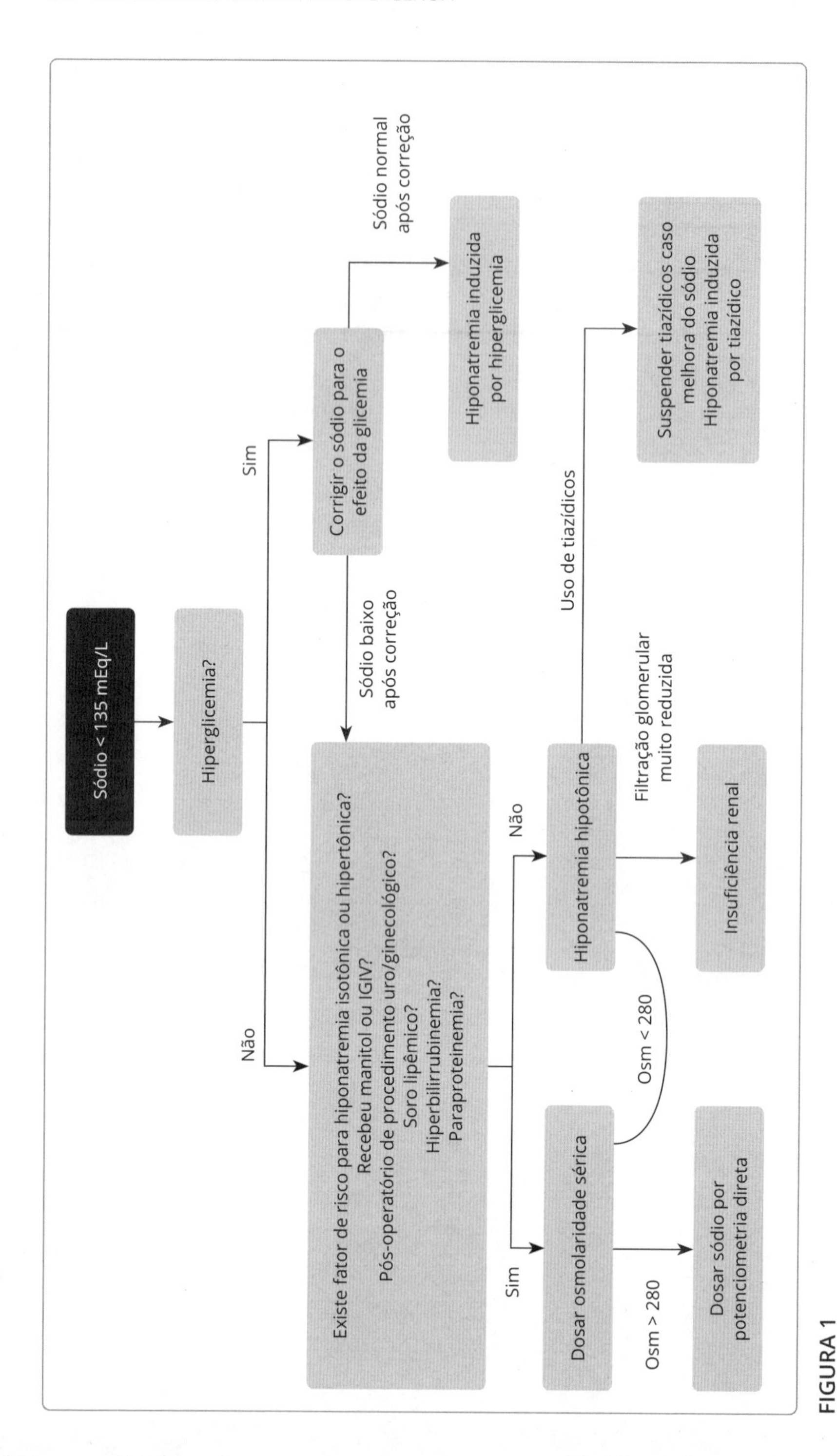

FIGURA 1

Abordagem simplificada da hiponatremia no pronto-socorro. (*continua*)

ACTH: hormônio adrenocorticotrófico; IC: insuficiência cardíaca; TSH: hormônio tireoestimulante; SIAD: síndrome da antidiurese inapropriada.

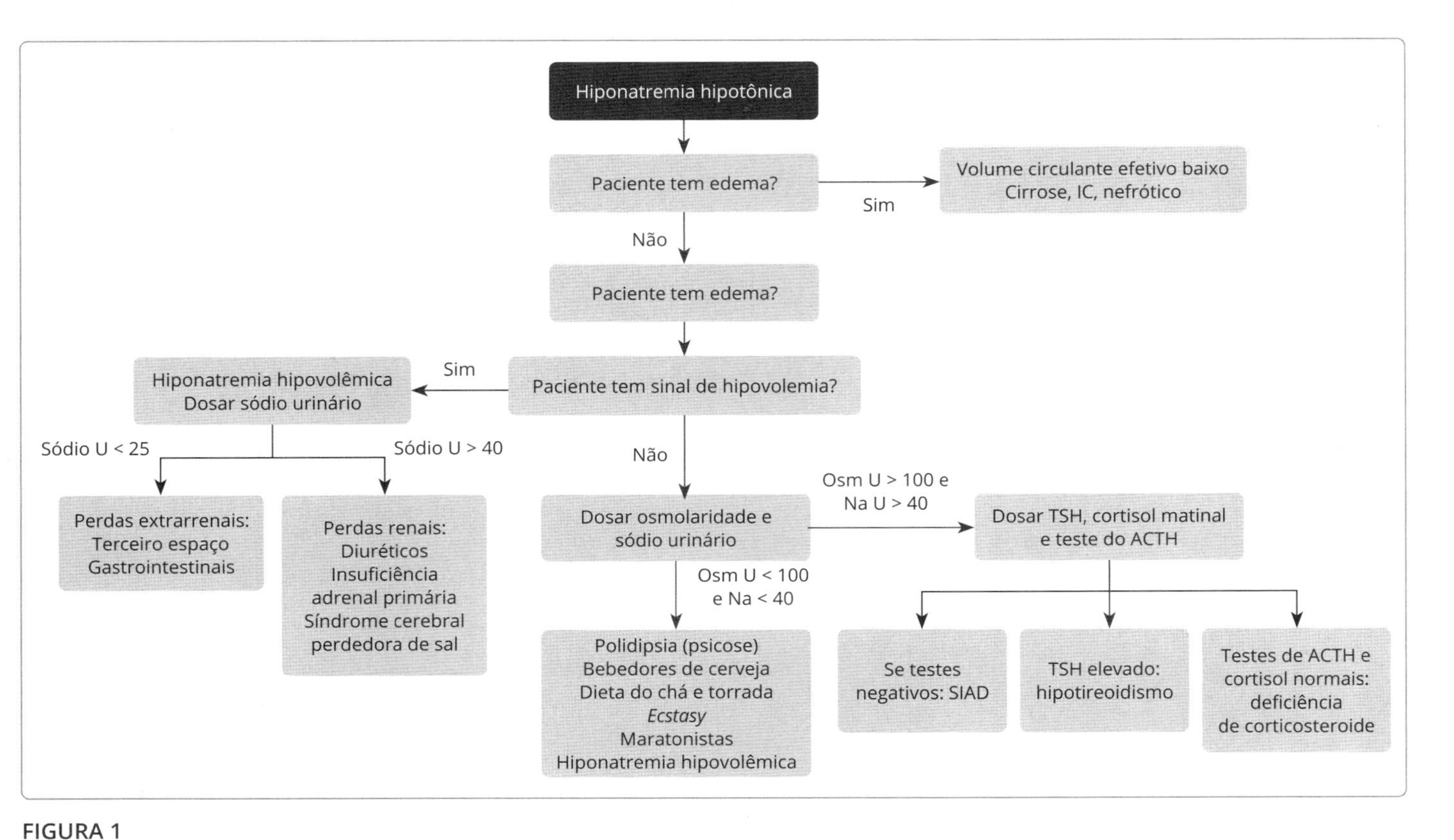

FIGURA 1

Abordagem simplificada da hiponatremia no pronto-socorro. (*continuação*)

ACTH: hormônio adrenocorticotrófico; IC: insuficiência cardíaca; TSH: hormônio tireoestimulante; SIAD: síndrome da antidiurese inapropriada.

REFERÊNCIAS

1. Adrogué HJ, Madias NE. Hyponatremia. N Engl J Med. 2000;342(21):1581-9.
2. Ayus JC, Moritz ML, Fuentes NA, Mejia JR, Alfonso JM, Shin S, et al. Correction Rates and Clinical Outcomes in Hospitalized Adults With Severe Hyponatremia: A Systematic Review and Meta-Analysis. JAMA Intern Med. 2025;185(1):38-51.
3. Hoorn EJ, Zietse R. Diagnosis and treatment of hyponatremia: Compilation of the guidelines. J Am Soc Neprol. 2017;28(5):1340-9.
4. Sbardella E, Isidori AM, Arnaldi G, Arosio M, Barone C, Benso A, et al. Approach to hyponatremia according to the clinical setting: Consensus statement from the Italian Society of Endocrinology (SIE), Italian Society of Nephrology (SIN), and Italian association of Medical Oncology (AIOM). J Endocrinol Invest. 2018;41(1):3-19.
5. Spasovski G, Vanholder R, Allolio B, Annane D, Ball S, Bichet D, et al. Clinical practice guidelines on diagnosis and treatment of hyponatremia. Nephro Dyal Transplant. 2014;29(1): i1-i39.
6. Sterns RH. Disorders of plasma sodium – Causes, consequences, and correction. N Engl J Med. 2015;372(1):55-65.

7

Dor torácica na emergência: avaliação e conduta

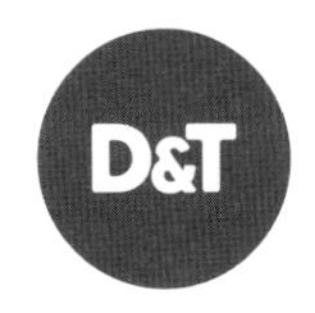

Guilherme Martins Guzman

Francisco Akira Malta Cardozo

Marcos Pita Lottenberg

Rodrigo Antonio Brandão Neto

AVALIAÇÃO CLÍNICA

Anamnese

- A dor torácica representa de 4,5% a 7,0% dos atendimentos em serviços de emergência no Brasil.
- A dor torácica aguda é definida como início recente de dor, pressão ou aperto no tórax anterior entre o apêndice xifoide, a incisura supraesternal e ambas as linhas axilares médias.
- Erros diagnósticos são frequentes. Considerando apenas a síndrome coronariana aguda (SCA), temos quase 50% dos pacientes avaliados com exames seriados e observações em unidades de dor torácica. Ainda assim, ocorrem falhas diagnósticas em cerca de 4% dos pacientes, e a mortalidade dos pacientes com falha diagnóstica pode chegar a 25%.
- A avaliação tem como objetivo excluir doenças potencialmente graves: SCA, síndrome aórtica aguda, embolia pulmonar, pericardite com tamponamento e mediastinite (rotura de esôfago).
- Dor torácica aguda: dor de instalação nova ou de mudança de padrão, intensidade ou duração quando comparada ao habitual.
- Desconforto torácico é um termo mais adequado do que dor: pacientes podem utilizar outros termos, como pressão, opressão, aperto, queimação, peso.
- Avaliar sintomas associados e atípicos (dispneia, empachamento, diaforese, indigestão), principalmente em mulheres, idosos, diabéticos e pacientes renais crônicos.

- Localizações alternativas para o desconforto: ombro, braço, pescoço, dorso, abdome superior, mandíbula.
- Desconforto relacionado à isquemia é usualmente profundo, mal localizado e difuso.
- Se história prévia de SCA, sempre comparar com a dor da ocasião e valorizar semelhanças.
- Dor na região infraumbilical ou supramandibular dificilmente é de origem cardiogênica.
- Desconforto caracterizado como "em facada", de duração fugaz, relacionado à inspiração, posicional ou migratório, apresenta baixa associação com isquemia.

QUADRO 1 Achados e principais sintomas.

Insuficiência coronariana	Dor precordial, retroesternal ou epigástrica, em aperto, queimação ou mal caracterizada
	Irradiação para membros, dorso, cervicl, mandíbula ou epigástrio
	Piora ao esforço, alimentação copiosa, frio ou estresse
	Melhora ao repouso ou após uso de nitrato
Dissecção de aorta	Dor súbita precordial lancinante/dilacerante, irradiada para dorso
Embolia pulmonar	Dor súbita pleurítica
	Pode estar acompanhada de hemoptise e dispneia
Pneumotórax	Dor torácica tipo pleurítica associada a quadro de dispneia
	Geralmente associado a procedimentos torácicos invasivos e/ou trauma local
Pneumonia	Dor torácica tipo pleurítica, associada a tosse, secreção e febre
	Pode apresentar dispneia associada
Pericardite	Dor precordial em opressão
	Melhora ao inclinar o tórax para frente
	Piora ao deitar
	Pode estar acompanhada de febre
Musculoesquelética	Dor que piora à movimentação de tórax e/ou membros superiores
	Reprodutível à palpação

Exame físico

- Sinais vitais: pressão arterial, frequências cardíaca e respiratória, saturação de oxigênio, nível de consciência, perfusão.

QUADRO 2 Patologias e principais exames físicos.

Exame físico	Patologia
Pressão arterial nos 4 membros	Dissecção de aorta
Palpação de pulsos (assimetria/amplitude)	Dissecção de aorta/valvopatias
Ausculta cardíaca: ▪ Sopros ▪ Atrito ▪ Abafamento de bulhas	▪ Valvopatias ▪ Pericardite ▪ Tamponamento
Ausculta pulmonar: ▪ Sinais de congestão ▪ Ausculta reduzida/abolida	▪ Insuficiência cardíaca ▪ Pneumotórax
Exame físico abdominal	▪ Colecistite ▪ Pancreatite
Palpação do tórax	Causas osteomusculares
Avaliação da pele	Herpes zóster

Exames subsidiários

- Eletrocardiograma:
  - Realizar em até 10 minutos em todos os pacientes com desconforto torácico.
  - 12 derivações + V7/V8 e V3R/V4R.
  - Exame normal não exclui SCA.
  - Pode ajudar nos diagnósticos diferenciais: pericardite (supra difuso com concavidade para cima e infra de PR) e TEP (S1Q3T3 e/ou taquicardia sinusal).
- Troponina T/I:
  - Preferencialmente ultrassensível.
  - Seriar avaliações em suspeita de SCA.
- Radiografia de tórax:
  - Avaliar pneumotórax, cardiomegalia, congestão, derrame pleural.
- D-dímero:

  - Descartar tromboembolismo pulmonar (algoritmo de Wells de baixa probabilidade).
  - Muito elevado nas síndromes aórticas.
- Ecocardiograma:
  - Avaliar alteração segmentar, disfunção ventricular, derrame pericárdico, hipertensão pulmonar, dissecção de aorta.
- Tomografia de tórax:
  - Alta probabilidade de tromboembolismo pulmonar, causas pulmonares, causas osteomusculares.

Causas

QUADRO 3 Patologias e principais achados na anamnese e exames.

Causas	Anamnese	Exame físico e complementar
Síndrome coronariana	▪ Dor em aperto, queimação ou opressão ▪ Precipitada por esforço físico ou emocional ▪ Melhora/alivia com repouso ou nitrato ▪ Usualmente < 20 min A: definitivamente anginosa (4) B: provavelmente anginosa (3) C: provavelmente não anginosa (2) D: definitivamente não anginosa	▪ Frequentemente normal ▪ Pode haver sinais de IC aguda: congestão pulmonar ou choque cardiogênico (classificação Killip) ▪ Buscar sinais de complicação mecânica: sopro IM aguda (rotura papilar, IAM inferior), sopro CIV (infarto anterior extenso) ▪ Eletrocardiograma ▪ Marcadores de necrose miocárdica
Dissecção de aorta	▪ Hipertensos, tabagistas, com história familiar ou pessoal de doenças do colágeno ou morte súbita (Marfan etc.) ▪ Dor aguda, rasgante/lancinante, com irradiação no dorso	▪ ≠ de PA e pulsos– MSE com redução do pulso e PA (pode dissecar a aorta subclávia E) ▪ Sopro aspirativo aórtico (IAo aguda) ▪ Atentar para Tríade de Beck (tamponamento)* ▪ Radiografia: alargamento do mediastino ▪ Eletrocardiograma: pode mostrar sinais de isquemia – parede inferior

(continua)

QUADRO 3 Patologias e principais achados na anamnese e exames. (*continuação*)

Causas	Anamnese	Exame físico e complementar
		▪ D-Dímero negativo pode ajudar no *rule out* (ADDR – Score)
Tamponamento/ pericardite	▪ Dor parecida com anginosa, porém dura horas a dias ▪ Piora ao decúbito dorsal (estiramento do pericárdio) e melhora ao inclinar para frente ▪ Pode ter pródromos virais	▪ Atrito pericárdico ▪ Tríade Beck: hipotensão, hipofonese e TJ a 45° (tamponamento) ▪ Eletrocardiograma: supra difuso convexo e infra de PR-PCR/VHS podem estar elevados
Embolia	▪ Dispneia, dor ventilatório-dependente, hemoptise ▪ Lembrar dos fatores de risco para TEV (câncer, imobilidade, cirurgia, ICC etc.)	▪ Radiografia: opacificação periférica ou sinais clássicos de TEP ▪ Eletrocardiograma: taquicardia sinusal, sinais de sobrecarga de VD (inversão eixo – S1Q3T3, Strain VD) ▪ Sinais de TVP ▪ Fluxograma baseado em probabilidade pré-teste
Pneumotórax	▪ Normalmente associado a trauma ou procedimento no tórax (CVC) ▪ Pode ser espontâneo (raro)	▪ Ausculta pulmonar assimétrica ▪ Radiografia ou ultrassom pulmonar com alteração
Mediastinite	▪ Febre, toxemia, sinais de sepse	▪ Radiografia/tomografia computadorizada de tórax: pneumomediastino ▪ PCR/VHs elevados

IC: insuficiência cardíaca; IM: insuficiência mitral; IAM: infarto agudo do miocárdio; CIV: comunicação interventricular; PA: pressão arterial; MSE: membro superior esquerdo; IAo: insuficiência aórtica; TEV: tromboembolismo venoso; ICC: insuficiência cardíaca congestiva; CVC: cateter venoso central; PCR: proteína C reativa; VHS: velocidade de hemossedimentação; TEP: tromboembolismo pulmonar; VD: ventrículo direito; TVP: trombose venosa profunda.

Avaliação final

- Todos os pacientes com dor torácica com suspeita de SCA ou sem outra causa óbvia de dor torácica devem realizar eletrocardiograma (ECG) de 12 derivações, e esse ECG deve ser interpretado pelo médico no pronto-socorro imediatamente após ser realizado.
- Pacientes com sinais vitais anormais, achados de ECG sugestivos de isquemia ou lesão cardíaca, história de doença arterial coronariana prévia, fatores de risco múltiplos, ou qualquer dor torácica ou dispneia abrupta, nova ou grave devem ser rapidamente alocados em um leito hospitalar ou em unidade de observação de dor torácica, colocados em monitorização cardíaca com acesso IV, com o ECG, idealmente obtido dentro de 10 minutos após a chegada do paciente no pronto-socorro.
- O médico emergencista deve avaliar todos os pacientes com dor torácica com ênfase em causas com risco de vida.
- Pacientes com ECG claramente isquêmico, seja com supradesnivelamento do segmento ST, seja sem supradesnivelamento do segmento ST, devem entrar nas condutas da síndrome coronariana específica (IAM com ou sem supra).
- Em pacientes com dúvida diagnóstica, considerar usar escores de risco para avaliação.
- O *Heart Score* é usado no contexto de paciente com dor torácica para descarte de SCA. Em um estudo com o protocolo do *Heart Score*, nenhum paciente teve um evento cardiovascular em 30 dias no grupo que recebeu alta conforme o protocolo. Outro estudo mostrou que o uso do *Heart Score* aumentou as altas precoces de 18,4% para 39,7%. O *Heart Score* é sumarizado na Tabela 2.
- Pacientes com *Heart Score* de 0-3 pontos, com troponina negativa, podem receber alta hospitalar após os diferentes protocolos de rápido descarte utilizando troponinas, que discutiremos posteriormente.
- Pacientes com escore intermediário entre 4 e 6 pontos usualmente devem ser internados e continuar a investigação com troponinas seriadas, ECG e ecocardiograma, além de testes de estratificação não invasivos, como ecocardiograma com estresse com dobutamina, cintilografia cardíaca, teste de esforço ou angiotomografia de coronárias.
- Escores de 7-10 são associados a risco maior que 70% de eventos cardiovasculares maiores e devem ser submetidos a uma estratégia de estratificação invasiva precoce com cineangiocoronariografia.

- Outros escores como EDACS ou TIMI também podem ser utilizados para avaliar esses pacientes.

TABELA 1 Localização e irradiação da dor e probabilidade de síndrome coronariana aguda.

Localização da dor	Razão de probabilidade diagnóstica de SCA
Radiação para o braço direito ou ombro	2,31 (1,52–3,53)
Radiação para ambos os braços ou ombros	2,58 (1,53–4,34)
Associada ao esforço	2,81 (2,23–3,54)
Radiação para o braço esquerdo	1,36 (0,89–2,09)
Associada a diaforese	1,50 (1,16–1,94)
Associada a náuseas ou vômitos	0,89 (0,68–1,18)
Descrito como pressão/aperto	1,52 (1,21–1,91)
Semelhante à isquemia anterior	3,35 (2,65–4,24)

SCA: síndrome coronariana aguda.

TABELA 2 *Heart Score*.

Fator	Característica	Pontos
História	Altamente suspeita de SCA	2
	Moderadamente suspeita de SCA	1
	Baixa suspeita de SCA	0
ECG	Depressão do segmento ST	2
	Alteração de repolarização inespecífica	1
	Normal	0
Idade	≥ 65 anos	2
	45-65 anos	1
	< 45 anos	0
Fatores de risco	≥ 3 fatores de risco ou história de aterosclerose	2
	1 ou 2 fatores de risco	1
	Nenhum fator de risco	0
Troponina	≥ 2 vezes o limite da normalidade	2
	1-2 vezes o limite da normalidade	1
	≤ ao limite da normalidade	0

Heart Score de 0-3 é considerado de baixo risco.
ECG: eletrocardiograma; SCA: síndrome coronariana aguda.

ALGORITMOS

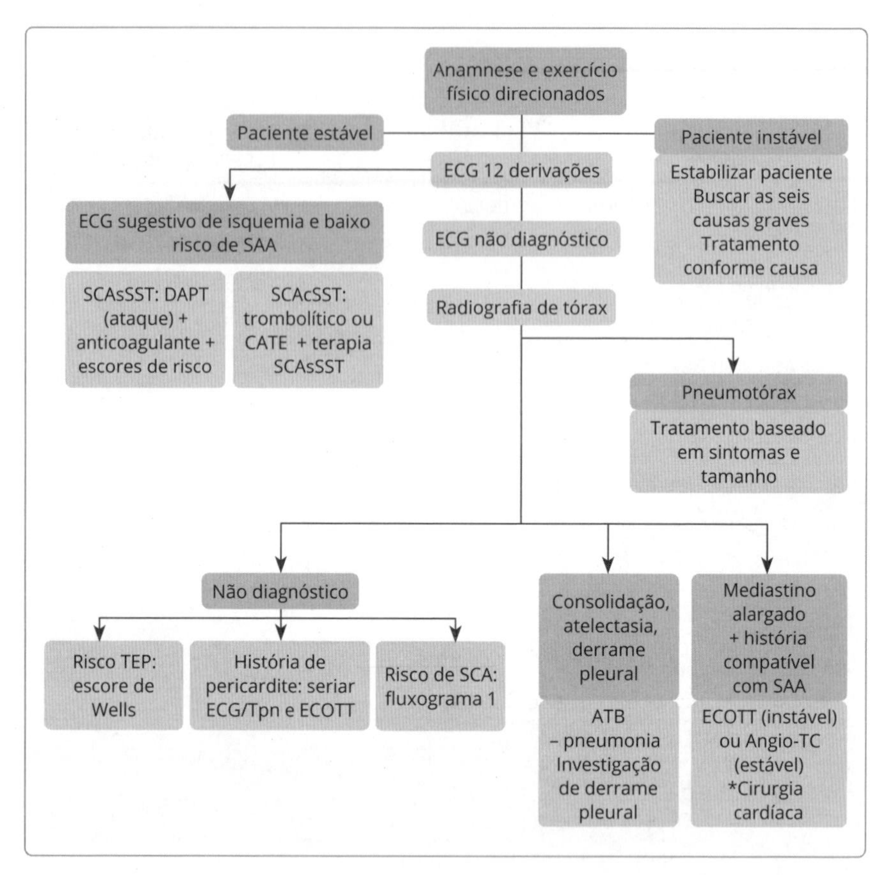

FIGURA 1

Algoritmo para avaliação de dor torácica.

ATB: antibioticoterapia; ECG: eletrocardiograma; ECOTT: ecocardiograma transtorácico; SAA: síndrome aórtica aguda; SCA: síndrome coronariana aguda; SCAsSST: síndrome coronariana aguda sem supradesnível de segmento ST; SCAcSST: síndrome coronariana aguda com supradesnível de segmento ST; TEP: tromboembolismo pulmonar.

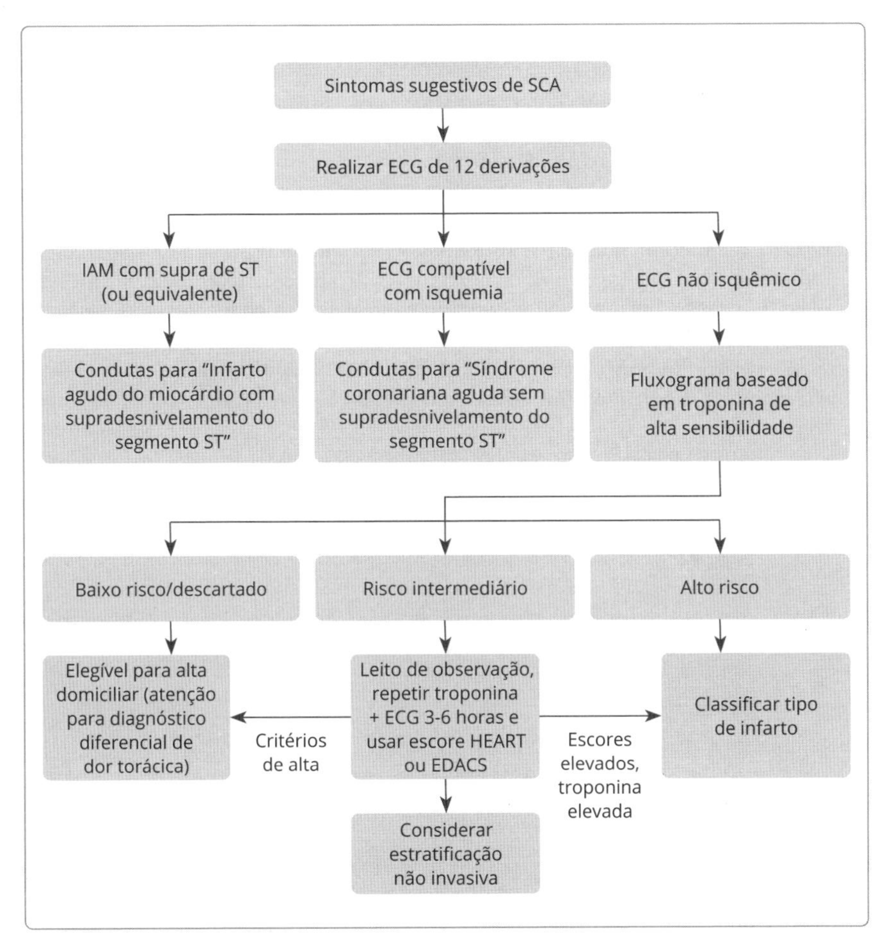

FIGURA 2

Algoritmo para avaliação de probabilidade de síndrome coronariana aguda.

SCA: síndrome coronariana aguda; ECG: eletrocardiograma; IAM: infarto agudo do miocárdio.

CRITÉRIOS DE ENCAMINHAMENTO AO ESPECIALISTA

- Diagnóstico confirmado de etiologia potencialmente grave para dor torácica.
- Paciente com alta probabilidade de SCA.
- Instabilidade clínica.

REFERÊNCIAS

1. Backus BE, Six AJ, Kelder JC, Bosschaert MAR, Mast EG, Mosterd A, et al. A prospective validation of the HEART score for chest pain patients at the emergency department. Int J Cardiol. 2013;168(3):2153-8.
2. Bashore TM, Granger CB, Jackson KP, Patel MR. Heart disease. In: McQuaid K, Papadakis M, Rabow M, McPhee S, editores. Current Diagnosis and Treatment. McGraw Hill; 2022.
3. Bassan R, Pimenta L, Leães PE, Timerman A. Sociedade Brasileira de Cardiologia I Diretriz de Dor Torácica na Sala de Emergência. Arq Bras Cardiol. 2002;79(supl II):1.
4. Glass GF, Brady WJ. Acute coronary syndromes. In: Walls RM, editor. Rosen's Emergency Medicine. Elsevier; 2022. p. 849-89.e3.
5. Gulati M, Levy PD, Mukherjee D, Amsterdam E, Bhatt DL, Birtcher KK, et al. 2021 AHA/ACC/ASE/CHEST/SAEM/SCCT/SCMR Guideline for the Evaluation and Diagnosis of Chest Pain: A Report of the American College of Cardiology/American Heart Association Joint Committee on Clinical Practice Guidelines [published correction appears in Circulation. 2021;144(22):e455]. Circulation. 2021;144(22):e368-e454.
6. Hollander JE, Than M, Mueller C. State-of-the-art evaluation of emergency department patients presenting with potential acute coronary syndromes. Circulation. 2016;134(7):547-64.

8

Hipercalcemia: diagnóstico e tratamento

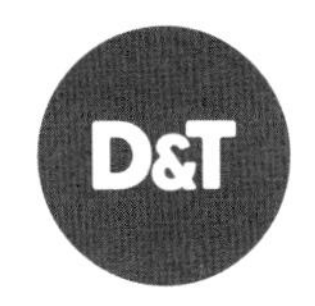

Aline Alves de Deus

Daniel Costa Guimarães

DEFINIÇÃO

- É definida como o aumento dos níveis séricos de cálcio no organismo.
- O cálcio pode ser encontrado nas formas livre (cálcio iônico), ligado a proteínas do plasma – albumina e imunoglobulinas – (cálcio total), ou em complexo com outros ânions – bicarbonato, lactato, citrato e dependente do pH sérico.

IMPORTÂNCIA DO TEMA

- O cálcio é responsável por uma série de processos no funcionamento do organismo, como estabilidade das membranas celulares, sinalização intracelular, condução do estímulo nervoso, contração muscular, secreção hormonal, mineralização do esqueleto, cofator da cascata de coagulação etc.
- Paratormônio (PTH), calcitriol e calcitonina são os hormônios reguladores do metabolismo do cálcio.

CLASSIFICAÇÃO

Graus de hipercalcemia	Cálcio total	Cálcio ionizável
Leve	10,5 a 12 mg/dL	5,6-8,0 mg/dL ou 1,4-2,0 mmol/L
Moderada	12 a 14 mg/dL	8-10 mg/dL ou 2,0-2,5 mmol/L
Grave	> 14 mg/dL	10-12 mg/dL ou 2,5-3,0 mmol/L

- Os níveis de cálcio total devem ser corrigidos pela albumina sérica, conforme a fórmula a seguir:
  - Cálcio corrigido (mg/dL) = cálcio total + 0,8 × (4,0 – albumina sérica)

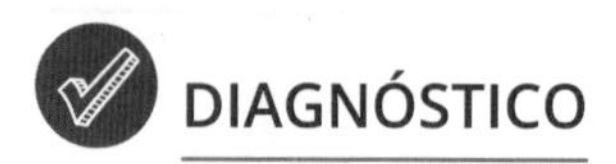

DIAGNÓSTICO

Sinais e sintomas

- Os sintomas variam conforme a severidade e a velocidade de aumento da hipercalcemia, sendo em casos leves assintomáticos. Os demais sintomas estão listados a seguir:
  - Convulsão.
  - Náuseas, vômitos.
  - Confusão mental, sonolência.
  - Hiporreflexia.
  - Rebaixamento do nível de consciência.
  - Poliúria, polidipsia.
  - Dor abdominal.
  - Taquicardia.
  - Desidratação.
  - Dores ósseas.
  - Constipação.
  - Fraqueza muscular.
  - Anorexia.
  - Fratura.
  - Hipertensão arterial.
  - Linfonodomegalia (sugere etiologia da hipercalcemia).

Etiologia

- A hipercalcemia deve ter sua etiologia investigada conforme a avaliação do eixo hormonal de regulação, baseando-se nos achados de resultado do PTH.
- Os principais mecanismos fisiopatológicos para a ocorrência da hipercalcemia da malignidade são:
  - Produção humoral de peptídeo/proteína relacionada a PTH (PTHrP) – em geral, tumores sólidos: células escamosas (pulmão, colo do útero,

esôfago), renal, adenocarcinoma (mama, ovário, próstata), hepatocelular, colangiocarcinoma.

- Metástases ósseas: pulmão, mama, mieloma múltiplo.
- Aumento da atividade extrarrenal da enzima 1-alfa-hidroxilase (metabolismo da vitamina D): neoplasias hematológicas (linfomas, leucemia de células T do adulto, carcinoma e disgerminomas de ovário).

QUADRO 1 Etiologias da hipercalcemia com base em valores de paratormônio.

PTH dependente (normal ou elevado)	PTH independente (PTH < 20 pg/mL)
Hiperparatireoidismo primário (80-90% dos casos, adenoma de paratireoide) – causa mais frequente de hipercalcemia no paciente ambulatorial	Hipercalcemia da malignidade – causa mais frequente de hipercalcemia no paciente internado
Hiperparatireoidismo secundário a DRC	Doenças granulomatosas: granulomatose com poliangiite, sarcoidose, doença de Crohn, histiocitose
Hipercalcemia hipocalciúrica familiar	Infecciosas: tuberculose, criptococose, candidíase, pneumocistose, covid-19
NEM tipo 1 ou 2 (adenoma ou hiperplasia de glândulas paratireoides)	Imobilismo
Intoxicação por lítio	Uso de medicamentos: diuréticos tiazídicos, carbonato de cálcio, análogos de vitamina D (paricalcitol, calcitriol), Análogo do paratormônio (teriparatida), intoxicação por vitamina D (valores > 100-150 ng/mL) ou por vitamina A (raro), foscarnete, omeprazol, inibidores da SGLT-2, inibidores de *checkpoint*, após descontinuação de denosumabe
	Endócrinas: hipertireoidismo, insuficiência adrenal, feocromocitoma, acromegalia
	Nutrição parenteral, síndrome leite-álcali
	Renais: síndrome de Barter, rabdomiólise (fase mais tardia de recuperação de lesão renal aguda), acidose tubular renal
	Próteses estéticas com uso de PMMA

DRC: doença renal crônica; NEM: neoplasia endócrina múltipla; PMMA: polimetilmetacrilato; PTH: paratormônio; SGLT-2: cotransportador sódio-glicose tipo 2.

Exames diagnósticos

TABELA 1 Indicação e tipos de exames para diagnóstico da hipercalcemia.

Tipo	Exame	Indicação
Dosagem sérica	Ureia, creatinina	Avaliar a presença de disfunção renal associada
	Cálcio total, cálcio iônico, fosfatase alcalina, PTH, vitamina D	Avaliar metabolismo ósseo. Existem vários ensaios para dosagem do PTH (ideal realizar no mesmo laboratório se possível)
	Eletrólitos (magnésio, fósforo, potássio), gasometria venosa, cloro	
	TSH, T4 livre, cortisol, ACTH, GH, metanefrinas	Investigação etiológica de doenças endócrinas
	Proteínas totais e frações, eletroforese de proteínas séricas, imunofixação de proteínas séricas, beta-2-microglobulina, hemograma	Investigar mieloma múltiplo
Dosagem urinária	Cálcio urinário de 24 horas	Valores de referência: < 4 mg/kg/24 horas ou homem < 300 mg/24 horas e mulher < 250 mg/24 horas
	Fração de excreção de cálcio urinário	
	Eletroforese e imunofixação de proteínas urinárias	Investigar mieloma múltiplo

(continua)

TABELA 1 Indicação e tipos de exames para diagnóstico da hipercalcemia. (*continuação*)

Tipo	Exame	Indicação
Exame de imagem	Eletrocardiograma	Intervalo QT curto, elevação do segmento ST
	Densitometria óssea	Avaliar a presença de osteopenia ou osteoporose
	Radiografia de ossos longos, crânio, bacia, mãos	Pesquisa de calcificação de tecido moles, tumor marrom, sinais de acometimento do hiperparatireoidismo
	Ultrassonografia cervical	Avaliar doença tireoidiana, planejamento cirúrgico para paratireoidectomia
	Cintilografia de paratireoide	Pesquisar hiperparatireoidismo primário
	Tomografia de tórax, abdome, pelve, coluna	Dirigidos quando a suspeita é de neoplasia, pesquisa de doença granulomatosa
	Endoscopia digestiva alta, colonoscopia	Dirigidos quando a suspeita é de neoplasia
	Mamografia, ultrassonografia de mamas, biópsia	Dirigidos quando a suspeita é de neoplasia
	Ultrassonografia de rins e vias urinárias	Avaliar a presença de nefrocalcinose ou nefrolitíase

ACTH: hormônio corticotrópico; GH: hormônio do crescimento; PTH: paratormônio; TSH: hormônio tireoestimulante.

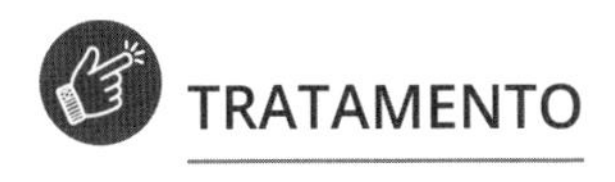

TRATAMENTO

- Confirmar o diagnóstico de hipercalcemia com dosagem de cálcio iônico sempre que disponível. Caso não seja possível, realizar a dosagem de cálcio total e corrigir pelo valor de albumina sérica.
- Realizar anamnese, exame físico, verificar antecedentes familiares e uso de suplementos ou remédios de uso contínuo.
- Avaliar os níveis de PTH, vitamina D, fósforo e função renal.

- Direcionar o tratamento conforme a etiologia: PTH dependente × PTH independente. Os valores de referência de PTH estão entre 15 e 65 pg/mL, porém podem variar conforme o ensaio bioquímico utilizado.
- Verificar os graus de hipercalcemia, velocidade de instalação (aguda x crônica) e o quadro clínico do paciente para definir a correção do distúrbio.
- Assintomáticos ou hipercalcemia leve-moderada (< 14 mg/dL) ou instalação crônica (meses a anos):
  - Tratamento não necessita ser de início imediato. Realize a investigação e se baseie na etiologia da hipercalcemia.
  - Evite a desidratação.
  - Suspenda remédios que podem estar relacionados à hipercalcemia (diuréticos tiazídicos, reposição de vitamina D).
  - Evite imobilização prolongada.
  - Tenha uma ingesta de cálcio adequada ~1.000 mg/dia.
- Sintomáticos ou hipercalcemia grave (> 14 mg/dL) ou instalação aguda (horas a dias):
  - Garantir a via aérea e ventilação em casos de rebaixamento do nível de consciência, assim como monitorização multiparamétrica em ambiente de terapia intensiva ou sala de emergência.
  - Hidratação com solução salina: indicada para a restauração do volume intravascular depletado e o aumento da excreção do cálcio urinário.
    - Soro fisiológico 0,9%, por via endovenosa, 200 a 300 mL/hora.
    - Manter o débito urinário entre 100 e 150 mL/hora.
    - Reduzir o consumo de sal/sódio.
- Tenha cuidado com pacientes que não toleram volume, pelo risco de congestão pulmonar (insuficiência cardíaca congestiva, insuficiência renal). Nesses casos, é possível considerar o uso de diuréticos de alça.
- Diurético de alça (furosemida): não possui capacidade para aumentar a excreção do cálcio e pode provocar redução do volume intravascular em pacientes cujo déficit de volume não foi totalmente corrigido. Não é indicado de rotina para o tratamento da hipercalcemia. Utilizar somente nos casos que precisam de reversão rápida do excesso/sobrecarga de volume.
- Calcitonina: hormônio produzido pelas células C da tireoide, capaz de inibir a reabsorção óssea, via osteoclasto, aumentando a excreção de cálcio no túbulo renal. Indicada para o manejo inicial e rápido da hipercalcemia.
  - Dose: 4 a 8 UI/kg, por via intramuscular ou subcutânea, a cada 6 a 8 horas.
  - Início da ação: 4 a 6 horas.

  - Duração da ação: 2 a 3 dias.
  - Descontinuar a medicação após 48 horas, período em que se desenvolve a taquifilaxia.
  - Efeitos colaterais: náuseas, vômitos, *flushing*, hipocalcemia, reação local da aplicação, taquifilaxia.
- Bisfosfonatos: análogos do pirofosfato inorgânico que se adsorvem à superfície da hidroxiapatita óssea e inibem a liberação de cálcio, interferindo na ação dos osteoclastos (ou seja, inibem a reabsorção óssea). Droga de escolha para o tratamento da hipercalcemia da malignidade.
  - Ácido zoledrônico: bisfosfonato de escolha que demonstra benefício em maior redução dos níveis de cálcio e maior tempo de manutenção livre de hipercalcemia, quando comparado ao pamidronato.
    - Dose: 4 mg, por via endovenosa; correr em 15 a 30 minutos.
    - Início da ação em torno de 24 a 48 horas.
    - Duração da ação: 30-40 dias.
  - Pamidronato: droga alternativa caso o ácido zoledrônico não esteja disponível.
    - Dose: 60 a 90 mg, por via endovenosa; correr em 2 a 4 horas.
    - Início da ação em torno de ≤ 24 horas.
    - Duração da ação: 7 a 14 dias.
    - Efeitos colaterais: febre, nefrotoxicidade, hipocalcemia, hipofosfatemia, náusea, constipação, dispneia, mialgia, artralgia, fadiga.
- Denosumabe: anticorpo monoclonal anti-RANKL (ligante do receptor ativador do fator nuclear kappa B) cuja função é inibir a formação, proliferação e maturação dos osteoclastos. Indicado nos casos de hipercalcemia refratária ao uso de bisfosfonatos ou com disfunção renal associada e TFG < 30 mL/min/1,72 m^2.
  - Dose: 120 mg por via subcutânea a cada 4 semanas, com dose adicional nos dias 8^0 e 15^0 do primeiro mês de terapia.
  - Tempo médio de resposta de 9 dias, com duração mantida da resposta por cerca de 104 dias.
  - Não necessita de ajustes para a função renal, podendo ser utilizado inclusive em pacientes em diálise.
  - Monitorar níveis de cálcio e vitamina D nas primeiras semanas. A hipocalcemia foi mais frequente naqueles com deficiência de vitamina D, disfunção renal com taxa de filtração glomerular < 30 mL/min e hemodiálise.

  - Principais efeitos colaterais: náuseas, vômitos, diarreia, constipação, edema periférico, dispneia, anemia, cefaleia, anorexia, fadiga.
- Diálise:
  - Indicada na presença de hipercalcemia grave, em pacientes com comprometimento neurológico e que não toleram grandes quantidades de volume, associada à insuficiência renal.
- Outros medicamentos/procedimentos podem ser utilizados com base no diagnóstico etiológico da hipercalcemia:
  - Cinacalcete: calcimimético utilizado para o tratamento de hiperparatireoidismo secundário a DRC e casos selecionados de hiperparatireoidismo primário com contraindicação a cirurgia de paratireoidectomia.
    - Dose: 30 a 120 mg, por via oral, 1 x/dia.
    - Efeitos colaterais: diarreia, constipação, náuseas, vômitos, dor abdominal, hipocalcemia.
  - Glicocorticoides: inibem a absorção gastrointestinal de cálcio, aumentam a excreção urinária de cálcio e inibem a atividade da 1a-hidroxilase. Eles são indicados como tratamento primário para intoxicação por vitamina D, distúrbios granulomatosos não infecciosos e alguns linfomas nos quais a hipercalcemia é devida à hiperabsorção intestinal de cálcio.
    - Prednisona 20 a 40 mg, por via oral, 1 x/dia.
    - Redução de cálcio em torno de 2 a 5 dias.
- Cirurgia de paratireoidectomia:
  - Indicada nos casos de hiperparatireoidismo primário (tratamento de primeira linha) ou secundário (após ausência de resposta ao tratamento clínico adequado).
- Critérios para cirurgia de paratireoidectomia no hiperparatireoidismo primário:
  - Cálcio sérico > 1,0 mg/dL acima do limite superior normal.
  - Pontuação escore T ≤ -2,5 em coluna lombar, quadril ou 1/3 distal do rádio.
  - Presença de fratura vertebral na imagem.
  - Depuração de creatinina com TFG < 60 mL/min/1,73 m^2.
  - Excreção de cálcio na urina de 24 horas maior que 250 mg para mulheres e maior que 300 mg para homens.
  - Presença de nefrolitíase subclínica ou nefrocalcinose na imagem.
  - Idade inferior a 50 anos.

PRESCRIÇÃO NA PRÁTICA

Exemplo de prescrição (cada caso deve ser avaliado individualmente e a decisão deve ser tomada pelo médico responsável pelo caso).

- Soro fisiológico 0,9% 200 a 300 mL/hora, por via endovenosa.
- Calcitonina 4 UI/kg a cada 12 horas, por via subcutânea ou intramuscular por 48 horas.
- Ácido zoledrônico 4 mg, por via endovenosa, ou pamidronato 60 a 90 mg, por via subcutânea.

ALGORITMO

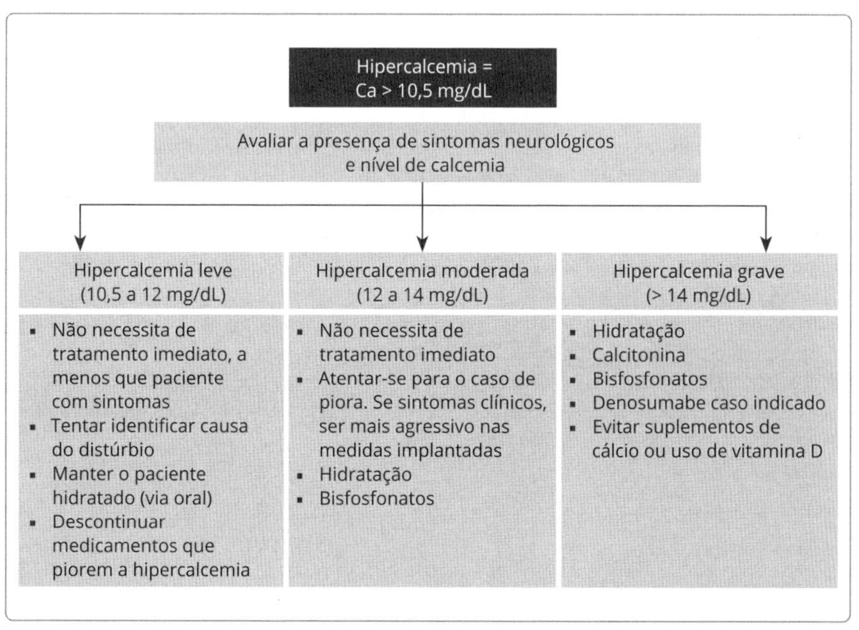

Ca: cálcio.

REFERÊNCIAS

1. Alfaraj DN, Wilson MP, Akeely Y, Vilke GM, Nordstrom K. Psychiatric emergencies for clinicians: emergency department management of hypercalcemia. J Emerg Med. 2018;55(5):688-92.
2. Bollerslev J, Pretorius M, Heck A. Parathyroid hormone independent hypercalcemia in adults. Best Pract Res Clin Endocrinol Metab. 2018;32(5):621-38.
3. Chen K, Xie Y, Zhao L, Mo Z. Hyperthyroidism-associated hypercalcemic crisis. A case report and review of the literature. Medicine (Baltimore). 2017;96(4):e6017.
4. Davey RA, Findlay DM. Calcitonin: Physiology or Fantasy? J Bone Miner Res. 2013;28(5):973-9.
5. Hosking DJ, Cowley A, Bucknall CA. Rehydration in the treatment of severe hypercalcaemia. Q J Med. Autumn. 1981;50(200):473-81.
6. Hu MI, Glezerman IG, Leboulleux S, Insogna K, Gucalp R, Misiorowski W, et al. Denosumab for treatment of hypercalcemia of malignancy. J Clin Endocrinol Metab. 2014;99(9):3144-52.
7. Koo WS, Jeon DS, Ahn SJ, Kim YS, Yoon YS, Bang BK. Calcium-free hemodialysis for the management of hypercalcemia. Nephron. 1996;72(3):424-8.
8. LeGrand SB, Leskuski D, Zama I. Narrative Review: Furosemide for Hypercalcemia: An Unproven yet Common Practice. Ann Intern Med. 2008;149(4):259-63.
9. Maier JD, Levine SN. Hypercalcemia in the Intensive Care Unit: A Review of Pathophysiology, Diagnosis, and Modern Therapy. J Intensive Care Med. 2015;30(5):235-52.
10. Major P, Lortholary A, Hon J, Abdi E, Mills G, Menssen HD, et al. Zoledronic Acid Is Superior to Pamidronate in the Treatment of Hypercalcemia of Malignancy: A Pooled Analysis of Two Randomized, Controlled Clinical Trials. J Clin Oncol. 2001;19(2):558-67.
11. Manfro AG, Lutzky M, Dora JM, Kalil MAS, Manfro RC. Case reports of hypercalcemia and chronic renal disease due to cosmetic injections of polymethylmethacrylate (PMMA). J Bras Nefrol. 2021;43(2):288-92.
12. Shane E, Irani D. Hypercalcemia: Pathogenesis, Clinical Manifestations, Differential Diagnosis, and Management. In: Primer on the Metabolic Bone Diseases and Disorders of Mineral Metabolism. Washington, DC: American Society for Bone and Mineral Research; 2006.
13. Thosani S, Hu MI. Denosumab: a new agent in the management of hypercalcemia of malignancy. Future Oncol. 2015;11(21):2865-71.
14. Walker MD, Shane E. Hypercalcemia: A Review. JAMA. 2022;328(16):1624-36.
15. Wisneski LA. Salmon Calcitonin in the Acute Management of Hypercalcemia. Calcif Tissue Int. 1990;[Suppl 46]:S26-S30.

9

Infarto agudo do miocárdio com supradesnível do segmento ST: diagnóstico e tratamento

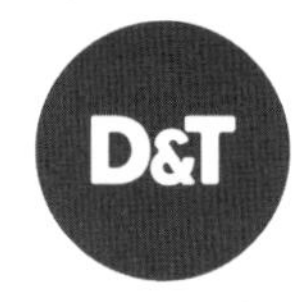

Julio Flávio Meirelles Marchini

Rodrigo Antonio Brandão Neto

INTRODUÇÃO E DEFINIÇÕES

- O infarto agudo do miocárdio (IAM) é a isquemia de uma região do músculo cardíaco pela obstrução coronariana, evoluindo para necrose tecidual.
- Quando a obstrução é oclusiva com isquemia transmural, o padrão habitual no eletrocardiograma (ECG) é o supradesvnível do segmento ST.
- Existe tratamento para essa doença e, quando oferecido de maneira precoce, pode reverter e prevenir complicações e dano mais extenso ao miocárdio.
- Todo paciente com dor torácica ou equivalente anginoso deve ser submetido a um ECG em até 2 minutos após a chegada ao pronto-socorro.
  - Esse ECG deve ser interpretado em até 10 minutos para acionamento ou não do protocolo de IAM com supradesnível do segmento ST (IAMCST).

SUPRADESNÍVEL DO SEGMENTO ST

- Para definir o supradesnível do segmento ST, é necessário definir a linha de base, sendo o intervalo aceito como PR essa linha – entre a onda P e o complexo QRS.
  - Algumas patologias podem alterar o intervalo PR, como a pericardite ou a isquemia atrial. Quando houver essa suspeita, deve-se fazer a comparação usando o segmento TP como linha de base.
- O supradesnível do segmento ST é medido no ponto J – a deflexão onde termina o complexo QRS e se inicia o segmento ST.

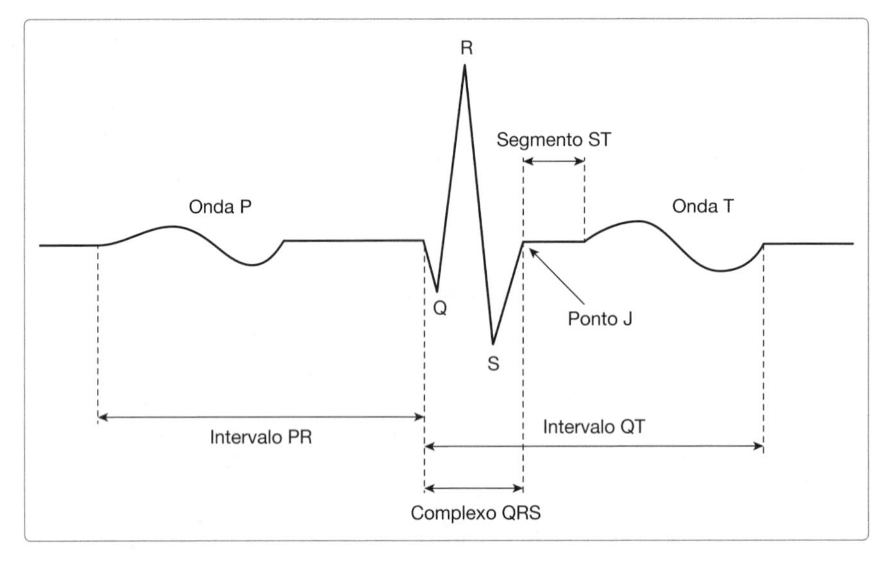

FIGURA 1
Ondas, intervalos e segmentos do eletrocardiograma.

- A definição de IAMCST é uma elevação do ponto J em relação à linha de base de pelo menos 1 mm em duas derivações contíguas.
  - A exceção são as derivações V2 e V3, para as quais é necessário 1,5 mm em mulheres, 2 mm em homens de 40 anos ou mais e 2,5 mm em homens com menos de 40 anos.
  - São derivações contíguas:
    - DII, DIII e aVF.
    - DI e aVL.
    - V1 a V6.
  - Não faz parte do diagnóstico, mas aumenta a especificidade para IAM quando no mesmo ECG há infradesnível de segmento ST (exceto nas derivações aVR e V1).
  - Nas derivações V7, V8 e V9, basta 0,5 mm de supra para caracterizar oclusão coronariana.
- O padrão de De Winter pode ser considerado equivalente a supradesnível de segmento ST, correspondendo à oclusão crítica da artéria descendente anterior.
  - Trata-se de um padrão observado nas derivações precordiais (V1 a V6), em que há infradesnível de ponto J, segmento ST horizontal ou em ascensão e onda T alta, larga e simétrica.

- Outro padrão incomum é o bloqueio de ramo esquerdo (BRE) agudo comprovado por ECG anterior, que deve ser tratado da mesma maneira que o IAMCST.
  - Alternativamente, pode ser comprovado pelos critérios modificados de Sgarbossa (Quadro 1).
- O padrão com supradesnível de segmento ST em aVR acrescido ou não da derivação V1 e infradesnível em 6 a 8 outras derivações não significa automaticamente lesão de tronco de coronária esquerda. Pode significar isquemia triarterial grave. Não deve ser considerado como equivalente a IAMCST.

QUADRO 1 Critérios modificados de Sgarbossa.

Critérios modificados de Sgarbossa
Elevação de segmento ST de pelo menos 1 mm em derivação com QRS predominante positivo
Depressão de segmento ST de pelo menos 1 mm em derivação com QRS predominante negativo nas derivações V1 a V3
Discordância entre segmento ST e complexo QRS acima de 30%. O segmento ST deve ter desvio mínimo de 1 mm. O cálculo é a razão entre o desvio do segmento ST (seja positivo ou negativo) e o tamanho da onda S no caso de QRS predominantemente negativo ou tamanho da onda R no caso de QRS predominantemente positivo
Os critérios de Sgarbossa também podem ser usados em pacientes com ritmo de marca-passo. Nesse caso, a especificidade é boa, mas a sensibilidade é desconhecida

ETIOLOGIA E FISIOPATOLOGIA

- Três mecanismos de instabilização de placa aterosclerótica:
  - Ruptura de placa.
  - Erosão de placa.
  - Exposição de nódulo calcificado.
- No caso do IAMCST, o mais comum é a ruptura de placa com 70% dos casos. Em segundo lugar, a erosão de placa.
- Nesse espectro da doença coronariana aguda ocorre isquemia transmural do miocárdio, pois a coronária está completamente ocluída com rede pobre ou ausência de colaterais.

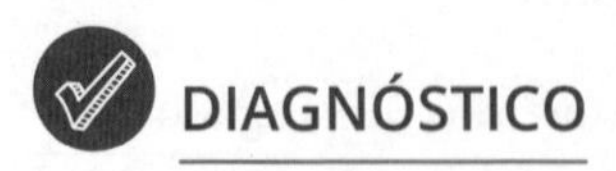

DIAGNÓSTICO

Achados clínicos

- O IAMCST pode apresentar desde quadros assintomáticos (raro) até instabilidade hemodinâmica ou elétrica grave.
- O quadro clínico é o mesmo da SCA com dor ou desconforto em qualquer localização acima do abdome superior, mas principalmente precordial, retroesternal, membros superiores e mandíbula.
  - A dor é descrita como peso, opressão, aperto ou uma dor surda, mas também como ardência, angústia ou agulhada.
  - Pode estar associada a dispneia, náuseas e vômitos e sudorese.
  - Classicamente, a duração dos sintomas é prolongada, pode se iniciar em repouso ou ser desencadeada por esforço físico ou emoção forte.
- O principal achado de exame físico é decorrente de disfunção do ventrículo esquerdo (VE) que ocorre em casos mais graves, ou seja, congestão pulmonar e turgência jugular, entre outros. Outro achado é a pele fria e pegajosa.
- Os achados clínicos que são significativamente associados ao diagnóstico de IAM são:
  - Dor com irradiação para ambos os ombros ou ombro direito.
  - Sudorese (especialmente quando constatada pela equipe médica).
  - Náuseas e vômitos.
  - Associação com esforço.
- No caso do IAMCST, os protocolos de diagnóstico acelerado não têm papel, pois o diagnóstico já estará feito no ECG da admissão.

Exames complementares

- O ECG é a peça mais importante nessa doença. Dentro de um quadro clínico compatível, basta reconhecer o supradesnivelamento do segmento ST para fazer o diagnóstico. Por isso, o ECG deve ser realizado em 2 minutos após a entrada do paciente no serviço e interpretado em até 10 minutos da entrada.
  - A troponina pode ser solicitada, mas o diagnóstico não depende de seu resultado.
- A radiografia de tórax não mostra achados específicos de IAMCST, mas pode ajudar a identificar diagnósticos diferenciais, como alargamento de mediastino na dissecção de aorta.

- A ultrassonografia à beira do leito pode identificar disfunção do VE e alteração de mobilidade segmentar do VE.
- As Figuras 2 a 4 mostram exemplos de ECG identificando IAMCST.

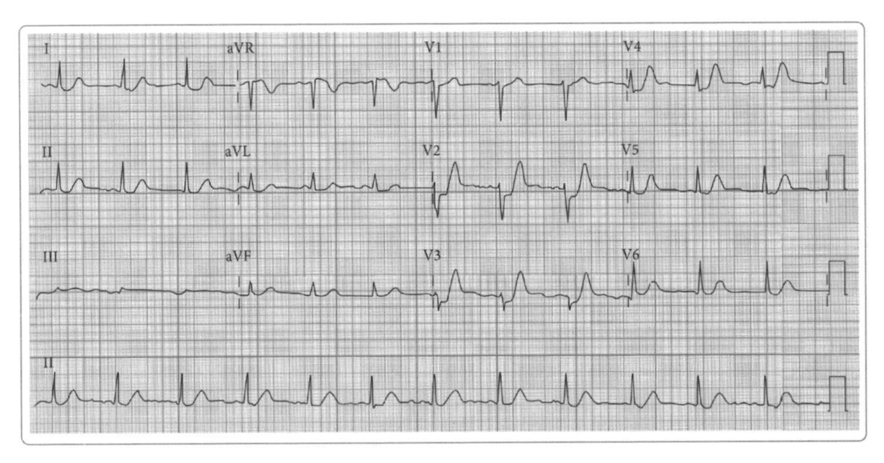

FIGURA 2
Padrão de De Winter considerado equivalente a infarto agudo do miocárdio com supradesnível do segmento ST. O cateterismo coronariano mostrou oclusão em óstio de artéria descendente anterior.

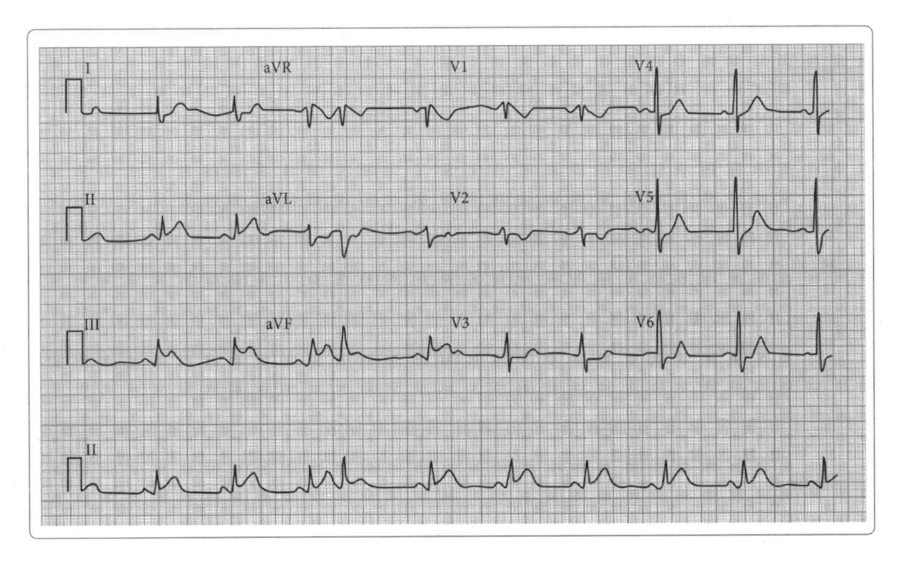

FIGURA 3
Infarto agudo do miocárdio com supradesnível de segmento ST em derivações DII, DIII e aVF.

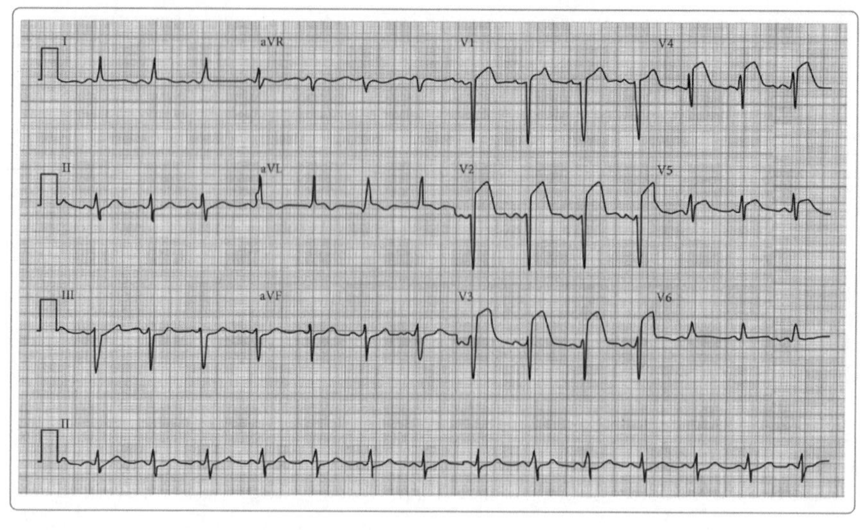

FIGURA 4
Infarto agudo do miocárdio com supradesnível de segmento ST em derivações V1 a V5.

Diagnóstico diferencial

- São diagnósticos diferenciais de supradesnível de segmento ST:
  - Síndrome aórtica:
    - Com comprometimento de óstio de coronária.
    - Simultâneo ao IAMCST.
  - Se houver suspeita razoável de dissecção de aorta, deve-se realizar exame de imagem para comprovação ou descarte do diagnóstico.
    - Nesse caso, evitar antiagregantes, anticoagulantes e trombolíticos até ter o diagnóstico de síndrome aórtica descartado.
  - Aneurisma de VE:
    - O IAM não tratado pode evoluir com aneurisma de VE e se apresenta no ECG como um supradesnível de ST persistente.
    - ECG seriados podem fazer a diferenciação. Enquanto o quadro agudo é bastante dinâmico, o padrão crônico é estável.
  - Lesão ou contusão cardíaca.
  - Hipercalemia.
  - Bloqueadores de canal de sódio.
  - Repolarização precoce.

  - Síndrome de Wolf-Parkinson-White.
  - Aumento de pressão intracraniana.
  - Vasoespasmo coronariano.
  - Pericardite.
  - Choque hemodinâmico.
- Síndrome de Takotsubo:
  - Hipertrofia de VE.
  - Intoxicações.
  - Onda J de Osborn.
  - Acidente por escorpião.

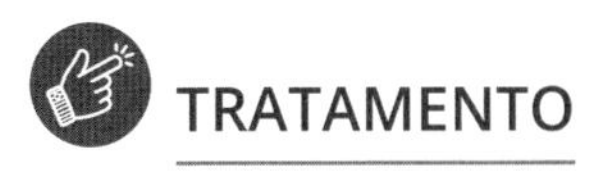

Escolha de método revascularização

- O principal elemento do tratamento do IAMCST é a revascularização farmacológica ou mecânica da coronária.
- O tempo ideal porta-agulha é de 30 minutos para início da infusão de trombolítico.
- O tempo ideal para angioplastia primária é de 90 minutos para passagem de balão pela lesão no serviço de cardiologia intervencionista.
  - É possível encaminhamento para outro hospital com serviço de cardiologia intervencionista. Nesse caso, o tempo ideal porta-balão é de 120 minutos. Caso não seja possível o tratamento em até 120 minutos, é preferível a realização de trombolítico no serviço inicial.
- Os prontos-socorros já devem ter a estratégia de tratamento para IAMCST predeterminada, seja trombolítico ou angioplastia primária.

Demais medidas

- Repouso no leito.
- Jejum.
- Monitorização cardíaca contínua.
- Acesso venoso periférico. Em locais que contam com angioplastia primária, evitar acesso no membro superior direito, pois é o local para realização do exame pela artéria radial.

- Deambulação progressiva deve ser iniciada após 24 a 72 horas.
- Oxigenoterapia está indicada para pacientes com saturação em ar ambiente < 90%.
- Ácido acetilsalicílico 300 mg, via oral (VO), exceto se houver:
  - Anafilaxia prévia.
    - No caso de alergia real ao ácido acetilsalicílico, está indicado outro antiagregante como prasugrel ou ticagrelor (nas doses a seguir).
  - Suspeita de síndrome aórtica.
  - Uso contínuo confiável, quando a dose então poderá ser de 100 mg.
- A anticoagulação depende da modalidade de tratamento do IAMCST:
  - Se for por angioplastia primária, a anticoagulação será feita pelo hemodinamicista após punção do acesso arterial.
  - Se for por trombolítico, considerar a indicação a seguir:
    - Em caso de uso de estreptoquinase, a anticoagulação deverá ser iniciada após 24 horas.
    - Com os demais trombolíticos, alteplase ou tenecteplase, administrar nas seguintes doses:
      - » Idade < 75 anos: enoxaparina sódica 30 mg EV, e 1 mg/kg SC, a cada 12 horas, por 7 dias.
      - » Idade > 75 anos: 0,75 mg/kg SC, a cada 12 horas, por 7 dias. Atenção: não fazer ataque.
- O segundo antiagregante também depende da modalidade de tratamento de IAMCST.
  - Angioplastia primária:
    - Cloridrato de prasugrel 60 mg de ataque e 10 mg/dia, posteriormente.
    - Ticagrelor 180 mg de ataque e 90 mg a cada 12 horas.
    - Clopidogrel 600 mg, VO, e 75 mg/dia posteriormente, é aceitável se não houver alternativa, mas é comprovadamente pior.
      - » Se o paciente já faz uso contínuo (e confiável), 75 mg são suficientes.
      - » Pacientes com mais de 75 anos devem receber 75 mg.
    - Com o ticagrelor e prasugrel, pode-se realizar o antiagregante no laboratório de cateterismo, com o clopidogrel se a preferência for o uso na sala de emergência.
  - Trombolítico:
    - Clopidogrel: 300 mg de ataque e 75 mg/dia posteriormente.

    - Para pacientes com angioplastia primária planejada, sugere-se o uso de ticagrelor ou prasugrel em preferência ao clopidogrel (grau 2B). A dose de ataque para o tiagrelor é de 180 mg, e para o prasugrel é de 60 mg.
- Pantoprazol 40 mg, VO.
- Analgesia.
- Nitrato SL ou nitrato EV.
  - Contraindicação:
    - Infarto de ventrículo direito (supradesnível de ST em V3R ou V4R).
    - Uso de inibidores de fosfodiesterase (por exemplo, sildenafila).
  - Primeira opção via SL e segunda opção EV contínuo.
  - Isordil sublingual 5 mg, repetido 2 x/5 minutos (total de três doses).
  - Nitroglicerina:
    - Diluição: 240 mL SG 5% + nitroglicerina 50 mg/10 mL (200 mcg/mL).
    - Inicial de 5 mcg/min (1,5 mL/h), aumentando 5 mcg/min a cada 3 a 5 minutos até efeito desejado (dose máxima de 400 mcg/min).
- Repetir ECG de 5 a 10 minutos após mudança de clínica.
- Betabloqueador:
  - O alvo é atingir a frequência cardíaca (FC) de 55 a 60 bpm.
  - Contraindicação: intervalo PR > 0,24 segundo, bloqueio atrioventricular de 2º ou 3º grau, doença pulmonar obstrutiva crônica grave e asma. Doença vascular periférica grave e diabete melito são contraindicações relativas.
  - Fatores de risco para choque cardiogênico: idade > 70 anos; FC < 60 bpm ou 110 bpm; PAS < 120 mmHg; disfunção grave de VE, hipoperfusão periférica.
  - Não administrar se houver suspeita de vasoespasmo coronariano ou uso de cocaína.
- Inibidores de enzima de conversão de angiotensina II devem ser consideradas no momento inicial, mas seu uso não é imprescindível:
  - Opções: captopril 6,25 mg; enalapril 2,5 mg; lisinopril 2,5 mg.
  - Contraindicações: PAS < 90 mmHg, estenose renal bilateral, alergia prévia, insuficiência renal não dialítica.
- Estatinas em dose alta:
  - Atorvastatina 40 mg.
  - Rosuvastatina 20 mg.
- Trombolíticos:
  - Estreptoquinase: 1.500.000 UI; 200.000 UI em *bolus* e o restante em 40 minutos.

 - Alteplase: 15 mg em *bolus* + 0,75 mg/kg em 30 minutos (dose máxima: 50 mg) + 0,5 mg/kg em 60 minutos (dose máxima: 35 mg).
 - Tenecteplase (dose única): 30 mg (< 60 kg); 35 mg (de 60 a 70 kg); 40 mg (de 70 a 80 kg); 45 mg (de 80 a 90 kg); 50 mg (> 90 kg); meia dose em idosos com mais de 75 anos.
- Pacientes submetidos a trombólise, mesmo com critérios de reperfusão devem ser encaminhados para cineangiocoronariografia em 2 a 24 horas, pois essa conduta melhora o fluxo coronariano. Pacientes sem critérios de reperfusão devem realizar angioplastia de resgate o mais rápido possível.
- Evitar a oxigenoterapia se $SaO_2 > 94\%$.
- Evitar o uso de morfina, pois está associado a maior mortalidade.

QUADRO 2 Contraindicação aos fibrinolíticos.

Contraindicações absolutas	Contraindicações relativas
Qualquer sangramento intracraniano prévio	História de AVC isquêmico há mais de 3 meses ou doenças intracranianas não listadas nas contraindicações absolutas
AVC isquêmico nos últimos 3 meses	Gravidez
Dano ou neoplasia no sistema nervoso central	Uso atual de antagonistas da vitamina K: quanto maior o INR, maior o risco de sangramento
Trauma significativo na cabeça ou rosto nos últimos 3 meses	Sangramento interno recente há menos de 2-4 semanas
Sangramento ativo ou diátese hemorrágica (exceto menstruação)	Ressuscitação cardiopulmonar traumática e prolongada ou cirurgia de grande porte há menos de 3 semanas
Qualquer lesão vascular cerebral conhecida (malformação arteriovenosa)	Hipertensão arterial não controlada (PAS > 180 mmHg ou PAD > 110 mmHg)
Dissecção aguda de aorta	Punções não compressíveis
Discrasia sanguínea	História de hipertensão arterial crônica importante e não controlada
	Úlcera péptica ativa
	Exposição prévia à estreptoquinase (somente para estreptoquinase)

AVC: acidente vascular cerebral; PAS: pressão arterial sistólica; PAD: pressão arterial diastólica.

ALGORITMO

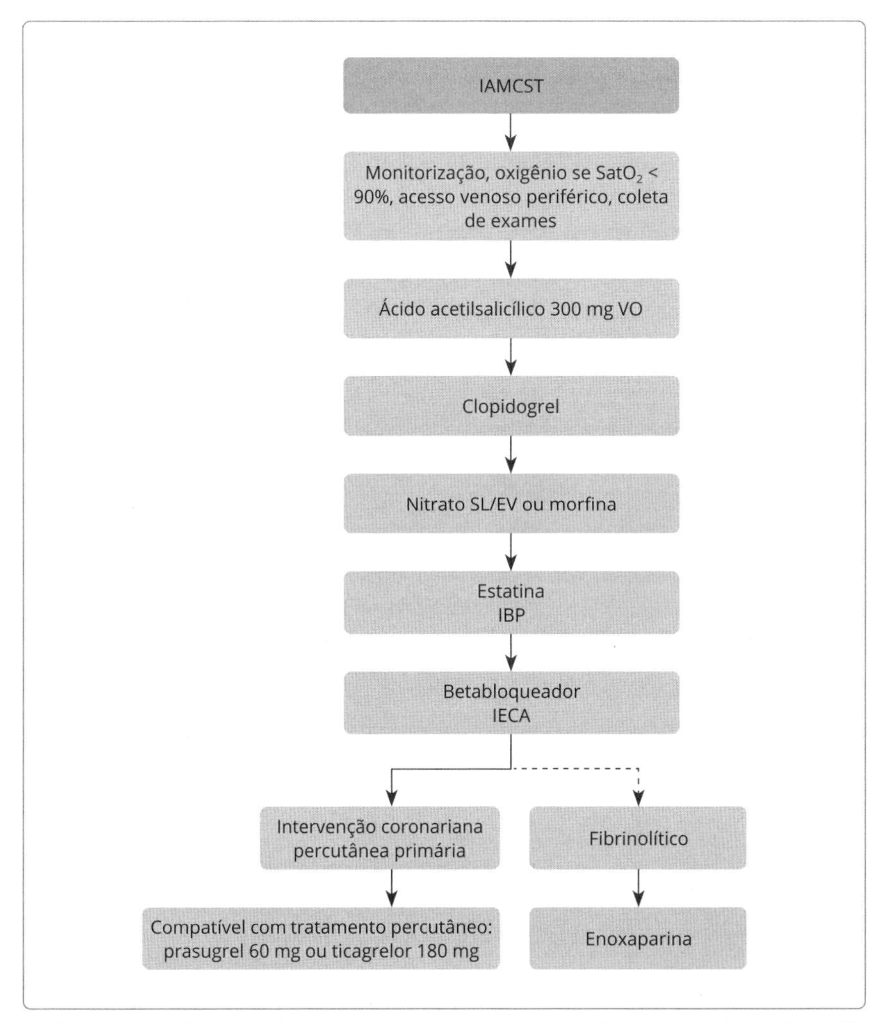

IAMCST: infarto agudo do miocárdio com supradesnível do segmento ST; VO: via oral; SL: sublingual; EV: endovenoso; IBP: inibidores da bomba de prótons; IECA: inibidor da enzima conversora de angiotensina.

REFERÊNCIAS

1. Bhatt DL, Lopes RD, Harrington RA. Diagnosis and treatment of acute coronary syndromes: A review. JAMA. 2022;327(7):662-75.
2. Ibanez B, James S, Agewall S, Antunes MJ, Bucciarelli-Ducci C, Bueno H, et al. 2017 ESC Guidelines for the management of acute myocardial infarction in patients presenting with ST-segment elevation: The Task Force for the management of acute myocardial infarction in patients presenting with ST-segment elevation of the European Society of Cardiology (ESC). Eur Heart J. 2018;39(2);119-77.
3. Marchini JFM. Infarto agudo do miocárdio com supradesnivelamento do segmento ST. In: Medicina de Emergência Abordagem Prática. Velasco IT, Brandão Neto RA, Souza HP, Marino LO, Marchini JFM e Alencar JCG, editores. 14th ed. Manole: Barueri; 2020.
4. O'Gara PT, Kushner FG, Ascheim DD, Casey DE, Chung MK, Lemos JA, et al. 2013 ACCF/AHA Guideline for the Management of ST-Elevation Myocardial Infarction. J Am Coll Cardiol. 2013;61(4): e78-e140.
5. Piegas LS, Timerman A, Feitosa GS, Nicolau JC, Mattos LAP, Andrade MD, et al. V Diretriz da Sociedade Brasileira de Cardiologia sobre Tratamento do Infarto Agudo do Miocárdio com Supradesnível do Segmento ST. Arq Bras Cardiol. 2015;105(2):1-105.
6. Schüpke S, Neumann FJ, Menichelli M, Mayer K, Bernlochner I, Wöhrle J, et al. Ticagrelor or prasugrel in patients with acute coronary syndromes. N Engl J Med. 2019;381(16):1524-34.
7. Wong GC, Welsford M, Ainsworth C, Abuzeid W, Fordyce CB, Greene J, et al. 2019 Canadian Cardiovascular Society/Canadian Association of Interventional Cardiology Guidelines on the Acute Management of ST-Elevation Myocardial Infarction: Focused Update on Regionalization and Reperfusion. Can J Cardiol. 2019;35:107-32.

10

Injúria renal aguda (IRA): diagnóstico e tratamento

Emmanuel de Almeida Burdmann

Rodrigo Antonio Brandão Neto

DEFINIÇÃO

- A injúria ou lesão renal aguda é uma síndrome em que ocorre diminuição abrupta da filtração glomerular, que se reflete em elevações dos níveis séricos de ureia e creatinina. Pode se acompanhar ou não de diminuição do volume urinário.
- A definição de injúria renal aguda (IRA) mais utilizada atualmente é a adotada pela diretriz de IRA KDIGO (*Kidney Disease: Improving Global Outcomes*), publicada em 2012, que discutiremos posteriormente.
- A lesão ou injúria renal aguda é uma indicação de internação hospitalar e frequentemente necessita de cuidados de terapia intensiva e com altas morbidade e mortalidade.

ETIOLOGIAS

Pré-renal

- A queda da filtração glomerular ocorre por alterações hemodinâmicas que causam isquemia renal.
- Caracteriza-se por rápida recuperação da filtração glomerular quando a perfusão renal adequada é restaurada.

Renal

- A queda da filtração glomerular ocorre associada à lesão estrutural dos túbulos e/ou vasos e/ou interstício renal.
- A etiologia mais comum de injúria renal aguda é a lesão de início recente dos túbulos renais, classicamente denominada necrose tubular aguda (NTA). Apesar do nome, as lesões histológicas podem às vezes ser sutis e detectáveis apenas com nível de microscopia eletrônica. A NTA ocorre após isquemia renal (mais frequente) e/ou exposição a substâncias nefrotóxicas.
- Pode também ser causada por glomerulonefrites ou vasculites renais agudas ou por inflamação aguda do interstício renal, de caráter infeccioso (pielonefrites) ou inflamatório (nefrites intersticiais agudas).

Obstrutiva

- A queda da filtração glomerular ocorre associada à obstrução mecânica do fluxo de líquido no nível das vias excretoras (ureteres, bexiga, uretra).

NECROSE TUBULAR AGUDA

Fatores de risco

- Desidratação.
- Hipovolemia.
- Idade avançada.
- Doença renal crônica.
- Doenças crônicas (cardíacas, pulmonares, hepáticas).
- Diabete melito.
- Câncer.
- Anemia.

Exposições associadas à necrose tubular aguda

- Sepse/infecção.
- Instabilidade hemodinâmica (hipotensão/choque).
- Medicamentos nefrotóxicos (mais frequentes a seguir):

  - Antibióticos (aminoglicosídeos, vancomicina, polimixina).
  - Anfotericina B.
  - Pentamidina.
  - Foscarnete.
  - Antirretrovirais (cidofovir, tenofovir).
  - Anti-inflamatórios não hormonais.
  - Inibidores da calcineurina (ciclosporina, tacrolimo).
  - Contraste iodado.
  - Drogas antineoplásicas (cisplatina).
- Bloqueadores do sistema-renina-angiotensina-aldosterona (bloqueadores da enzima de conversão da angiotensina, bloqueadores dos receptores de angiotensina, bloqueadores de renina) na presença de desidratação ou isquemia renal.
- Grandes cirurgias.
- Grandes queimaduras.
- Trauma civil.
- Pigmentúria:
  - Mioglobina.
  - Hemoglobina.
  - Bilirrubina.
- Peçonhas animais:
  - Serpentes (Bothrops, Crotalus, Lachesis).
  - Aranha (Loxosceles).
  - Lagarta (Lonomia).

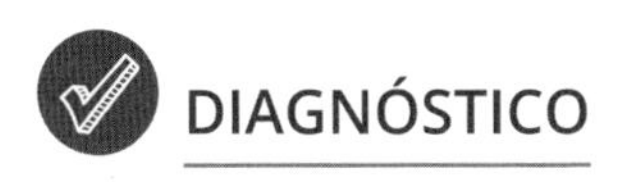

DIAGNÓSTICO

Diretriz *Kidney Disease: Improving Global Outcomes*

- A injúria renal aguda (IRA) é diagnosticada por elevações abruptas da creatinina sérica (SCr) ou diminuições sustentadas do volume urinário (VU):
  - Aumento do valor da SCr de ≥ 0,3 mg/dL no intervalo de 48 horas, ou
  - Aumento da SCr de ≥ 1,5 vez em relação à SCr de referência ocorrendo sabida ou presumidamente no intervalo de 7 dias, ou
  - VU < 0,5 mL/kg/h por 6 horas.

- Nem sempre, há dados sobre creatinina de períodos anteriores a 1 semana, mas, quando se sabe a lesão que ocorreu há menos de 3 meses, trata-se lesão renal subaguda, que pode ser manejada de forma similar à IRA, enquanto não se tem certeza da relação temporal.
- A IRA é dividida em três estágios crescentes de gravidade por essa definição:
  - Estágio 1: aumento SCr ≥ 0,3 mg/dL ou 1,5-1,9 vez a SCr de referência ou VU < 0,5 mL/kg/h por 6 a 12 horas.
  - Estágio 2: aumento SCr de 2 a 2,9 vezes a SCr de referência ou VU < 0,5 mL/kg/hora por ≥ 12 horas.
  - Estágio 3: aumento da SCr ≥ 4,0 mg/dL ou ≥ 3 vezes a SCr de referência ou VU < 0,3 mL/kg/h por ≥ 24 horas ou anúria ≥ 12 horas.

TABELA 1 Classificação da lesão e injúria renal aguda.

RIFLE	AKIN	KDIGO	Débito urinário
Risco ↑ na Cr > 1,5x o basal ↓ na TFG > 25%	Estágio 1 ↑ na Cr ≥ 0,3 mg/dL ↑ na Cr > 1,5-2x o basal	Estágio 1 ↑ na Cr ≥ 0,3 mg/dL ↑ na Cr > 1,5-1,9x o basal	< 0,5 mL/kg/h por mais que 6 horas
Lesão ↑ na Cr > 2x o basal ↓ na TFG > 50%	Estágio 2 ↑ na Cr > 2-3x o basal	Estágio 2 ↑ na Cr > 2-2,9x o basal	< 0,5 mL/kg/h por mais que 12 horas
Falência ↑ na Cr > 3x o basal Cr > 4 mg/dL com ↑ aguda > 0,5 mg/dL ou ↓ na TFG > 25%	Estágio 3 ↑ na Cr > 3x o basal Cr > 4 mg/dL om ↑ aguda > 0,5 mg/dL TSR	Estágio 3 ↑ na Cr > 3x o basal Cr > 4 mg/dL TSR	< 0,3 mL/kg/h por mais que 24 horas ou anúria por 12 horas

Perda de função:
Perda completa de função renal por mais que 4 semanas.
ESRD*
ESRD por mais de 3 meses.

RIFLE: *Risk, Injury, Failure, Loss, End-Stage*; AKIN: *Acute Kidney Injury Network*; KDIGO: *Kidney Disease: Improving Global Outcomes*; Cr: creatinina; TFG: taxa de filtração glomerular; TSR: terapia de substituição renal; ESRD: *end-stage renal disease* (doença renal em estágio terminal).

Quadro clínico

- Sinais e sintomas de gravidade variável, dependendo da intensidade e da duração da queda da filtração glomerular. Podem ocorrer isoladamente ou em associações:
  - Diminuição do volume urinário.
  - Ganho rápido de peso.
  - Hipertensão.
  - Edema.
  - Arritmias cardíacas.
  - Taquipneia.
  - Alterações associadas à uremia:
    - Neurológicas: sonolência, confusão mental, coma.
    - Gastrointestinais: inapetência, náuseas, vômitos.
    - Atrito e derrame pericárdico.
    - Prurido.
    - Sangramentos por alterações plaquetárias.

Laboratório

- Elevação de creatinina e de ureia, que podem ser as únicas alterações laboratoriais encontradas.
- Outras anormalidades podem surgir:
  - Alterações de eletrólitos: hiperpotassemia, hiponatremia, hipocalcemia, hiperfosfatemia.
  - Acidose metabólica.
  - Anemia.
- O exame de urina pode ser normal ou apresentar células epiteliais tubulares livres, cilindros com células epiteliais tubulares e cilindros granulosos com pigmento marrom.

Ultrassonografia renal

- Tamanho renal, espessura do córtex e ecogenicidade do parênquima normais sugerem que a NTA se instalou em rins previamente saudáveis.
- Redução do tamanho renal e da espessura cortical e hiperecogenicidade do parênquima renal sugerem que a NTA se instalou em rins com lesão crônica prévia.

Biópsia renal

- Está indicada quando:
  - Não há evidência de isquemia e/ou exposição a substância nefrotóxica precedendo a injúria renal aguda (IRA) e/ou a etiologia da IRA é obscura.
  - IRA prolongada (mais de 2 semanas sem recuperação da filtração glomerular).
  - Possível etiologia tratável se diagnóstico específico.

Diagnósticos diferenciais mais relevantes para necrose tubular aguda

Injúria renal aguda pré-renal

- Lesão estrutural renal é mínima ou ausente.
- Correção da isquemia renal através de reposição de volemia, normalização da pressão arterial e/ou do débito cardíaco induz rápida recuperação da função renal (horas), com queda dos níveis de SCr e normalização do VU.
- Provas volêmicas em pacientes com suspeita de síndrome hepatorrenal devem ser realizadas com reposição de cristalóides ou albumina em 24 horas, não mais sendo recomendada prova volêmica por 48 horas.

Nefrite intersticial aguda

- Infiltrado inflamatório no interstício renal.
- Fenômeno alérgico. Podem ocorrer:
  - Febre, artralgia, erupção cutânea.
  - Eosinofilia, eosinofilúria.
- Em geral se desenvolve sem a presença de isquemia ou o uso de drogas nefrotóxicas.
- Secundária a medicamentos, substâncias ou idiopática.
- Início insidioso, não oligúrica, quadro de injúria renal aguda prolongado (superior a 2 semanas).
- Sedimento urinário com cilindros leucocitários.
- Cintilografia renal com gálio (hipocaptação) ou tomografia renal por emissão de pósitrons podem ser positivos.
- O padrão-ouro para diagnóstico é a biópsia renal.

Glomerulonefrite aguda

- Lesão glomerular.
- Quadro clínico:
  - Edema e hipertensão são frequentes.
  - Geralmente oligúrica.
  - Pode haver urina espumosa.
  - Pode haver hematúria macroscópica.
  - Pode haver infecção precedendo o quadro.
- Sedimento urinário com proteinúria, hematúria, cilindros hemáticos ou lipoides.

Vasculites renais

- Lesão vascular renal.
- Quadro clínico sistêmico simultâneo frequente.
- Laboratório com alterações de marcadores inflamatórios e imunológicos.

Injúria renal aguda obstrutiva

- Obstrução ao fluxo urinário:
  - Tumores ginecológicos.
  - Tumores de retroperitônio.
  - Tumores urológicos.
  - Outras compressões extrínsecas.
  - Calculose renal.
- Anúria é rara. Geralmente se alternam períodos de oligúria e de VU "normal".
- Ultrassonografia renal com dilatação pielocalicial.

TRATAMENTO DA NECROSE TUBULAR AGUDA

- 1. Monitorar a SCr e o VU com a frequência adequada para a situação.
- 2. Identificar fator(es) etiológico(s) para NTA e corrigi-lo(s).
- 3. Tratar a infecção precocemente (identificar/remover foco e iniciar antibioticoterapia).
- 4. Avaliar e corrigir a hidratação (água) precocemente.
- 5. Avaliar e corrigir precocemente a volemia (cristaloides isotônicos, albumina ou sangue em situações específicas).

- 6. Pacientes com lesão renal KDIGO 1, caso encontrado o fator precipitante e seguimento próximo, pode-se considerar seguimento ambulatorial.
- 7. Otimizar precocemente a pressão arterial e o débito cardíaco (usar drogas se necessário – noradrenalina, vasopressina, dobutamina).
- 8. Evitar ou suspender medicamentos que interferem na hemodinâmica renal, como as drogas que bloqueiam o sistema renina-angiotensina-aldosterona.
- 9. Adequar os medicamentos de excreção renal para o nível de filtração glomerular.
- 10. Evitar ou suspender medicamentos nefrotóxicos.
- 11. Monitorar potássio sérico e evitar hiperpotassemia (dieta, suspensão de medicamentos que interfiram na excreção de potássio, uso de furosemida, uso de resinas trocadoras de potássio).
- 12. Evitar balanço de fluidos positivo (monitorar peso, usar furosemida).
- 13. Manter hematócrito adequado.
- 14. Manter aporte nutricional com relação calórico-proteica associada.
- 15. Evitar colocação de cateteres pelo risco de infecção.
- 16. Solicitar acompanhamento nefrológico precoce.
- 17. Realizar acompanhamento nefrológico a longo prazo pelo risco de desenvolvimento de doença renal crônica.

Indicação para uso de terapia renal substitutiva

- Hipervolemia associada à insuficiência cardíaca grave que não responde ao tratamento clínico.
- Hiperpotassemia grave (potássio sérico entre 6,0 e 6,4 mEq/L com alterações no eletrocardiograma ou potássio acima de 6,4 mEq/L, com ou sem alterações no eletrocardiograma).
- Acidose metabólica grave (pH < 7,1) e sintomática, exceto se acidose rapidamente corrigida por outras medidas.
- Uremia:
  - Confusão mental, coma.
  - Vômitos incoercíveis.
  - Atrito e derrame pericárdico.
  - Prurido intenso.
  - Sangramentos.
- Intoxicações exógenas graves por substâncias dialisáveis.

PREVENÇÃO DA NECROSE TUBULAR AGUDA

- 1. Identificar pacientes com fatores de risco.
- 2. Avaliar e corrigir fatores de risco modificáveis:
  - Hidratação: água.
  - Volemia: soluções eletrolíticas isotônicas; sangue e albumina em situações específicas; evitar expansão volêmica com soluções de gelatinas.
- 3. Avalia, a SCr e o VU com a frequência adequada para a situação.
- 4. Evitar exposições em pacientes com fatores de risco:
  - Correção da pressão arterial e do débito cardíaco.
    - Usar drogas vasoativas se necessário.
  - Evitar uso de medicamentos nefrotóxicos.
  - Adiar procedimentos até correção de fatores de risco modificáveis.
- 5. Dopamina e furosemida não devem ser usadas para a prevenção de injúria renal aguda.
- 6. Usar manobras de prevenção específicas para uso de aminoglicosídeos, vancomicina, anfotericina B, contraste iodado, antirretrovirais, cisplatina.

PRESCRIÇÃO NA PRÁTICA

Exemplo de prescrição (cada caso deve ser avaliado individualmente e a decisão deve ser tomada pelo médico responsável pelo caso).

- Dependente da circunstância clínica. Em paciente com lesão pré-renal aguda a prescrição inicial poderia ser:
  - Ringer lactato 1.000 mL EV em 1 hora. Reavaliar posteriormente.

REFERÊNCIAS

1. Kidney Disease: Improving Global Outcomes (KDIGO) Acute Kidney Injury Work Group. KDIGO Clinical Practice Guideline for Acute Kidney Injury. Kidney Inter. Suppl. 2012;2:1-138.
2. Mehta RL, Cerdá J, Burdmann EA, Tonelli M, García-García G, Jha V, et al. International Society of Nephrology's 0by25 initiative for acute kidney injury (zero preventable deaths by 2025): a human rights case for nephrology. Lancet. 2015;385(9987):2616-43.
3. Nadim MK, Kellum JA, Forni L, Francoz C, Asrani SK, Ostermann M, et al. Acute kidney injury in patients with cirrhosis: Acute Disease Quality Initiative (ADQI) and International Club of Ascites (ICA) joint multidisciplinary consensus meeting. J Hepatol 2024;81(1):163-83.
4. Ostermann M, Bellomo R, Burdmann EA, Doi K, Endre ZH, Goldstein SL, et al.; Conference Participants. Controversies in acute kidney injury: conclusions from a Kidney Disease: Improving Global Outcomes (KDIGO) Conference. Kidney Int. 2020;98(2):294-309.
5. Ronco C, Bellomo R, Kellum JA. Acute kidney injury. Lancet. 2019;394(10212):1949-64.
6. Silver SA, Nadim MK, O'Donoghue DJ, Wilson FP, Kellum JA, Mehta RL, et al. Community health care quality standards to prevent acute kidney injury and its consequences. Am J Med. 2020;133(5):552-60.e3.

11

Insuficiência adrenal no pronto-socorro: diagnóstico e tratamento

Daniel Fiordelisio de Carvalho

Rodrigo Antonio Brandão Neto

DEFINIÇÃO

- A insuficiência adrenal pode se manifestar, no contexto do atendimento no pronto-socorro, como uma crise adrenal aguda. Se não for prontamente reconhecida e tratada, aumenta a mortalidade de maneira significativa.
- A doença consiste na redução da produção, total ou parcial, do cortisol (glicocorticoide), podendo estar associada à deficiência da aldosterona (mineralocorticoide).

CAUSAS

Insuficiência adrenal primária

- Perda de função das glândulas suprarrenais (adrenais):
  - Autoimune.
  - Remoção cirúrgica das glândulas.
  - Defeito enzimático congênito na síntese do cortisol.
  - Infecção (tuberculose, paracoccidioidomicose, histoplasmose, HIV, CMV).
  - Metástases adrenais bilaterais.
  - Hemocromatose, amiloidose.
  - Pacientes em uso de medicação com efeito adrenolítico (p. ex., mitotano, cetoconazol, metirapona, etomidato).

Insuficiência adrenal secundária

- Redução da produção de cortisol por alteração na hipófise ou no hipotálamo:
  - Tumores na região hipotálamo-hipofisária.
  - Suspensão abrupta após uso crônico de glicocorticoide por diferentes vias:
    - > 4 semanas no caso de medicamentos via oral.
    - Dose única de corticosteroide de depósito/longa ação via intramuscular.
    - Corticosteroide inalatório.
    - Cremes/pomadas de corticosteroide tópico.
  - Síndrome de Sheehan (necrose hipofisária no pós-parto).
  - Pacientes no pós-operatório de síndrome de Cushing ou doença de Cushing (até recuperação completa do eixo hipotálamo-hipófise-adrenal (HHA).
- Na insuficiência adrenal primária, a deficiência concomitante da aldosterona pode levar à maior depleção de volume, com maior risco de hipotensão, alterações eletrolíticas significativas e, portanto, de crise adrenal.

ETIOLOGIAS

- Primárias:
  - Adrenalite autoimune (maior causa no Brasil e nos países desenvolvidos).
  - Infecciosa (tuberculose, paracoccidioidomicose e outros fungos, citomegalovírus).
  - Metástases tumorais (pulmão, mama, linfoma).
  - Doenças infiltrativas (amiloidose, hemocromatose). Precisam envolver > 90% da glândula para causar a insuficiência adrenal).
  - Hemorragia intra-adrenal (meningococcemia, coagulação intravascular disseminada).
  - Adrenoleucodistrofia.
  - Hipoplasia adrenal congênita.
  - Medicações (etomidato, cetoconazol, rifampicina, mitotano).
  - Adrenalectomia bilateral.
  - Alterações na esteroidogênese (hiperplasia adrenal congênita).
- Secundárias e terciárias:
  - Uso prévio de corticoides exógenos.
  - Pan-hipopituitarismo.
  - Apoplexia hipofisária.

- Doenças granulomatosas (sarcoidose, histiocitose).
- Hipofisectomia.
- Hipofisite linfocítica.
- Pós-radioterapia.
- Metástases tumorais.
- Mutação no gene POMC.
- Tumores hipotalâmicos.

HISTÓRIA

- Verificar histórico de uso de corticosteroide pelas diferentes vias, cirurgias das adrenais, conhecimento prévio de insuficiência adrenal ou infecções por micobactérias e paracoccidioidomicose.
- Fadiga, adinamia, inapetência, cefaleia.
- Perda de peso.
- Dor abdominal, náuseas, vômitos.
- Febre.
- Confusão mental, sonolência, delirium e até coma em quadros mais graves.
- Espasmos musculares.

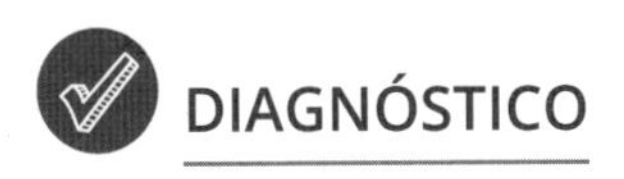

DIAGNÓSTICO

Exame físico

- Hipotensão arterial, taquicardia.
- Hipotensão postural (queda da PA ≥ 20 mmHg ao mudar da posição supina para ortostática).
- Astenia e fraqueza. Ocorrem em quase 100% dos pacientes.
- Desidratação.
- Choque hipovolêmico ou choque refratário.
- Hiperpigmentação de pele e mucosas (na insuficiência adrenal primária) – mais visível em pregas da mão, mamilos, cicatrizes, sulcos da pele e mucosa oral.
- Dor abdominal, algumas vezes mimetizando emergência cirúrgica, pode ocorrer na crise adrenal.

- Diarreia, náuseas e vômitos.
- Vontade intensa (*craving*) de comer sal é um achado relativamente específico, mas pouco sensível.

Exames laboratoriais

- Hiponatremia: falta de aldosterona e depleção volêmica (insuficiência adrenal [IA] primária) ou dilucional por secreção inapropriada do hormônio antidiurético (IA secundária).
- Hipercalemia: pela falta de aldosterona (IA primária).
- Hipocalcemia. Ocorre em cerca de 6% dos casos.
- Ureia e creatinina elevadas: insuficiência renal pré-renal secundária à hipovolemia (mais comum na IA primária).
- Anemia normocrômica, podendo haver linfocitose e eosinofilia.
- Hipoglicemia.
- TSH e T4 livre: o hipertireoidismo pode precipitar uma crise adrenal; a IA pode causar pequeno aumento do TSH (≤ 10 mU/L) por perda do efeito inibitório do cortisol sobre o TRH no hipotálamo.
- ACTH e cortisol: o resultado não estará disponível na emergência, mas é importante colher antes da administração do cortisol, se possível.
- Dosagens de cortisol < 3 mg/dL são diagnósticos, e valores > 18 mg/dL praticamente descartam o diagnóstico. O teste de ACTH deve ser realizado em casos duvidosos.
- O teste de ACTH é realizado com aplicação de 250 mcg de ACTH e coleta de cortisol 30 minutos após.

TABELA 1 Alterações clínicas e laboratoriais na insuficiência adrenal.

Sintomas, sinais e achados laboratoriais	Frequência (%)
Sintomas	
Fraqueza, fadiga, cansaço	99-100%
Perda de peso	97-100%
Anorexia	97-100%
Sintomas do trato gastrointestinal:	92%
Náuseas	56-87%
Vômitos	56-75%

(continua)

TABELA 1 Alterações clínicas e laboratoriais na insuficiência adrenal. (*continuação*)

Sintomas, sinais e achados laboratoriais	Frequência (%)
Constipação	33%
Dor abdominal	31%
Diarreia	16%
Avidez por sal	16-22%
Sensação de tontura postural	12%
Síncope	12-16%
Dores musculares ou articulares	6-13%
Sinais	
Perda de peso	100%
Hiperpigmentação	92-97%
Hipotensão PAS < 110 mmHg	88-94%
Hipotensão postural PAS < 90 mmHg	82-91%
Vitiligo	10-20%
Calcificação auricular	5%
Achados laboratoriais	
Alterações hidroeletrolíticas:	92%
Hiponatremia	88%
Hipercalemia	64%
Hipercalcemia	6%
Piora da função renal	55%
Anemia	40%
Eosinofilia	17%

PAS: pressão arterial sistólica.

QUADRO 1 Interpretação dos resultados de ACTH e cortisol.

ACTH	Cortisol colhido na vigência de estresse (no PS)
Elevado: IA primária	≤ 3 mcg/dL: confirma o diagnóstico de IA
Normal: IA secundária	3-18 mcg/dL: prosseguir investigação (possibilidade de IA parcial)
Baixo: IA secundária	≥ 18 mcg/dL: descartado o diagnóstico de IA

IA: insuficiência adrenal; PS: pronto-socorro.

TRATAMENTO

- A investigação diagnóstica não deve atrasar a administração de hidrocortisona por via endovenosa caso haja a suspeita clínica de uma crise adrenal.
  - Hidrocortisona: ataque de 100 mg EV, seguido de 50 mg EV a cada 6 horas.
  - Expansão volêmica com cristaloide: SF 0,9% 1.000 mL EV em 1 hora, seguido de 4 a 6 L em 24 horas. Reduzir essa quantidade em caso de insuficiência renal crônica, insuficiência cardíaca ou idoso.
  - A administração de fludrocortisona (mineralocorticoide) não é necessária enquanto o paciente estiver recebendo pelo menos 50 mg por dia de hidrocortisona. Abaixo dessa dose, deve ser iniciada fludrocortisona 100 mcg por via oral 1 x/dia. É importante lembrar que dexametasona e prednisona não possuem efeito mineralocorticoide significativo.
- Solicitar acompanhamento de um endocrinologista para prosseguir a investigação diagnóstica da etiologia da insuficiência adrenal, realizando o desmame seguro da hidrocortisona até a menor dose possível e avaliar a possibilidade de insuficiência adrenal parcial. O especialista também avaliará se está indicado o teste de estímulo com a cortrosina para confirmar ou afastar o diagnóstico.

FATORES PRECIPITANTES

- Em cerca de 50% dos casos, o diagnóstico da insuficiência adrenal é feito no pronto-socorro após uma primeira crise adrenal.
- Entretanto, os pacientes que utilizam corticosteroide em doses suprafisiológicas para tratamento de doenças crônicas (quadros reumatológicos, asma ou outras doenças pulmonares, tratamento oncológico) estão em risco de apresentar crise adrenal. Nestes casos, os principais fatores precipitantes são:
  - Interrupção abrupta do uso do corticosteroide.
  - Não dobrar a dose do corticosteroide em dias de febre e prostração por doenças agudas.
  - Não receber o corticosteroide por via endovenosa ou intramuscular em dias de vômitos ou diarreia (p. ex., no preparo para realização de colonoscopia).
  - Não comunicar o médico anestesista e cirurgião sobre o uso crônico do corticosteroide, para que seja realizada dose de ataque na indução anestésica no caso de procedimentos cirúrgicos.

- Não receber dose de ataque e manutenção de corticosteroide no caso de trauma.

- Por esses motivos, os pacientes com insuficiência adrenal, parcial ou total, bem como os usuários crônicos de corticosteroide, devem ser fortemente encorajados a levarem consigo, junto a seus pertences pessoais (bolsa, carteira), um cartão como o da figura a seguir, que contenha suas informações pessoais, o motivo do uso do corticosteroide, contato de emergência e a conduta esperada no caso das situações especiais anteriormente descritas.

CARTÃO DE INSUFICIÊNCIA ADRENAL

- Cartão informativo para fazer *download* e imprimir:

CARTÃO DE EMERGÊNCIA PARA REPOSIÇÃO DE CORTICOSTEROIDES (ADULTO)

Informações importantes para a equipe de saúde

Este paciente é fisicamente dependente de terapia diária de corticosteroides como medicação essencial, para ser dada/tomada como prescrito e nunca suprimida ou descontinuada; doses perdidas, doenças ou cirurgias podem resultar em crise adrenal, o que requer tratamento de emergência.
Pacientes que não estão em terapia diária de corticosteroides também podem necessitar de tratamento de emergência.
Veja mais informações no verso deste cartão.

Nome ....

Data de nascimento ....

Número da carteira de saúde ....

Por que os corticosteroides foram prescritos ....

Contato de emergência ....

Caso telefone para a emergência, descreva os sintomas (vômitos, diarreia etc.) e enfatize que provavelmente se trata de uma emergência ou crise adrenal/relacionada à doença de Addison

Tratamento de emergência da crise adrenal:

1. Hidrocortisona 10 mg, EV ou IM, seguida por 24 horas de infusão contínua de 200 mg de hidrocortisona em glicose 5% OU
50 mg de hidrocortisona, EV ou IM, 4 vezes/dia (100 mg em pacientes com obesidade grave).
2. Reidratação rápida com solução de cloreto de sódio 0,9%.
3. Entrar em contato com a equipe de Endocrinologia.

Escaneie aqui para mais informações sobre diagnóstico e tratamento da insuficiência adrenal

ALGORITMO PARA DIAGNÓSTICO E TRATAMENTO

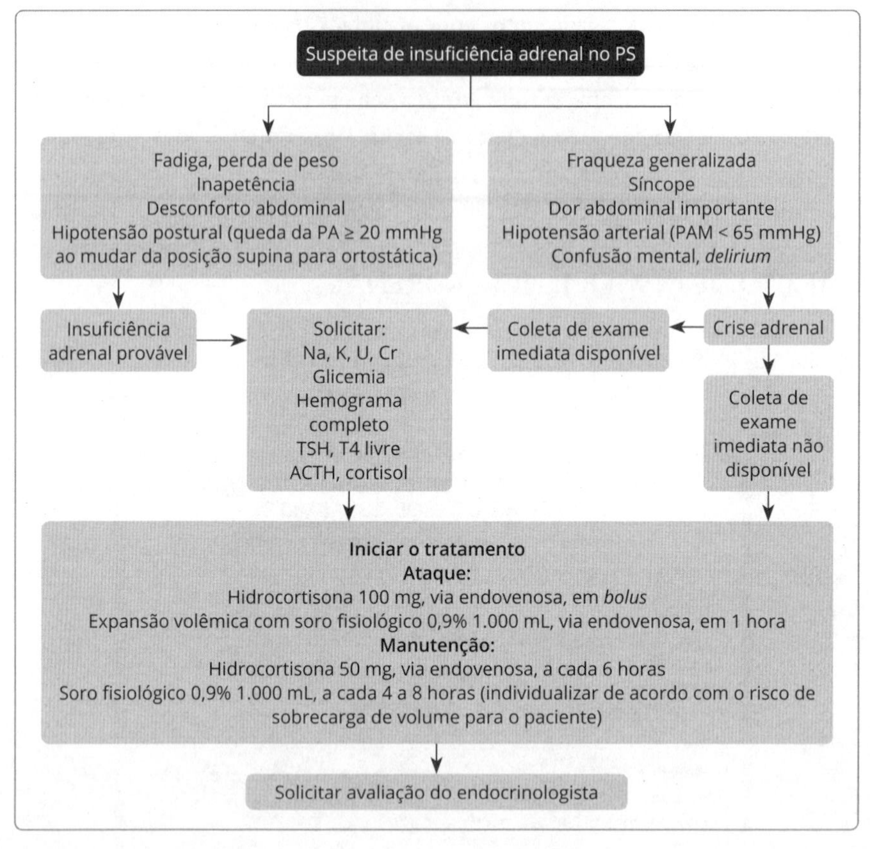

PA: pressão arterial; PAM: pressão arterial média; PS: pronto-socorro.

PRESCRIÇÃO NA PRÁTICA

Exemplo de prescrição (cada caso deve ser avaliado individualmente e a decisão deve ser tomada pelo médico responsável pelo caso).

- Na crise adrenal:
  - 1. Dieta geral se paciente acordado.
  - 2. Soro fisiológico 1.000 mL EV agora e a cada 12 horas.
  - 3. Hidrocortisona 100 mg EV a cada 8 horas.

REFERÊNCIAS

1. Arlt W, Society for Endocrinology Clinical Committee. SOCIETY FOR ENDOCRINOLOGY ENDOCRINE EMERGENCY GUIDANCE: Emergency management of acute adrenal insufficiency (adrenal crisis) in adult patients. Endocr Connect. 2016;5(5):G1-G3.
2. Bancos I, Hahner S, Tomlinson J, Arlt W. Diagnosis and management of adrenal insufficiency. Lancet Diabetes Endocrinol. 2015;3(3):216-26.
3. Beuschlein F, Else T, Bancos I, Hahner S, Hamidi O, van Hulsteijn, et al. European Society of Endocrinology and Endocrine Society joint clinical guideline: Diagnosis and therapy of glucocorticoid-induced adrenal insufficiency. Eur J Endocrinol. 2024;190(5):G25-G51.
4. Bornstein SR, Allolio B, Arlt W, Barthel A, Don-Wauchope A, Hammer GD, et al. Diagnosis and treatment of primary adrenal insufficiency: an Endocrine Society Clinical Practice Guideline. J Clin Endocrinol Metab. 2016;101(2):364-89.

12

Intoxicação por betabloqueadores: diagnóstico e tratamento

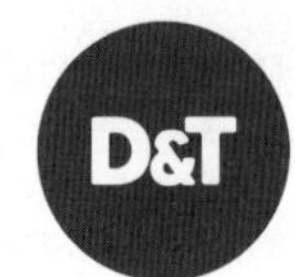

Rodrigo Antonio Brandão Neto

INTRODUÇÃO

- Os receptores beta-adrenérgicos são glicoproteínas de membrana presentes como três subtipos em vários tecidos. São eles:
  - Beta-1: ocorrem principalmente no músculo cardíaco. A ativação aumenta a frequência cardíaca, contratilidade, condução atrioventricular e diminuição da refratariedade do nó atrioventricular.
  - Beta-2: ocorrem no músculo cardíaco, mas predominam nos brônquios e na vasculatura periférica. A ativação leva a vasodilatação e broncodilatação.
  - Beta-3: ocorrem no tecido adiposo e no coração. A ativação medeia a termogênese induzida por catecolaminas e pode reduzir a contratilidade cardíaca.
- Os betabloqueadores são drogas que antagonizam a atividade desses receptores e podem levar a insuficiência cardíaca significativa, com bradicardia, diminuição da contratilidade e hipotensão.

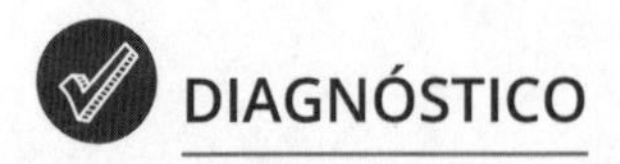

DIAGNÓSTICO

Achados clínicos

- Os sintomas iniciam-se aproximadamente 2 horas após a ingestão.

- Bradicardia e hipotensão são os sintomas mais comuns da intoxicação por betabloqueadores, e em intoxicações graves podem ocorrer profunda depressão miocárdica e choque cardiogênico.
- Os betabloqueadores com antagonismo do canal de sódio podem piorar as anormalidades de condução, causando uma bradicardia muito complexa (especialmente quando o intervalo QRS é superior a 100 milissegundos).
- Pacientes podem ter broncoespasmo e depressão do sistema nervoso central (SNC). Podem ocorrer convulsões, mas são geralmente breves, e o estado de mal epiléptico é raro.
- Pacientes podem apresentar, ainda, hipoglicemia e hipercalemia.
- Principais manifestações das intoxicações por betabloqueadores:
  - Hipotensão.
  - Cardiovasculares:
    - Bradicardia.
    - Bloqueios de condução (bloqueio atrioventricular de primeiro grau).
    - Arritmias ventriculares (sotalol).
    - Assistolia.
    - Diminuição da contratilidade.
    - Colapso cardiovascular.
  - Sistema nervoso central:
    - Estado mental deprimido.
    - Coma.
    - Psicose.
    - Convulsões.
  - Respiratórias:
    - Parada respiratória.
    - Broncoespasmo.
  - Metabólicas:
    - Hipoglicemia.
    - Hipercalemia.

Exames complementares

- O diagnóstico é clínico, mas o eletrocardiograma é sempre indicado. Podemos ter prolongamento do intervalo PR, além de diminuir o automatismo do nó sinoatrial. Prolongamento do intervalo QT pode ocorrer com o uso do sotalol.

- Exames indicados incluem glicemia capilar, eletrólitos, cálcio sérico, função renal e gasometria, preferencialmente arterial.
- Considerar exames para coingestões (paracetamol, bloqueadores dos canais de cálcio...).
- Em pacientes com má perfusão periférica, a dosagem de lactato é indicada, além de peptídeo natriurético cerebral. Se outras intoxicações são suspeitadas, a dosagem de acetaminofeno ou outras medicações pode ser considerada.
- O ecocardiograma ou ultrassonografia à beira do leito pode ajudar a avaliar a função cardíaca em pacientes com suspeita de disfunção cardíaca.

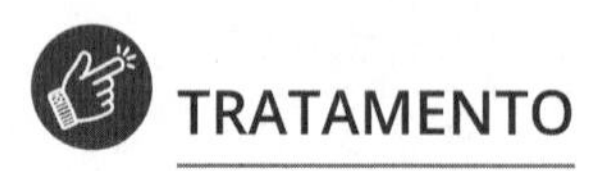

TRATAMENTO

Conduta

- A abordagem inicial tem como prioridade assegurar as vias aéreas e a estabilidade hemodinâmica, devendo-se iniciar a monitorização cardiorrespiratória e o acesso intravenoso.
- Pode-se considerar descontaminação gástrica em pacientes com intoxicação grave com ingestão de grande quantidade de betabloqueadores.
- O carvão ativado pode ser benéfico se administrado dentro de 1 hora após a ingestão, e o paciente é capaz de manter a via aérea.
- A irrigação intestinal total pode ser benéfica após uma grande ingestão de um betabloqueador de liberação prolongada.
- O tratamento específico visa restaurar a perfusão de órgãos essenciais, melhorando a contratilidade miocárdica e aumentando a frequência cardíaca.
- A primeira opção para o tratamento é a terapia com insulina em alta dose. A dose inicial recomendada é com um *bolus* de insulina regular 1 unidade/kg endovenosa e é seguida de uma infusão contínua de 0,5 a 1 unidade/kg por hora, titulada pela resposta hemodinâmica, sendo o alvo uma frequência cardíaca de pelo menos 50 bpm e pressão arterial sistólica > 100 mmHg. A reposição de dextrose é realizada conforme a glicemia capilar: se a glicemia for < 150-200 mg/dL, devem ser repostos 50 mL de solução de dextrose a 50%.
- Vasopressores são indicados em caso de hipotensão. Os agonistas de receptores adrenérgicos mais eficazes são a norepinefrina e a epinefrina, devido aos seus efeitos cronotrópicos. A fenilefrina também pode ser benéfica como vasopressor. A dose inicial de epinefrina é de 1 mcg/min, com dose

aumentada com alvo de manter a pressão arterial média > 60 mmHg. A dose pediátrica é de 0,1 mcg/kg/minuto.

- O glucagon é considerado uma opção de tratamento razoável. Ele ativa independentemente a adenilatociclase do miocárdio, sem precisar passar pelo receptor beta. Os efeitos de um *bolus* endovenoso de glucagon iniciam-se em 1 a 2 minutos, atingem um pico em 5 a 7 minutos e têm duração de ação de 10 a 15 minutos; caso não ocorra resposta, um segundo *bolus* pode ser tentado. Devido ao curto período de ação, uma infusão contínua é muitas vezes necessária. A dose em *bolus* é de 3 a 10 mg (30 a 150 mcg/kg em crianças) com dose recomendada de 5 mg. A dose em infusão contínua é de 1 a 5 mg/h e, em crianças, 50 mcg/kg em *bolus*; depois, uma dose de 30 a 70 mcg/kg por hora. A infusão de glucagon deve ser titulada para avaliar a resposta hemodinâmica adequada.
- Em pacientes hipotensos, deve-se iniciar a reposição volêmica com cristaloide, e os pacientes com bradicardia significativa têm indicação do uso de atropina em dose de 0,5 a 1 mg a cada 3-5 minutos, com dose máxima de 0,03-0,04 mg/kg de peso ou total de 3 mg.
- A administração de cálcio é opcional e não é mais recomendada nas diretrizes. O cálcio para administração endovenosa está disponível em duas formas, gluconato e cloreto, ambos em uma solução de 10%. A dose recomendada inicialmente é de 10 mL endovenosos infundidos lentamente, e a dose pode ser repetida se sem resposta até uma dose total recomendada de 3 g, enquanto a dose pediátrica recomendada é de 20 mg/kg até a dose máxima de 60 mg/kg. Efeitos adversos potenciais da terapia com cálcio incluem hipercalcemia, bloqueios de condução, bradicardia e insuficiência cardíaca durante o choque.
- A emulsão lipídica intravenosa não é mais recomendada. A emulsão lipídica padrão de 20% pode ser administrada como *bolus* de 1,0-1,5 mL/kg durante 1 minuto, seguida de uma infusão a 0,25 mL/kg por minuto. Se a pressão arterial permanecer baixa, um *bolus* adicional de 1,5 mL/kg pode ser repetido, seguido de um aumento na taxa de infusão para 0,5 mL/kg por minuto. O limite superior recomendado é de cerca de 10 mL/kg durante os 30 minutos iniciais. Em casos de parada cardíaca, a dose em *bolus* pode ser repetida até três vezes. Atualmente, apenas os pacientes com intoxicação por anestésicos locais têm indicação para o uso da emulsão lipídica.
- Em pacientes com acidose severa e alargamento do intervalo QRS secundários ao bloqueio do canal de sódio, o bicarbonato de sódio é uma opção. A dose sugerida é de um *bolus* rápido de 2 a 3 mEq/kg durante 1 a 2 minutos. Podem

ser necessários um segundo *bolus* ou uma infusão contínua para manter o intervalo QRS a < 120 milissegundos. Em pacientes com hipomagnesemia, deve ser reposto magnésio endovenoso 1 a 2 g diluídos em 100 mL de solução salina fisiológica e administrá-lo em 20 a 30 minutos.

- Pacientes com hipoglicemia sintomática devem receber *bolus* de dextrose a 50% (0,25 g/kg).
- Pacientes com convulsões devem receber benzodiazepínicos como o lorazepam.
- A estimulação com marca-passo pode ser considerada tratamento de bradicardia na determinação da toxicidade do betabloqueador.
- O tratamento da toxicidade do sotalol pode exigir medidas farmacológicas adicionais devido aos seus efeitos no canal de potássio. A suplementação de magnésio, a lidocaína e a estimulação de *overdrive* cardíaco podem benéficas.

PRESCRIÇÃO NA PRÁTICA

Exemplo de prescrição (cada caso deve ser avaliado individualmente e a decisão deve ser tomada pelo médico responsável pelo caso).

- 1. Jejum (paciente instável e com risco de intubação).
- 2. Glucagon 2 mg EV.
- Outras medicações conforme circunstâncias clínicas do caso.

ALGORITMO

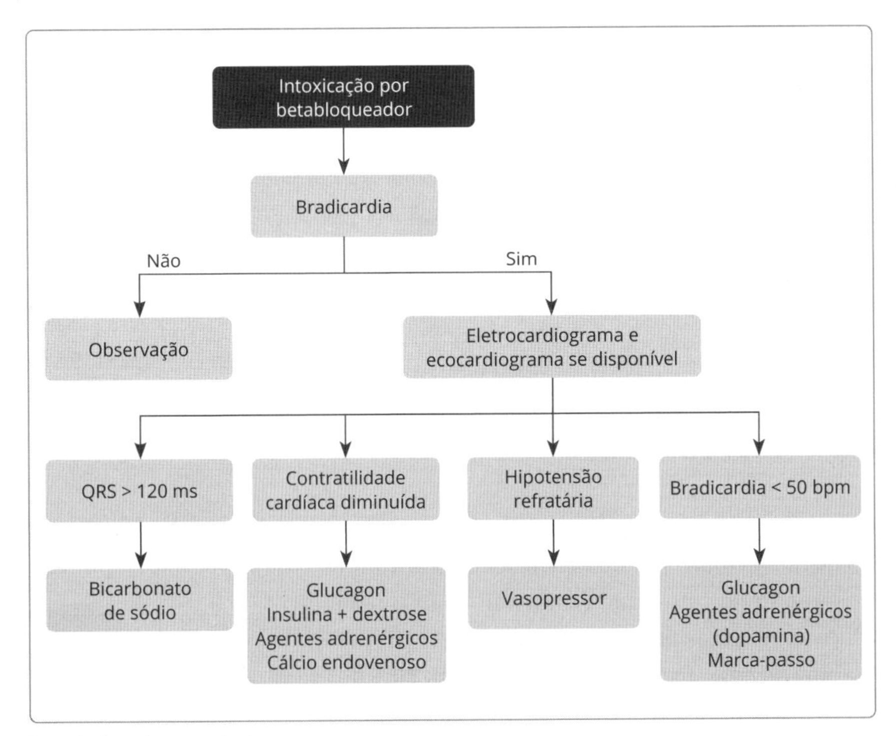

bpm: batimentos por minuto.

REFERÊNCIAS

1. Lavonas EJ, Akpunonu PD, Arens AM, Babu KM, Cao D, Hoffman RS, et al. 2023 American Heart Association Focused Update on the Management of Patients With Cardiac Arrest or Life-Threatening Toxicity Due to Poisoning: An Update to the American Heart Association Guidelines for Cardiopulmonary Resuscitation and Emergency Cardiovascular Care. Circulation. 2023;148(16):e149-e184.
2. Riddle MK, Tomaszewski C. Beta-blockers. In: Tintinalli JE, editor. Tintinalli's Emergency Medicine. McGraw-Hill Education; 2020.
3. Wax PM, Erdman AR, Chyka PA, Keyes DC, Caravati EM, Booze L, et al. Beta-blocker ingestion: an evidence-based consensus guideline for out-of-hospital management. Clin Toxicol (Phila). 2005;43(3):131-46.

13
Leptospirose: diagnóstico e tratamento

Rodrigo Antonio Brandão Neto

PONTOS-CHAVE

- A leptospirose é uma doença de distribuição mundial, causada por espiroquetas patogênicas do gênero Leptospira, transmitidas por contato direto ou indireto com urina de um animal infectado.
- As leptospiras patogênicas para o homem pertencem à espécie *Leptospira interrogans* do gênero Leptospira, com 70% dos casos graves causados pelo sorotipo *Leptospira icterohaemorragia.*
- A doença é transmitida principalmente por ratos, mas também pode ser transmitida por cães, gatos e outros animais com pico de incidência no verão e outono.
- A transmissão indireta por meio de água contaminada pela urina de rato é de longe a maior causa de infecção.

ETIOLOGIA E FISIOPATOLOGIA

- Os lipopolissacárides da leptospira, ao contrário de outros organismos Gram-negativos, interagem com o receptor *Toll-like* ou TLR4 e iniciam os mecanismos da cascata da sepse.
- Após a infecção, a leptospira atinge a corrente sanguínea, disseminando-se por múltiplos órgãos e tecidos, incluindo o fígado, onde causa disfunção hepatocelular com diminuição da síntese de fatores de coagulação, albumina e diminuição da esterificação do colesterol.

- Nos rins, a leptospira pode induzir danos tubulares pela formação de imunocomplexos, por hipoxemia e, às vezes, por efeito tóxico direto das leptospiras com quadro de nefrite intersticial e necrose tubular com lesão renal aguda.

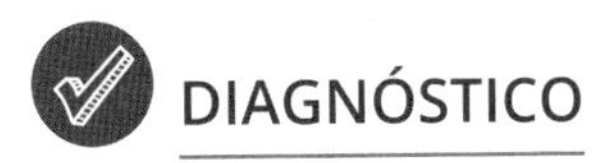

DIAGNÓSTICO

Achados clínicos

- O período de incubação varia de 2 a 26 dias, sendo em média de 10 dias.
- A leptospirose tem início abrupto, cursando inicialmente com uma fase aguda ou septicêmica na primeira semana, seguida de uma fase imune caracterizada pela produção de anticorpos.
- A forma anictérica pode manifestar-se com febre, calafrios, mialgias, cefaleia, dor retro-orbitária de forte intensidade, fotofobia, mialgias (região lombar, panturrilhas e/ou coxas), dor abdominal. Podem aparecer sufusões hemorrágicas ou, raramente, com um *rash* cutâneo de curta duração (menos de 24 horas), que pode ser macular ou petequial.
- Esses sintomas ocorrem em 75%-100% dos pacientes, 25%-35% apresentam tosse produtiva associada, e cerca de 50% dos pacientes apresentam náuseas, vômitos e diarreia.
- Apesar de a doença ser classicamente descrita como bifásica, menos de 50% dos pacientes apresentam as duas fases.
- Quase todos apresentam mialgias graves, principalmente em regiões de panturrilhas e lombar.
- Meningite asséptica ocorre em 50%-85% dos pacientes, usualmente após os sete primeiros dias de evolução.
- Após 5 a 7 dias com o paciente em fase septicêmica, ocorre a defervescência da febre, e o indivíduo apresenta melhora clínica, que pode ser definitiva ou seguida após 1 a 3 dias pela segunda fase da doença.
- A segunda fase da doença, ou fase imune, é caracterizada pelo aparecimento de anticorpos IgM. Os sintomas recorrem, e sinais de meningite aparecem em 50% dos casos.
- A doença de Weil é caracterizada por alteração de função hepática e renal. Esses pacientes mantêm febre alta após a fase aguda, e, na sequência, ocorrem insuficiência hepática, renal, pneumonite hemorrágica, arritmias cardíacas e colapso hemodinâmico.

- A icterícia tipicamente ocorre como resultado da injúria vascular na ausência de necrose hepatocelular. Os níveis de bilirrubina se elevam muitas vezes a níveis maiores que 20 mg/dL. Podem ocorrer elevações modestas de fosfatase alcalina e aumento de transaminases que raramente excedem 200 mg/dL.
- Lesão renal aguda é caracterizada pelo aparecimento rápido de uremia e, na maioria das vezes, não é oligúrica. Na fase aguda, os níveis de ureia raramente ultrapassam 100 mg/dL, ou os níveis de creatinina dificilmente passam de 2 mg/dL.
- Plaquetopenia ocorre mesmo na ausência de coagulação intravascular disseminada e acompanha a disfunção renal progressiva.
- Manifestações pulmonares ocorrem entre 20% e 70% dos casos. Pneumonite hemorrágica grave e síndrome de angústia respiratória podem se manifestar, mesmo na ausência de doença renal e hepática. Hemoptise franca pode ocorrer mesmo na fase aguda, juntamente com tosse.
- Insuficiência cardíaca ocorre raramente; podem ocorrer arritmias cardíacas como fibrilação e flutter atrial. Bloqueios atrioventriculares e alterações do segmento ST sugerem pericardite e normalizam posteriormente em quase todos os pacientes durante a evolução.
- Achados diagnósticos sugestivos de leptospirose:
  - Sufusão conjuntival.
  - Diátese hemorrágica.
  - Mialgia.
  - Hipocalemia.
  - Piúria estéril.
  - Plaquetopenia.
  - Hepatoesplenomegalia.

Exames complementares e diagnóstico

- O diagnóstico baseia-se em dados clínico-epidemiológicos e laboratoriais. O diagnóstico deve ser suspeitado em pacientes com febre e pelo menos dois dos sintomas e uma das complicações citadas anteriormente.
- A urina 1 pode apresentar proteinúria, piúria e hematúria microscópica. A alteração de função renal ocorre muitas vezes rapidamente, e, apesar de doença renal, os pacientes frequentemente evoluem com hipocalemia por lesão tubular com perda de potássio.
- O líquido cefalorraquidiano demonstra pleocitose com predomínio linfocítico.

- O diagnóstico depende de simples testes diagnósticos. Esse diagnóstico pode ser confirmado por demonstração da leptospira ou por achados sorológicos.
- O padrão de referência do diagnóstico é a demonstração das leptospiras em meio de cultura. Nos primeiros 7 a 10 dias de evolução, a leptospira pode ser isolada na hemocultura e no liquor e, na urina, a partir da segunda a terceira semanas.
- Entre os testes sorológicos, a microaglutinação microscópica é considerado o padrão para o diagnóstico; aumentos de 4 vezes no título em 2 semanas e títulos maiores que 1/100 são considerados diagnósticos. A sensibilidade é relativamente baixa, sendo de 55,5% e especificidade de 98,8%. Outros testes incluem a hemaglutinação indireta e ELISA e outros exames sorológicos ainda em desenvolvimento.
- Novos ensaios ELISA conseguem fazer o diagnóstico precocemente, começando a apresentar positividade no quinto dia após o aparecimento dos sintomas.
- A Organização Mundial da Saúde (OMS) usa os critérios modificados de Faine para diagnóstico de leptospirose; esses critérios estão resumidos na Tabela 1.

TABELA 1 Critérios diagnósticos de Faine modificados.

Achados clínicos	Pontos
Cefaleia	2
História de febre	2
Temperatura > 39 °C	2
Sufusão conjuntival	4
Meningismo	4
Mialgia	4
Sufusão conjuntival + meningismo e mialgia	10
Icterícia	1
Albuminúria ou piora da função renal	2
Contato com água de enchente	5
Contato com combinantes ambientais	4
Contato com animais silvestres	1
Sorologia Elisa IgM	15
Sorologia SAT	15
Sorologia com MAT com único título elevado	15
Sorologia MAT com títulos em ascensão	25

25 pontos: diagnóstico de leptospirose.
MAT: teste de aglutinação microscópica.

QUADRO 1 Achados laboratoriais na leptospirose.

Exame	Achados laboratoriais
VHS e PCR	Aumentados na grande maioria dos casos
Hemograma completo	Leucopenia ou leucocitose leve (leucocitose > 13 mil associado a pior prognóstico); plaquetopenia (< 100 mil/mm^3 nas formas graves) ocorre em 38% dos casos
ALT (TGP)/AST (TGO)	Valores acima do limite superior da normalidade em 40% dos casos (usualmente < 200 u/L)
Bilirrubina total e frações	Valores normais ou acima do limite superior da normalidade (valores podem ser > 60 a 80 mg/dL)
Fosfatase alcalina	Valor normais ou acima do limite superior da normalidade
Ureia e creatinina	Elevadas nas formas graves
CPK	Valor normal ou acima do limite superior da normalidade em > 50% dos casos
Urina tipo I	Proteinúria, piúria, hematúria microscópica
Hiponatremia	Comum em casos severos de leptospirose

PCR: reação em cadeia de polimerase.

QUADRO 2 Diagnóstico sorológico da leptospirose.

	Técnicas e observações
Detecção de antígeno	Microscopia de campo escuro Imunofluorescência Radioimunoensaio ELISA
Isolamento da leptospira	1 ou 2 gotas de sangue são inoculadas em 10 mL de meio semissólido (meio de Fletcher). As culturas são incubadas a 28-30 °C por até 13 semanas, com leitura semanal
Diagnóstico sorológico	Anticorpos são detectados no sangue a partir de 5-7 dias depois do início dos sintomas. MAT, fixação de complemento, ELISA
Diagnóstico molecular	PCR

MAT: teste de aglutinação microscópica; PCR: reação em cadeia de polimerase.

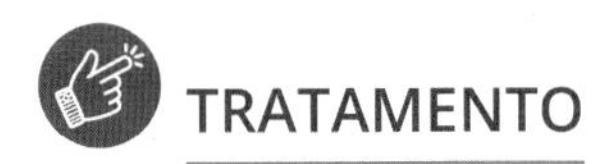

TRATAMENTO

- A maioria dos casos é autolimitada, e os pacientes apresentam melhora espontânea.
- A maioria dos autores, entretanto, inicia tratamento com antibióticos mesmo sem confirmação do diagnóstico.
- O uso de antibióticos para o tratamento da leptospirose é recomendado pela maior parte da literatura, desde que o início ocorra nos primeiros 5 dias do surgimento dos sintomas. Em casos graves o uso de antibióticos é indicado independentemente do tempo dos sintomas.
- O uso de doxiciclina (100 mg, VO, 2 x/dia, por 5 a 7 dias) pode ser realizado nas formas anictéricas.
- Penicilina ou cefalosporinas de 3ª geração são as drogas de escolha para formas graves.
- Os pacientes que evoluem com a síndrome do desconforto respiratório agudo (SDRA) por hemorragia alveolar devem receber suporte ventilatório não invasivo, com pressão positiva, ou invasivo, através da intubação orotraqueal. A ventilação mecânica deve garantir altos níveis de pressão expiratória final positiva (PEEP) (> 15 cmH_2O) associados a baixo volume corrente (± 6 mL/kg).
- Outras medidas terapêuticas necessárias incluem a correção de distúrbios hidroeletrolíticos com expansão volêmica e, na vigência de lesão renal, indicação de diálise. A diálise deve ser indicada precocemente na evolução da doença. Em um estudo brasileiro com pacientes com complicações de leptospirose, incluindo síndrome do desconforto respiratório agudo (SDRA) e lesão renal aguda (LRA), a hemodiálise diária foi associada a menor mortalidade, ao invés da diálise em dias alternados.
- A expansão volêmica nesses pacientes é controversa. A conduta mais apropriada provavelmente requer a indicação precoce de diálise, e a reposição de fluidos deve ser individualizada.
- Pacientes com doença leve podem ser tratados ambulatorialmente. Os pacientes com sinal de alerta citados a seguir têm indicações de internação hospitalar.
- Pacientes com disfunção renal, manifestações hemorrágicas e outras condições citadas logo a seguir devem ser admitidos em unidade de terapia intensiva.
- Sinais de alerta para leptospirose:
  - Dispneia, tosse e taquipneia.

- Alterações urinárias, geralmente oligúria.
- Fenômenos hemorrágicos, incluindo hemoptise e escarros hemoptoicos.
- Hipotensão.
- Alterações do nível de consciência.
- Vômitos frequentes.
- Arritmias.
- Icterícia.

TABELA 2 Regimes para tratamento da leptospirose.

Medicação	Dose	Duração
Penicilina cristalina	1.500.000 a 2.000.000 unidades EV a cada 6 horas	7-10 dias
Ceftriaxona	2 g 1 x/dia	7-10 dias
Cefotaxima	1-2 g a cada 6 horas	7-10 dias
Ampicilina	500-1.000 mg a cada 6 horas	7-10 dias
Amoxicilina	500 mg a cada 8 horas	7-10 dias
Doxiciclina	100 mg a cada 12 horas	7-10 dias
Tetraciclina	500 mg a cada 6 horas	7-10 dias
Azitromicina	500 mg EV 1 x/dia	7 dias

EV: endovenoso.

Indicações de internação em unidade de terapia intensiva

- Dispneia ou taquipneia (FR > 30 irpm).
- Hipoxemia (PaO_2 < 60 mmHg em ar ambiente).
- Escarros hemoptoicos ou hemoptise.
- Infiltrados radiológicos ou manifestações de hemorragia alveolar como hemoptise.
- Insuficiência renal aguda.
- Distúrbios hidroeletrolíticos e acidobásicos refratários ao tratamento habitual.
- Hipotensão refratária a volume.
- Arritmias cardíacas agudas.
- Alteração do nível de consciência.
- Hemorragia digestiva.

Quimioprofilaxia

- Com os quadros de desastres e enchentes, o potencial de picos de caso de leptospirose é significativo. Portanto, a discussão de quimioprofilaxia nesses casos torna-se importante.
- Não existem evidências robustas de benefício com quimioprofilaxia para a leptospirose.
- As diretrizes da Associação Brasileira de Medicina de Emergência (Abramede), consideram razoável avaliar a profilaxia nos seguintes casos:
  - Lacerações (lesões além da epiderme), associadas a exposição prolongada (> 3 horas/dia) à água da enchente.
  - Submersão (cabeça embaixo d'água ou afogamento).
  - Ingestão de água contaminada. E nesse, existem evidências robustas do benefício da quimioprofilaxia para a leptospirose.
- Quando indicada a profilaxia, é realizada com doxiciclina 200 mg VO em dose única, e em casos de exposição mantida, pode-se considerar o uso semanal.

PRESCRIÇÃO NA PRÁTICA

Exemplo de prescrição (cada caso deve ser avaliado individualmente e a decisão deve ser tomada pelo médico responsável pelo caso).

- Casos leves:
  - Doxiciclina 100 mg VO a cada 12 horas por 7 dias.
- Pacientes internados:
  - Ceftriaxona 2 g EV 1 x/dia por 7 dias.
  - Hidratação conforme necessidade.
  - Diálise precoce.

ALGORITMO COM RECOMENDAÇÕES DO MINISTÉRIO DA SAÚDE PARA MANEJO DE PACIENTES COM LEPTOSPIROSE

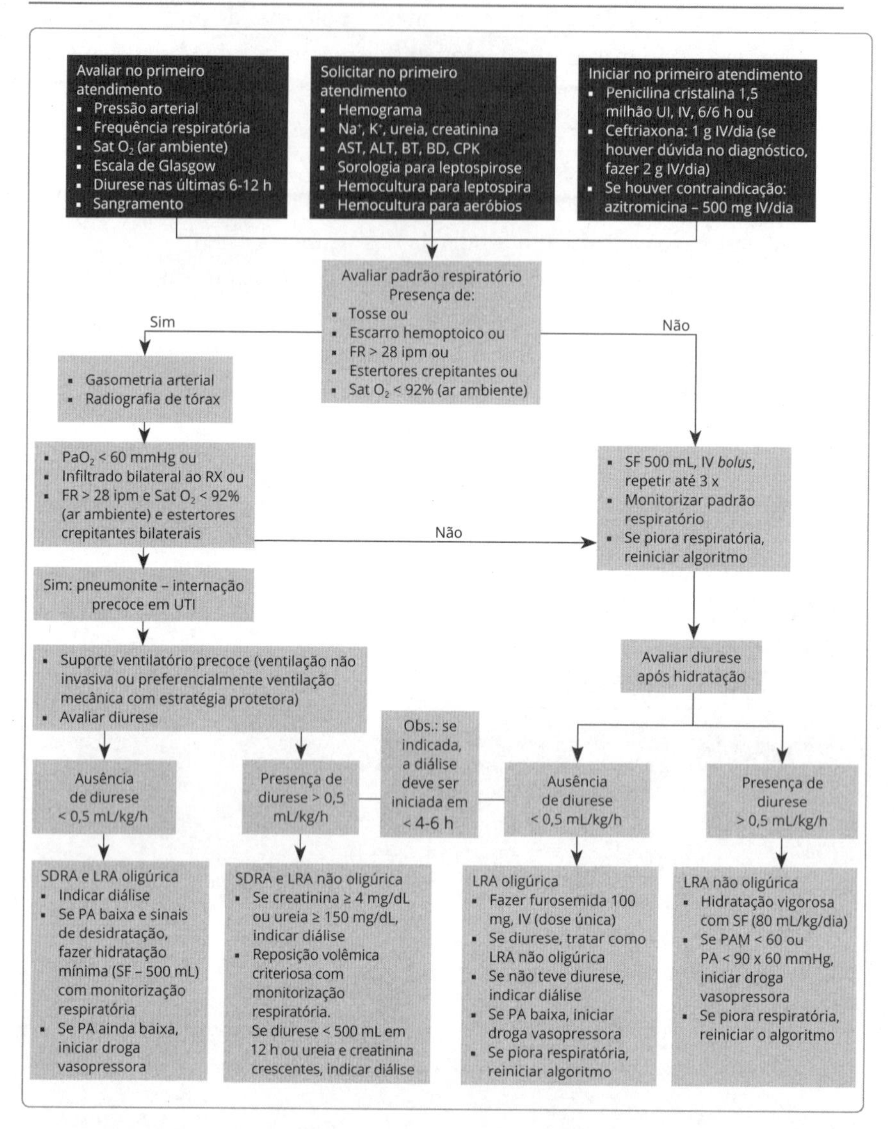

IV: intravenoso; FR: frequência respiratória; RX: radiografia; SF: soro fisiológico; UTI: unidade de terapia intensiva; SDRA: síndrome do desconforto respiratório agudo; PA: pressão arterial; PAM: pressão arterial média.

REFERÊNCIAS

1. Andrade L, Cleto S, Seguro AC. Door-to-dialysis time and daily hemodialysis in patients with leptospirosis: impact on mortality. Clin J Am Soc Nephrol 2007;2(4):739-44.
2. Brasil. Ministério da Saúde. Secretaria de Vigilância em Saúde. Guia Leptospirose: Diagnóstico e Manejo Clínico. Brasília, DF: Ministério da Saúde; 2009.
3. Guidugli F, Castro AA, Atalah AN. Antibiotics for preventing leptospirosis. Cochrane Database Syst Rev. 2000:CD001305.
4. Haake DA, Levett PN. Leptospira Species (Leptospirosis). In: Mandell, Douglas, and Bennett's principles and practice of infectious diseases. 8. ed. Filadélfia: Elsevier; 2015. p. 2714-20.
5. Mikulski M, Boisier P, Lacassin F, Soupé-Gilbert ME, Mauron C, Bruyere-Ostells L, et al. Severity markers in severe leptospirosis: a cohort study. Eur J Clin Microbiol Infect Dis. 2015;34(4):687-95.
6. Von Hellmann R, Maia IWA, Gaspar PL, Cunha KA, Schubert D, Rischini F, et al. Recomendação da Associação Brasileira de Medicina de Emergência (ABRAMEDE) sobre a quimioprofilaxia para leptospirose na crise ambiental do Rio Grande do Sul. Disponível em: www.conferencebr.com/conteudo/arquivo/recomendacoes-leptospirose--abramede--02-1715386757.pdf.
7. World Health Organization. Report of the Brainstorming Meeting on Leptospirosis Prevention and Control. Mumbai, 2006, WHO India and Regional Medical Research Centre, WHO Collaborating Centre for Diagnosis, Research, Reference and Training in Leptospirosis.

14

Norovírus: diagnóstico e tratamento

Rodrigo Antonio Brandão Neto

INTRODUÇÃO

- O norovírus é a causa viral mais comum de gastroenterite em todo o mundo; também é uma causa comum de diarreia endêmica em ambientes comunitários.
- A infecção por norovírus pode ser adquirida em qualquer época do ano, mas alguns estudos em países de climas temperados observaram um pico de incidência durante os meses de inverno.
- A transmissão ocorre pela via fecal-oral, com um período de incubação de 24 a 48 horas.
- A disseminação da infecção por norovírus também pode ocorrer por meio de gotículas de vômito transportadas pelo ar, contaminação por fômites ou consumo de alimentos e água contaminados.
- Alimentos comumente associados a surtos incluem vegetais folhosos, frutas frescas e mariscos, incluindo ostras.
- O norovírus é a principal causa de surtos de doenças transmitidas por alimentos.

VIROLOGIA E PATOGÊNESE

- Norovírus pertence à família Caliciviridae, que são pequenos vírus de ácido ribonucleico (RNA) não envelopados.

- Os norovírus são subdivididos em 10 genogrupos e 49 genótipos, com base na homologia de sequência. As doenças causadas por vírus em cada genogrupo são clinicamente indistinguíveis.
- Diarreia induzida por norovírus está associada à má absorção transitória de D-xilose e gordura e à atividade diminuída de enzimas de borda em escova, incluindo fosfatase alcalina.

MANIFESTAÇÕES CLÍNICAS

- A infecção por norovírus apresenta espectro de manifestações clínicas, variando desde doença leve com febre e diarreia aquosa até doença mais grave com febre, vômito, dor de cabeça e sintomas constitucionais.
- Infecções assintomáticas são comuns.
- O período de incubação é, geralmente, de 24 a 48 horas (intervalo de 12 a 72 horas), e o início dos sintomas é tipicamente abrupto. Os sintomas comumente duram de 48 a 72 horas.
- Os sintomas incluem náusea e vômito (não sanguinolento, não bilioso), diarreia aquosa (não sanguinolenta) e dor abdominal. O vômito é mais proeminente no contexto de infecção por norovírus do que em outras gastrenterites virais.
- Mialgias generalizadas, mal-estar e cefaleia são proeminentes.
- Febre ocorre em cerca de metade dos casos.
- Manifestações graves podem ocorrer em idosos, crianças < 12 meses e entre pacientes imunocomprometidos.
- Em pacientes com doença grave, a febre ocorre mais comumente e a doença pode durar vários dias a mais do que em indivíduos saudáveis.
- Complicações neurológicas, como convulsões, foram relatadas em crianças.

DIAGNÓSTICO

- A infecção por norovírus deve ser suspeitada em todos os pacientes com início agudo de vômito e/ou diarreia aquosa. A confirmação do diagnóstico com teste de fezes, em geral, não é necessária.
- As ferramentas laboratoriais para detecção de norovírus incluem amplificação genômica via RT-PCR e detecção de antígeno via imunoensaios enzimáti-

cos. A RT-PCR de fezes é o pilar do diagnóstico laboratorial. As técnicas de PCR também são amplamente utilizadas para detecção viral em amostras de alimentos e ambientais.

- Características da gastroenterite causada pelo norovírus:
  - Apresentação aguda com vômitos.
  - Maior frequência no inverno.
  - Transmissão via alimentar e pessoa-pessoa.
  - Período de incubação: 1-2 dias.
  - Alta taxa de ataque: 50%.
  - Usualmente resolução completa em até 3 dias.
  - Sem testes específicos para o diagnóstico.

Diagnóstico diferencial

- O diagnóstico diferencial inclui outras causas de gastroenterite viral, bem como outras causas (infecciosas e não infecciosas) de sintomas gastrointestinais. Outras causas de gastroenterites virais incluem:
  - Rotavírus.
  - Adenovírus entérico.
  - Astrovírus.
  - Sapovírus.

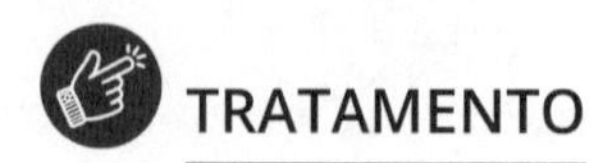

TRATAMENTO

- Similar a outras gastroenterites, consiste principalmente de suporte, com a desidratação representando a causa de 50% das mortes.
- A terapia de reidratação oral é a escolha, eficaz em mais de 90% dos casos.
- A hidratação parenteral indicada a pacientes hipotensos e taquicárdicos é feita com soluções isotônicas, em volume de 15-20 mL/kg e repetida se necessário.
- O tratamento sintomático de vômitos pode ser feito com metoclopramida ou ondansetrona EV ou por via oral. A dor abdominal associada pode ser medicada com sintomáticos.
- Quanto ao tratamento sintomático da diarreia, a loperamida é um medicamento seguro e pode ser usado em dose inicial de 4 mg VO (2 comprimidos) e repetido 1 a cada evacuação, com dose máxima de 16 mg/dia.

- O uso de probióticos e inibidores da encefalinase (racecadotrila) não é recomendado.

PRESCRIÇÃO NA PRÁTICA

Exemplo de prescrição (cada caso deve ser avaliado individualmente e a decisão deve ser tomada pelo médico responsável pelo caso).

- 1. Dieta leve: evitar derivados do leite e queijo.
- 2. Hidratação oral conforme aceitação.
- 3. Ondansetrona 4 mg EV se necessário.
- Em pacientes muito desidratados, Ringer lactato 15 a 20 mL/kg.

REFERÊNCIAS

1. Bányai K, Estes MK, Martella V, Parashar UD. Viral gastroenteritis. Lancet. 2018; 392:175-86.
2. Hall AJ, Lopman BA, Payne DC, Patel MM, Gastañaduy PA, Vinjé J, et al. Norovirus disease in the United States. Emerg Infect Dis 2013;19(8):1198-205.
3. Riddle MS, DuPont HL, Connor BA. ACG Clinical Guideline: Diagnosis, Treatment, and Prevention of Acute Diarrheal Infections in Adults. Am J Gastroenterol. 2016;111(5):602-22.
4. Robilotti E, Deresinski S, Pinsky BA. Norovirus. Clin Microbiol Rev. 2015;28(1):134-64.
5. Shane AL, Mody RK, Crump JA, Tarr PI, Steiner TS, Kotloff K, et al. 2017 Infectious Diseases Society of America Clinical Practice Guidelines for the Diagnosis and Management of Infectious Diarrhea. Clin Infect Dis. 2017;65(12):e45-e80.
6. Thielman NM, Guerrant RL. Clinical practice. Acute infectious diarrhea. N Engl J Med. 2004;350(1):38-47.

15

Pancreatite aguda: diagnóstico e tratamento

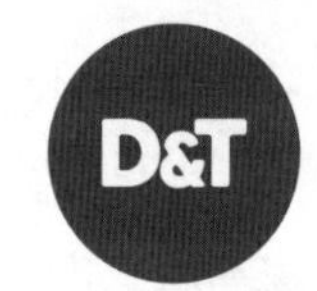

Rodrigo Antonio Brandão Neto

INTRODUÇÃO

- A pancreatite aguda (PA) é definida como uma inflamação aguda com ou sem envolvimento de tecidos peripancreáticos e/ou órgãos a distância, decorrente da ativação precoce de enzimas ainda dentro da glândula.
- Apresenta duas fases distintas: precoce (1ª semana) e tardia (semanas a meses). Na fase precoce, a cascata de citocinas é ativada, podendo evoluir com síndrome da resposta inflamatória sistêmica (SIRS), a qual poderá evoluir para falência orgânica seguida de disfunção de múltiplos órgãos. Na fase tardia, ocorre persistência da inflamação sistêmica ou surgimento de complicações locais.
- Nos Estados Unidos, a incidência de PA varia de 5-30/100.000 habitantes. Os dados brasileiros evidenciam uma incidência de 20 casos/100.000 habitantes, com taxa de mortalidade global de 5,19.

ETIOLOGIA E FISIOPATOLOGIA

- As principais causas são os cálculos biliares e consumo de álcool (80% dos casos), com os cálculos biliares representando de 40% a 70% dos casos. Os cálculos biliares são mais comuns em mulheres, e a incidência aumenta com a idade.

QUADRO 1 Causas de pancreatite aguda.

Causa	Comentário
Pancreatite biliar	Causa mais comum, pode ser causada por microlitíase
Álcool	Principalmente etilistas severos, com pelo menos 5 a 10 anos de consumo
Hipertrigliceri-demia	Quase exclusivamente em pacientes com triglicérides acima de 1.000 mg/dL. A hipercolesterolemia isolada não é causa de PA
Medicações	Reações idiossincráticas, principalmente associadas a medicações antiretrovirais e imunosupressores como a azatioprina, são raras
Pós-CPRE	Risco de ocorrer diminui com a experiência do radiologista, e ocorre principalmente se disfunção de esfíncter de Oddi. Surgem manifestações clínicas em até 24 horas do procedimento
Hipercalcemia	Pode ocorrer por qualquer etiologia, mas particularmente associada ao hiperparatireoidismo
Genética	Alguns genes, como *SPINK 1* ou *CTFR*, estão associados com maior risco, mas em geral existem outros fatores associados
Infecções	Vírus: *Coxsackie*, caxumba, varicela, citomegalovírus, HIV Bactérias: *Mycoplasma*, *Legionella*, *Leptospira* Parasitas: *Toxoplasma*, *Cryptosporidium*, ascaridíase Fungos: *Aspergillus*
Idiopática	15% a 20% dos casos
Trauma	Causa rara, mas qualquer contusão pancreática deve ser considerada de risco
Pancreatite autoimune	Associada a outras doenças autoimunes, apresenta alterações anatômicas características, como anormalidades ductais e realce específico com contraste
Pancreatite tropical	Causa rara, principalmente na Ásia e em partes da África, provavelmente etiologia infeciosa
Vasculite	Forma de manifestação de vasculites sistêmicas extremamente rara
Pancreatite isquêmica	Após hipoperfusão ou cirurgias com *bypass* que causam isquemia
Pâncreas *divisum*	Causa controversa
Câncer de pâncreas	Pode ter PA associada
Lesões císticas pancreáticas	Maior risco se envolvimento de ducto principal
Fibrose cística	Rara, causa mais pancreatite crônica
Úlcera péptica penetrante	Causa rara, ocorre por espessamento das paredes duodenais

PA: pancreatite aguda; CPRE: colangiopancreatografia retrógrada endoscópica.

- Outra etiologia importante da pancreatite aguda (PA) é a hipertrigliceridemia, responsável por 1% a 4% dos casos de PA. Ocorre com níveis de triglicérides > 1.000 a 2.000 mg/dL.
- A hipercalcemia é uma causa rara de PA, e qualquer etiologia de hipercalcemia pode ser associada com pancreatite. A PA autoimune acomete principalmente homens idosos, e a apresentação clínica pode ser dramática.
- A etiologia medicamentosa representa de 1% a 5% dos casos (azatioprina, 6-mercaptopurina, L-asparaginase), antirretrovirais (didanosina, pentamidina), diuréticos (tiazídicos, furosemida), medicações neuropsiquiátricas (ácido valproico).
- Agentes infecciosos podem causar PA, como vírus da caxumba, rubéola, Coxsackie, Epstein-Barr, vírus das hepatites, citomegalovírus.

MANIFESTAÇÕES CLÍNICAS

- Dor abdominal é a queixa principal. A dor geralmente é em abdome superior, de forte intensidade, e pode irradiar para ambos os hipocôndrios e para o dorso. Os pacientes têm dificuldade em encontrar uma posição confortável.
- Náuseas e vômitos acompanham a dor abdominal em 90% das vezes.
- Sinais de Grey-Turner (equimose nos flancos) e Cullen (equimose periumbilical) refletem hemorragia intra-abdominal, ocorrendo em 1% a 3% dos casos, e estão associados a pior prognóstico.
- Podem evoluir com sintomas sistêmicos, hipotensão e outras complicações.

DIAGNÓSTICO E EXAMES COMPLEMENTARES

- O diagnóstico de pancreatite aguda (PA) se faz preenchendo dois de três critérios:
  - Dor abdominal em porção superior do abdome.
  - Aumento de enzimas pancreáticas séricas (três vezes o limite superior da normalidade).
  - Exame de imagem evidenciando alterações sugestivas de PA.
- A dosagem da amilase sérica é o exame mais utilizado para o diagnóstico de PA, mas a lipase apresenta performance diagnóstica semelhante à da amilase

para PA, ficando elevada por mais tempo. Assim, apresenta sensibilidade maior na PA alcoólica e em pacientes com mais de 24 horas de sintomas.

- O aumento da alanina aminotransferase (ALT ou TGP) maior que três vezes o limite superior da normalidade ou maiores que 150 u/L tem valor preditivo positivo de 95% para diagnosticar a PA biliar.
- A dosagem de triglicérides é importante para determinar a etiologia da PA.
- Proteína C reativa > 150 mg/dL após 48 horas sugere doença mais grave. Dosagem de ureia pode indicar maior gravidade do quadro.
- A função renal deve ser determinada em todos os pacientes.
- A hemoconcentração é um marcador precoce de pancreatite necro-hemorrágica. A leucocitose > 20.000 células/mm^3 ajuda a identificar infecções associadas.
- Outros marcadores estão sendo estudados, incluindo a IL-6 e a IL-1.
- O cálcio é outro marcador de seriedade da pancreatite e deve ser solicitado de rotina.
- Devido ao tempo ideal para avaliação das complicações da PA ser após pelo menos 72 horas da apresentação e o contraste poder ser potencialmente danoso, a ultrassonografia permanece como exame de imagem inicial. O exame pode detectar a inflamação pancreática na maioria dos casos, com sensibilidade alta para cálculos biliares (95%), embora de apenas 55% a 60% para cálculos em colédoco. As diretrizes americanas recomendam que todos os pacientes realizem ultrassonografia de abdome.
- Recomenda-se ultrassonografia como primeiro exame para pacientes com suspeita de pancreatite aguda, reservando a tomografia para segundo momento, durante a evolução, para que sejam avaliadas as complicações.
- Se existe dúvida diagnóstica ou suspeita de necrose e deterioração clínica, a tomografia passa a ser mandatória. Quando o paciente tem uma pancreatite grave ou suspeita de complicações locais, o exame de imagem preferencialmente deve ser realizado entre 3 e 6 dias da admissão, para melhor sensibilidade. As diretrizes americanas consideram que o exame deve ser realizado se dúvida diagnóstica, deterioração clínica ou ausência de melhora clínica após 1 semana.
- O ultrassom endoscópico é excelente para avaliar coledocolitíase associada, com sensibilidade de 90% e especificidade próxima a 100%.
- A ressonância magnética com reforço com secretina pode ser útil na suspeita de alterações anatômicas das vias biliares e na suspeita de alterações crônicas de pancreatite.

- A colangiopancreatografia retrógrada endoscópica (CPRE) não é indicada de rotina na PA biliar, mas limitada aos pacientes com suspeita de obstrução de colédoco. Pacientes com PA e colangite concomitante devem realizar CPRE dentro de 24 horas da admissão hospitalar.
- A tomografia computadorizada com contraste pode encontrar áreas de coleções peripancreáticas, e esses achados devem ser considerados áreas de necrose gordurosa. Os processos de necrose pancreática podem desenvolver infecção em 30% a 70% dos casos.
- A diferenciação entre necrose infectada ou não é difícil, pois a apresentação clínica é semelhante; febre e leucocitose podem ocorrer na necrose estéril. A presença de gás no tecido sugere infecção; caso permaneça dúvida, é recomendada punção aspirativa com agulha fina guiada por tomografia com coloração de Gram e cultura.

CLASSIFICAÇÃO

Consenso de Atlanta revisado (2012)

- Forma clínica:
  - Pancreatite aguda (PA) edematosa: a maioria dos pacientes apresenta essa forma clínica, caracterizada por edema focal ou difuso do pâncreas.
  - PA necrosante: acomete 5-10% dos pacientes, podendo ocorrer necrose do parênquima pancreático ou do tecido peripancreático.
- Complicações:
  - Locais: são suspeitadas quando há persistência de dor abdominal ou de sinais inflamatórios. Compreendem coleções líquidas peripancreáticas, pseudocistos pancreáticos, coleção necrótica aguda e necrose encapsulada.
  - Sistêmicas: são complicações de doenças preexistentes ou surgimento de falência orgânica secundária a inflamação (insuficiência renal, por exemplo).
- Gravidade:
  - PA leve: caracterizada pela ausência de disfunção orgânica e pela ausência de complicações (locais e sistêmicas). Tem baixa morbimortalidade.
  - PA moderadamente grave: caracterizada pela presença de disfunção orgânica transitória (até 48 horas da admissão) associada ou não a complicações locais.

- PA grave: presença de disfunção orgânica persistente (> 48 horas) geralmente associada a complicações locais. A mortalidade nesses pacientes pode chegar a 50%, especialmente se a disfunção orgânica surgir precocemente ou se houver infecção do tecido necrótico.

Avaliação prognóstica

- O APACHE II é o mais utilizado dos critérios de avaliação prognóstica na pancreatite aguda. Na escala de Ranson, uma pontuação inferior a 3 pontos é associada a mortalidade inferior a 1%; em pacientes com 3-4 pontos, a mortalidade é de aproximadamente 15%, e, em pacientes com pontuação acima de 6, a mortalidade se aproxima de 100%.
- Pacientes que apresentem critérios diagnósticos para SIRS têm maior mortalidade, e, caso a SIRS persista após 48 horas, a taxa de mortalidade pode ultrapassar 25%.
- Os critérios BISAP foram recentemente comparados com APACHE II e apresentaram respostas semelhantes; as seguintes variáveis fazem parte do BISAP:
  - Ureia > 30 mg/dL.
  - Confusão mental ou rebaixamento do nível de consciência.
  - SIRS.
  - Idade > 60 anos.
  - Presença de derrame pleural.

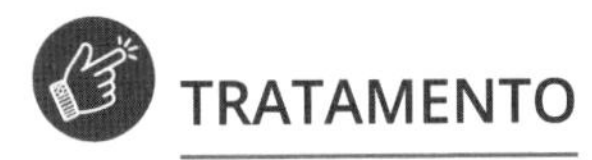

TRATAMENTO

- O tratamento é de suporte. Pacientes com pancreatite aguda (PA) grave necessitam de monitorização de sinais vitais e oximetria nas primeiras 4 horas de evolução.
- Em caso de hipoxemia, a indicação de oxigenoterapia é necessária.
- A dieta via oral deve ser recomeçada tão logo o paciente apresente melhora da dor abdominal e sinais de peristaltismo preservados. A dieta via oral deve ser pobre em gorduras. A via preferencial de administração de dieta deve ser a oral e/ou enteral.
- A hidratação é um dos pilares do tratamento da PA. As soluções de escolha são os cristaloides (ringer lactato foi superior ao soro fisiológico 0,9% nos estudos comparativos). Um estudo mostrou superioridade de hidratação com

QUADRO 2 Escores prognósticos em pancreatite aguda.

Escore de Ranson
a) Na admissão: Idade > 55 anos Número de leucócitos > 16.000/mm^3 Glicemia > 200 mg/dL DHL > 350 UI/L TGO > 250 UI/dL
b) Nas primeiras 48 horas: Queda do hematócrito > 10% Cálcio < 8 mg/dL PaO_2 < 60 mmHg Déficit de bases > 4 mEq/L Sequestro volêmico > 6 L Aumento de ureia > 50 mg/dL
Escore baseado na tomografia computadorizada
Pâncreas normal: 0 ponto Aumento focal ou difuso do pâncreas: 1 ponto Alterações pancreáticas associadas a inflamação peripancreática: 2 pontos Coleção líquida em apenas 1 local: 3 pontos Duas ou mais coleções ou presença de gás: 4 pontos
Ausência de necrose: 0 ponto Necrose em menos de 30% do órgão: 2 pontos 30-50% de necrose: 4 pontos > 50% de necrose: 6 pontos
Pancreatite leve: 0-2 pontos Pancreatite moderada: 3-6 pontos Pancreatite severa: 7-10 pontos

10 mL/kg se paciente hipovolêmico, seguido por 1,5 ml/kg/hora, superior a hidratação com *bolus* de 20 mL/kg seguido de 3 mL/kg/hora.

- A recomendação atual é que a hidratação seja individualizada e guiada por metas, podendo ser iniciada empiricamente em ritmo de 5 a 10 mL/kg/hora. Idealmente devemos esperar diurese de 0,5 a 1 mL/kg/hora.
- A analgesia na PA deve ser escalonada no intuito de controle do sintoma. Podem ser usados analgésicos simples (dipirona, paracetamol) e anti-inflamatórios, associados a opioides se necessário. Não há contraindicação ao uso de opioides.

- A profilaxia antibiótica para pacientes com necrose pancreática não é recomendada. O uso de antibióticos deve ser reservado para os casos em que há evidência de infecção sobreposta, preferencialmente após punção de coleções para guiar a antibioticoterapia.
- O tratamento empírico de infecção de necrose pode ser realizado, inicialmente com cobertura ampla para bactérias Gram negativas (carbapenêmicos), e posteriormente ampliada para cobertura de Gram positivos e fungos.
- A CPRE de urgência no cenário da PA está indicada apenas se houver evidência de coledocolitíase e/ou colangite associada.
- Os pacientes com PA leve, de causa biliar presumida, devem ser submetidos a colecistectomia preferencialmente na mesma internação hospitalar.

COMPLICAÇÕES

- Em pancreatite aguda (PA) graves, pode ocorrer formação de pseudocistos. Os abscessos pancreáticos usualmente aparecem após 6 semanas de processo inflamatório.
- Cerca de 50-60% das PA agudas que necessitam de internação evoluem com coleções que podem ser apenas necrose estéril.
- A necrose pancreática deve ser abordada cirurgicamente em casos de infeção e piora clínica inexplicada. A cirurgia aberta com necrosectomia era o padrão-ouro de intervenção, mas estudos recentes sugerem que intervenção percutânea ou drenagem via endoscópica podem ter melhor relação custo/benefício.
- A antibioticoterapia é indicada a pacientes com necrose infectada, e a escolha do esquema de antibiótico deve ser baseada na cultura do material aspirado da necrose.

Complicações locais

- Coleções pancreáticas.
- Abscesso de pâncreas.
- Pseudocisto pancreático.
- Necrose pancreática.
- Ascite pancreática.
- Hemorragia retroperitoneal.

- Trombose de vasos esplâncnicos.
- Infarto intestinal.
- Icterícia obstrutiva (edema pancreático causando obstrução de vias biliares e icterícia).

Complicações sistêmicas

- Choque hipovolêmico/séptico.
- Morte súbita cardíaca.
- Derrame pericárdico.
- Derrame pleural.
- Síndrome da angustia respiratória aguda.
- Insuficiência renal.
- Coagulação intravascular disseminada.
- Disfunção cardíaca.
- Hiperglicemia.
- Hipocalcemia.
- Ateroembolismo.

PRESCRIÇÃO NA PRÁTICA

Exemplo de prescrição (cada caso deve ser avaliado individualmente e a decisão deve ser tomada pelo médico responsável pelo caso).

- Jejum.
- Ringer lactato 500 a 1.000 mL EV em 1 hora (10 mL/kg).
- Ringer lactato 1.000 mL EV a cada 12 horas.

REFERÊNCIAS

1. Banks PA, Bollen TL, Dervenis C, Gooszen HG, Johnson CD, Sarr MG, et al. Classification of acute pancreatitis—2012: revision of the Atlanta classification and definitions by international consensus. Gut. 2013;62(1):102-11.
2. Crockett SD, Wani S, Gardner TB, Falck-Ytter Y, Barkun AN, American Gastroenterological Association Institute Clinical Guidelines Committee. American Gastroenterological Association Institute Guideline on Initial Management of Acute Pancreatitis. Gastroenterology. 2018;154(4):1096-101.
3. Lankisch PG, Apte M, Banks PA. Acute pancreatitis. Lancet. 2015;386(9988):85-96.
4. Tenner S, Vege SS, Sheth SG, Sauer B, Yang A, Conwell DL, et al. American College of Gastroenterology Guidelines: Management of Acute Pancreatitis. Am J Gastroenterol. 2024;119(3):419-37.

16

Peritonite bacteriana espontânea: diagnóstico e tratamento

Rodrigo Antonio Brandão Neto

D&T

DEFINIÇÕES

- A peritonite bacteriana espontânea (PBE) é a infecção do líquido ascítico na ausência de um foco intra-abdominal de infecção.
- A PBE é definida pela presença de um líquido predominantemente neutrofílico, com mais de 250 células polimorfonucleares/mm^3 e ausência de fonte cirúrgica de infecção.
- Está presente em 10% a 15% dos pacientes com cirrose hepática na admissão hospitalar.

ETIOLOGIA E FISIOPATOLOGIA

- Ocorre devido a alteração da flora intestinal. As bactérias podem entrar na corrente sanguínea. Devido aos *shunts* causados pela hipertensão portal e à incapacidade funcional hepática, ocorrem bacteremias espontâneas atingindo o líquido ascítico.
- Condições que aumentam o risco de ocorrer peritonite bacteriana espontânea incluem:
  - Deficiência de complemento sérico, comum em cirróticos.
  - Deficiência de opsoninas.
  - Diminuição da função de macrófagos.
  - Baixa concentração proteica do líquido ascítico.
- Os principais agentes etiológicos são sumarizados na Tabela 1.

TABELA 1 Micro-organismos causadores de peritonite bacteriana espontânea.

Micro-organismos	Frequência
Escherichia coli	43-46%
Klebsiella pneumoniae	10-15%
S. pneumoniae	6-10%
Streptococcus sp.	4-5%
Enterobactérias	4%
Outros Gram negativos	10-12%
Estafilococos	3%
Enterococos	2%
Pseudomonas	1%

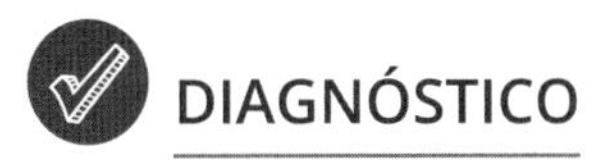

DIAGNÓSTICO

Achados clínicos

- O quadro clínico é inespecífico com 10% a 30%, não apresentando sintomas sugestivos de peritonite bacteriana espontânea no departamento de emergência.
- Dor abdominal e febre são os sintomas mais frequentes, mas sinais de peritonismo, como descompressão brusca dolorosa, são pouco frequentes.
- As manifestações muitas vezes são de piora de função renal ou hepática e nem sempre as esperadas em uma infecção intra-abdominal.

TABELA 2 Manifestações clínicas da peritonite bacteriana espontânea.

Manifestações clínicas	Frequência
Febre	69%
Dor abdominal	59%
Confusão mental	54%
Descompressão brusca positiva	49%
Diarreia	32%
Íleo paralítico	30%
Hipotensão	21-27%
Hipotermia	17%

Fatores de risco

- Cirrose Child C.
- Peritonite bacteriana espontânea prévia (recorrência próxima a 70% em 1 ano).
- Proteínas totais do líquido ascítico < 1 g/dL.
- Sangramento gastrointestinal agudo.
- Infecção urinária, principalmente, e de outros sítios.
- Procedimentos invasivos como sondas e cateteres.

Exames complementares

- O diagnóstico de peritonite bacteriana espontânea (PBE) é dependente da punção de líquido ascítico.
- Após a punção, devem ser coletados exames gerais, mencionados a seguir, e pelo menos 10 mL de líquido ascítico, colocados em balões de hemocultura.
- Os pacientes com PBE necessariamente têm aumento de polimorfonucleares (> 250) e gradiente albumina sérica/ascítica > 1,1.
- A definição clássica de PBE presume, além da ascite com presença de número aumentado de polimorfonucleares, a presença de cultura positiva monomicrobiana (apenas 1 microrganismo na cultura), mas para iniciar o tratamento empírico não é necessária a presença de cultura positiva.
- A ascite neutrocítica, definida por mais de 250 polimorfonucleares/mm^3, é o suficiente atualmente para caracterizar o que chamamos de PBE e já indica o início do tratamento.
- Bacteriascite não neutrocítica monobacteriana é definida pela presença de um micro-organismo, mas com < 250 neutrófilos/mm^3, o que pode significar um processo de colonização sem caracterizar infecção propriamente dita do líquido ascítico. Indica-se repetir a punção em 48 horas ou se o paciente sintomático iniciar tratamento.
- Deve-se diferenciar a PBE da peritonite bacteriana secundária (PBS), cujos critérios para o diagnóstico incluem cultura polimicrobiana (crescimento de 2 ou mais micro-organismos) e a presença de pelo menos dois dos seguintes critérios:
  - Glicose < 50 mg/dL.
  - Proteínas totais > 1 g/dL.
  - DHL > limite superior da normalidade do sérico.

- Na suspeita de PBS, é indicada a cobertura antibiótica para anaeróbios com metronidazol além da antibioticoterapia usual para PBE. Exames de imagem, como tomografia de abdome, devem ser realizados conforme a indicação clínica.
- Dosagem de antígeno carcinoembrionário (CEA) no líquido ascítico > 5 ng/mL e de fosfatase alcalina no líquido ascítico > 240 u/L é sugestiva de PBS, com sensibilidade de 92% e especificidade de 88%.

Exames diagnósticos

- Exames de primeira linha do líquido ascético:
  - Contagem de células com diferencial.
  - Concentração de albumina.
- Exames de segunda linha do líquido ascítico:
  - Cultura do líquido ascítico.
  - Proteínas totais.
  - Glicose.
  - Desidrogenase láctica.
  - Triglicérides.
  - Amilase.
  - Citologia oncótica.
  - Bilirrubinas.
- Exames no líquido ascítico para descartar peritonite bacteriana secundária:
  - Fosfatase alcalina.
  - Antígeno carcinoembrionário.
- Outros exames séricos:
  - Hemoculturas.
  - Hemograma e coagulograma.
  - Função renal.
  - Sódio e potássio.
  - Proteínas séricas totais e frações.
  - Bilirrubinas.

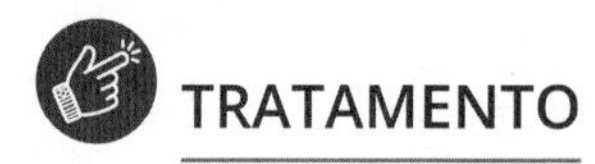

TRATAMENTO

- O tratamento antibiótico é realizado com cefalosporinas de terceira geração. A cefotaxima em dose de 2 g a cada 8 horas e a ceftriaxona em dose única diária de 2 g ou dose dividida de 1 g a cada 12 horas podem ser usadas.
- O tempo de tratamento indicado com cefalosporinas é de 5 dias, podendo ser estendido para 7 dias em alguns regimes antibióticos.
- Deve iniciar-se antibioticoterapia precocemente, logo após a paracentese, enquanto se aguarda os resultados. Atrasos na paracentese e na administração de antibióticos estão associados ao aumento de mortalidade e piora dos desfechos.
- Outra opção é a utilização de ciprofloxacino endovenoso com troca para via oral em um ou 2 dias, que pode ser uma medida custo-efetiva.
- Em pacientes com peritonite associada a cuidados da saúde, a flora bacteriana pode ser modificada, e a resistência bacteriana é associada ao aumento de mortalidade. Usa-se piperacilina-tazobactam 4,5 g IV a cada 8 horas como regra geral nestes pacientes.
- Alguns autores sugerem o uso de carbapenêmicos em pacientes graves, com CLF-SOFA escore ≥ 7, embora haja pouca evidência que apoie essa conduta.

TABELA 3 Antibioticoterapia na peritonite bacteriana espontânea.

Antibiótico	Posologia	Duração do tratamento
Ceftriaxona	1-2 g IV 1 x/dia	5 dias
Cefotaxima	2 g IV a cada 8 horas	5 dias
Amoxicilina/clavulanato	1 g IV a cada 8 horas por 2 dias, seguido de 500 mg a cada 8 horas VO se paciente estável	8-14 dias
Ciprofloxacino	200 mg IV a cada 12 horas por 2 dias, seguido de 500 mg VO a cada 12 horas por 5 dias	7 dias
Piperacilina-tazobactam	4,5 g IV a cada 8 horas; usar apenas se suspeita de resistência ou peritonite bacteriana espontânea associada a cuidados de saúde ou nosocomial	5 dias

VO: via oral; IV: intravenoso.

- A reposição de albumina é benéfica em pacientes com creatinina > 1 mg/dL, bilirrubina total > 4 mg/dL e tempo de protrombina < 60%. As doses são:
  - Primeiro dia (D1): 1,5 g/kg de peso de albumina IV em 6 horas.
  - Terceiro dia (D3): 1,0 g/kg de peso de albumina IV em 4-6 horas.

PROFILAXIA

- Os pacientes com episódios prévios de peritonite bacteriana espontânea (PBE) também têm indicação de profilaxia, no caso, por tempo indeterminado.
- Nesses casos, as opções são:
  - Norfloxacino 400 mg/dia até transplante (primeira escolha).
  - Ciprofloxacino 750 mg 1 x/semana até transplante.
  - Sulfametoxazol + trimetropima 800/160 mg/dia (maior risco de hipercalemia).
- Pacientes cirróticos com hemorragia digestiva têm indicação de profilaxia de PBE, pois apresentam alto risco de desenvolver infecção durante a internação. Nesses casos as opções são:
  - Norfloxacino 400 mg a cada 12 horas VO por 7 dias.
  - Ciprofloxacino 200 a cada 12 horas IV por 7 dias.
  - Ceftriaxona 1-2 g IV 1 x/dia por 7 dias (droga de escolha, pois está associada a menor mortalidade em estudo comparativo com o norfloxacino).
- A presença de ascite com menos de 1 g/dL de proteínas totais é um fator de risco isolado para o desenvolvimento de PBE. As diretrizes de manejo desses pacientes, publicadas em 2013, recomendam que, em pacientes com proteínas do líquido ascítico < 1,5 g/dL, caso tenham creatinina > 1,2 mg/dL, bilirrubinas totais > 3 g/dL ou Child C realizem profilaxia.

ALGORITMO PARA ASCITE EM PACIENTE CIRRÓTICO

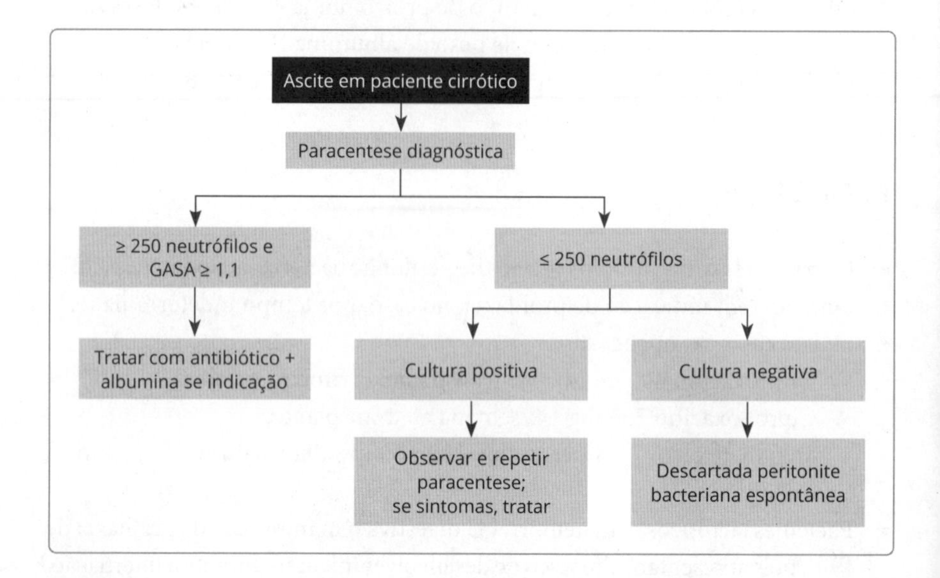

PRESCRIÇÃO NA PRÁTICA

Exemplo de prescrição (cada caso deve ser avaliado individualmente e a decisão deve ser tomada pelo médico responsável pelo caso).

- 1. Dieta para hepatopatia hipossódica.
- 2. Ceftriaxona 2 g IV 1 x/dia.
- 3. Albumina 1,5 g/kg IV D1 (fazer 1 g/kg IV no D3).

REFERÊNCIAS

1. American Association for the Study of Liver Diseases. Practice Guidelines. Ascite update 2013. Disponível em: https://www.aasld.org/publications/practice-guidelines.
2. Biggins SW, Angeli P, Garcia-Tsao G, Ginès P, Ling SC, Nadim MK, et al. Diagnosis, evaluation and management of ascites, spontaneous bacterial peritonitis and hepatorenal syndrome: 2021 practice guidance by the American Association of Studies of Liver Diseases. Hepatology. 2021;74(2):1014-48.
3. European Association for the Study of the Liver. EASL Clinical practice guidelines for the management of patients with decompensated cirrhosis. J Hepatol. 2018;69(2):406-60.
4. Ginès P, Cárdenas A, Arroyo V, Rodés J. Management of cirrhosis and ascites. N Engl J Med. 2004;350(16):1646-54.
5. Runyon BA. Management of adult patients with ascites due to cirrhosis: an update. Hepatology. 2009;49(6):2087-107.
6. Yim HJ, Kim TH, Suh SJ, Yim SY, Jung YK, Seo YS, et al. Response-Guided Therapy With Cefotaxime, Ceftriaxone, or Ciprofloxacin for Spontaneous Bacterial Peritonitis: A Randomized Trial: A Validation Study of 2021 AASLD Practice Guidance for SBP. Am J Gastroenterol. 2023;118(4):654-63.

17

Pneumonia adquirida na comunidade (PAC): classificação e tratamento – classificação de risco

Rodrigo Antonio Brandão Neto

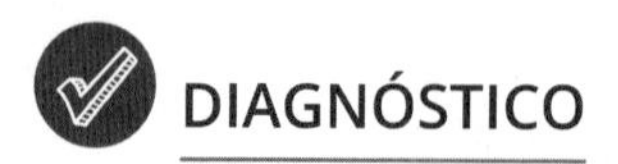

DIAGNÓSTICO

- Os pacientes com pneumonia adquirida na comunidade (PAC) devem ser avaliados conforme sua gravidade, como mostra a Figura 1.

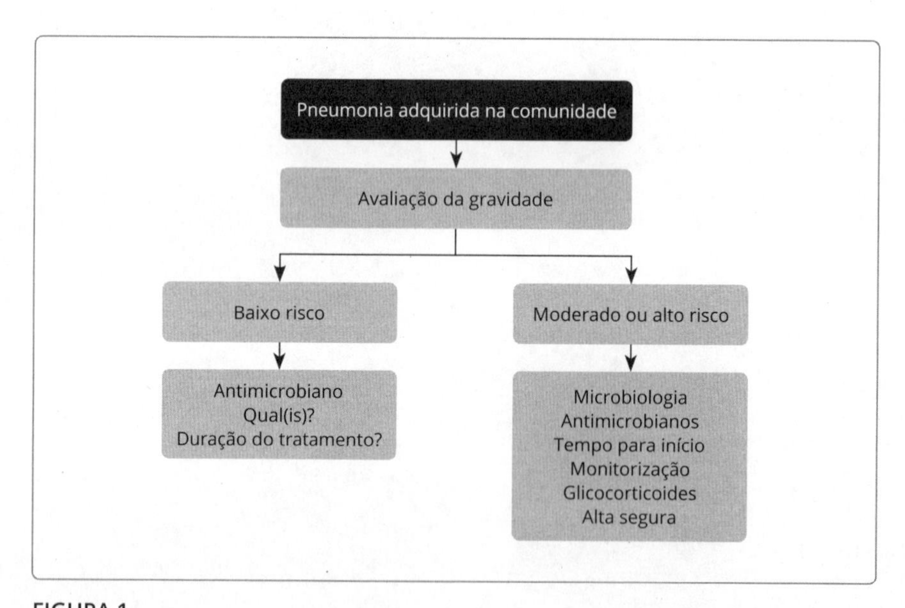

FIGURA 1
Avaliação dos pacientes com pneumonia adquirida na comunidade (PAC) conforme a gravidade.

- As Tabelas 1 e 2 sumarizam o escore de gravidade *Pneumonia Severity Index* (PSI), que é a principal ferramenta de estratificação da PAC.
- O escore CURB-65 também pode ser utilizado para classificação das gravidades das pneumonias (Figura 2). Trata-se de uma classificação mais simplificada, mas validada pela literatura. O escore CURB-65 inclui:
  - Confusão mental.
  - Ureia > 43 mg/dL.
  - Frequência respiratória > 30 ipm.
  - Pressão arterial sistólica < 90 mmHg ou diastólica ≤ 60 mmHg.
  - Idade ≥ 65 anos.

TABELA 1 *Pneumonia Severity Index* (PSI).

Fatores demográficos	
1. Idade homem	Nº de anos
2. Idade mulher	Nº de anos -10
3. Residente em casa de repouso	Nº de anos +10
Comorbidades	
4. Câncer	+30
5. Doença hepática	+20
6. Insuficiência cardíaca congestiva	+10
7. Doença cerebrovascular	+10
8. Insuficiência renal	+10
Exame físico	
9. Estado mental alterado	+20
10. Frequência respiratória > 30/minuto	+20
11. Pressão arterial sistólica < 90 mmHg	+20
12. Temperatura < 35 °C ou > 40 °C	+15
13. Pulso > 125/minuto	+10
Laboratório e radiografia	
14. pH < 7,35	+30
15. Ureia > 30 mg/dL	+20
16. Sódio < 130 mEq/L	+20
17. Glicemia > 250 mg/dL	+10
18. Hematócrito < 30%	+10
19. PaO_2 < 60 mmHg ou saturação O_2 < 90%	+10
20. Derrame pleural	+10

TABELA 2 Classificação dos pacientes pelo escore PSI.

Escala de riscos	Pontos	Mortalidade
PORT I	Ausência de preditores	0,1-0,4%
PORT II	< 71 pontos	0,6-0,7%
PORT III	71-90 pontos	0,9-2,8%
PORT IV	91-130 pontos	8,2-9,3%
PORT V	> 130 pontos	27,0-31,1%

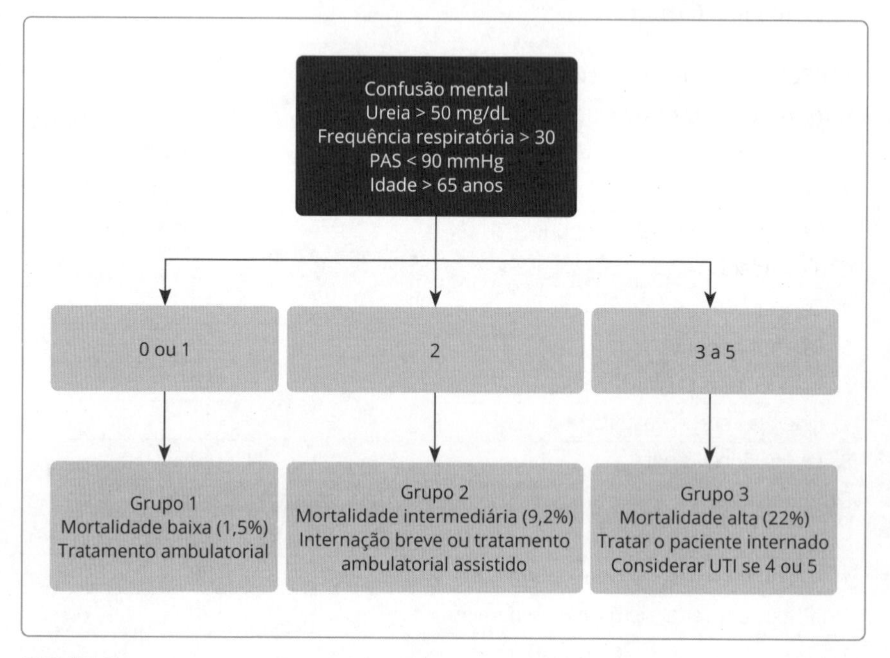

FIGURA 2
Escore CURB-65.

PAS: pressão arterial sistólica; UTI: unidade de terapia intensiva.

- A decisão de internação em unidade de terapia intensiva (UTI) é pouco definida pela literatura. Utilizam-se os critérios IDSA/ATS e SMART-COP (Tabelas 3 e 4).

TABELA 3 Indicações de unidade de terapia intensiva segundo IDSA/ATS.

Critérios maiores
▪ Choque séptico com necessidade de vasopressores
▪ Necessidade de ventilação mecânica invasiva
Critérios menores
▪ Frequência respiratória ≥ 30 ipm
▪ Relação $PaO_2/FiO_2 \leq 250$
▪ Infiltrados multilobares
▪ Confusão/desorientação
▪ Ureia ≥ 43 mg/dL
▪ Leucopenia (leucograma < 4.000 células/mm^3)
▪ Trombocitopenia (plaquetometria < 1.000.000/mm^3)
▪ Hipotermia (temperatura central < 36 °C)
▪ Hipotensão que requer ressuscitação volêmica agressiva

Observação: são necessários 1 critério maior ou 2 menores.

TABELA 4 Escore SMART-COP.

Critérios	Pontuação
PAS < 90 mmHg	2
PO_2 < 60 mmHg	2
pH < 7,35	2
Infiltrados multilobares	1
Albumina < 3,5 g/dL	1
FR > 30 irm	1
FC > 124 bpm	1
Confusão mental	1

Escores ≥ 3: considerar unidade de terapia intensiva.
FC: frequência cardíaca; FR: frequência respiratória; PAS: pressão arterial sistólica.

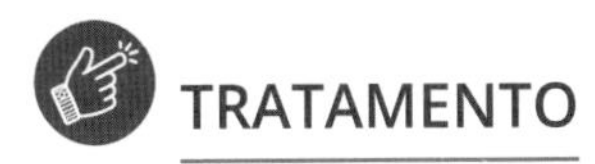

TRATAMENTO

- Pacientes de baixo risco e sem fatores modificadores de risco para resistência bacteriana: tratamento ambulatorial, com as opções (o tempo de tratamento pode ser ampliado conforme resposta clínica):
  - Amoxicilina 1.000 mg a cada 8 horas por 5-7 dias.

  - Doxiciclina 100 mg a cada 12 horas (opção não preferencial) por 5-7 dias.
  - Azitromicina 500 mg no primeiro dia e depois 250 mg 1 x/dia nos 4-6 dias seguintes.
  - Claritromicina liberação prolongada 1.000 mg 1 x/dia ou 500 mg a cada 12 horas por 5-7 dias.
- Paciente de baixo risco com fatores modificadores, entre eles:
  - Doença pulmonar crônica.
  - Insuficiência cardíaca.
  - Doença hepática crônica.
  - Doença renal.
  - Etilismo.
  - Neoplasia maligna.
  - Asplenia.
- Nestes pacientes, recomendam-se:
  - Terapia combinada:
    - Amoxicilina/clavulonato de potássio 500 mg, a cada 8 horas, ou 875 mg, a cada12 horas, ou cefalosporina de segunda geração, como cefuroxima 500 mg, a cada12 horas, combinada com:
    - Macrolídeos como azitromicina 500 mg no primeiro dia e depois 250 mg/dia ou claritromicina 1.000 mg/dia.
  - Monoterapia:
    - Quinolona respiratória como levofloxacino 750 mg/dia, moxifloxacino 400 mg/dia ou gemifloxacino 320 mg/dia.

ALGORITMO PARA A CONDUTA CLÍNICA

- Alvo: iniciar antibioticoterapia em 4 horas.

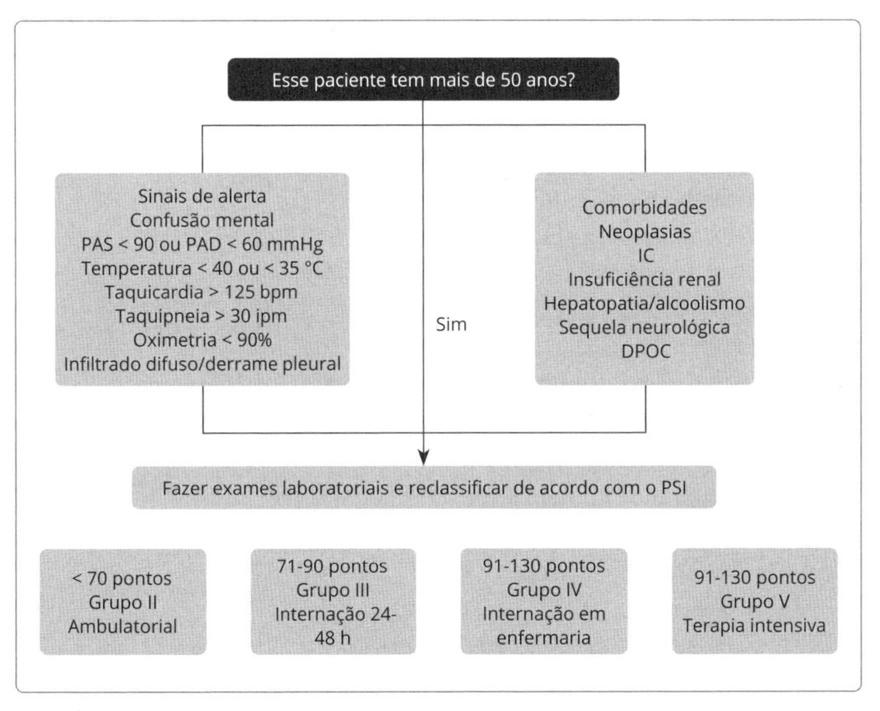

DPOC: doença pulmonar obstrutiva crônica; IC: insuficiência cardíaca; PAD: pressão arterial diastólica; PAS: pressão arterial sistólica; PSI: *Pneumonia Severity Index*.

- Pacientes internados com pneumonia não considerada grave podem ser tratados com terapia dupla ou monoterapia.
- Terapia combinada:
  - Betalactâmico como ceftriaxona 2 g/dia EV, cefotaxima 2 g a cada 8 horas EV ou ampicilina/sulbactam 1,5 a 3 g EV a cada 6 horas combinado com
  - Macrolídeo como azitromicina 500 mg no primeiro dia e depois 250 mg/dia ou claritromicina 1.000 mg/dia.
- No caso de monoterapia, são opções:
  - Quinolona respiratória como levofloxacino 750 mg/dia, moxifloxacino 400 mg/dia ou gemifloxacino 320 mg/dia. As quinolonas, nesse caso, podem ser utilizadas por via oral, idealmente, ou EV.

- Em pacientes graves com terapia combinada, mas sem fatores de risco para infecção por *P. aeruginosa* ou agentes MRSA, recomendam-se:
  - Terapia combinada com betalactâmico como em pacientes sem pneumonia grave e macrolídeos. As doses são similares às já citadas.
    - Terapia combinada com betalactâmico como em pacientes sem pneumonia grave e quinolonas respiratórias. As doses são similares às já citadas.
- Em pacientes considerados graves, como pacientes com insuficiência respiratória e instabilidade hemodinâmica, avaliar se fatores de risco para Pseudomonas aeruginosa:
  - Uso de antibióticos endovenosos no último mês.
  - Internação por mais de 48 horas na última semana.
  - Doença estrutural pulmonar (p. ex., bronquiectasia).
  - Neutropenia grave.
- Se o paciente com pneumonia grave e apresentar algum dos fatores de risco citados, deve-se prescrever um betalactâmico que tenha ação antipseudomonas, como:
  - Piperacilina-tazobactam 4,5 g, EV, a cada 6 horas.
  - Cefepima 2 g, EV, a cada 8 horas.
  - Ceftazidima 2 g, EV, a cada 8 horas.
  - Meropeném 2 g, EV, a cada 8 horas.
  - Imipeném 500 mg, EV, a cada 6 horas.
- Devemos lembrar que o uso de rotina de antibióticos de amplo espectro contra MRSA ou pseudomonas, não demonstrou melhora nos desfechos e apresenta tendência a aumento de mortalidade.
  - Em pacientes com fatores de risco para pseudomonas e agentes meticilino-resistentes, mas sem cultura prévia com esses agentes e sem instabilidade clínica, não é necessária a cobertura para esses agentes de rotina, mas se faz necessária a coleta de culturas.
  - Alguns autores consideram usar cobertura antipseudomonas se o paciente tiver feito uso prévio de antibióticos de amplo espectro recente, independe da gravidade do paciente.
- Os carbapenêmicos só devem ser utilizados se o perfil de resistência local indicar.
- Pacientes graves com risco de infecção por agente meticilinorresistentes incluem:
  - Infiltrado cavitário ou necrose.

  - Presença de cateter venoso central.
  - Aumento rápido de derrame pleural.
  - Hemoptise pura.
  - *Influenza* concomitante.
  - Neutropenia.
  - Exantema eritematoso.
  - Pústulas na pele.
  - Paciente jovem, previamente saudável.
  - Pneumonia grave durante os meses de verão.
- No caso de pacientes com fatores de risco localmente validados para agentes MRSA, as opções incluem:
  - Vancomicina 15 mg/kg, EV, a cada 12 horas com dose ajustada pela vancocinemia.
  - Linezolida 600 mg, EV, a cada 12 horas.
- Em pacientes com abscesso pulmonar ou empiema, considerar o uso de clindamicina 600 mg, EV ou VO, a cada 6 horas.
- Em pacientes com suspeita de infecção por influenza, é recomendado introduzir oseltamivir 75 mg, VO, a cada 12 horas por 5 dias, ou outra opção de agente antiviral.
- Pacientes com pneumonia por COVID-19 são discutidos em outra seção. Esses pacientes devem receber dexametasona 6 mg/dia se hipoxemia.

Tempo de tratamento

- Em pacientes ambulatoriais, tratamento por 5 a 7 dias. No caso de pneumonias graves, um tempo de 7 dias de tratamento é recomendado em diretrizes, podendo ser prolongado se a resposta não for apropriada. Tempo prolongado de tratamento é recomendado quando:
  - Infecção complicada por meningite, endocardite, abscesso ou empiema ou infecções ósseas ou de partes moles associadas.
  - Agentes menos comuns como *Burkholderia pseudomallei* ou *Mycobacterium tuberculosis*.
- Corticosteroides: não usar em pacientes graves, com exceção de pacientes em choque refratário ou com pneumonia por COVID-19. Dose: prednisona 40 mg/dia por 5 dias para pacientes com via oral patente ou metilprednisolona 0,5 mg/kg a cada 12 horas.

- Um estudo publicado em 2023 no *The New England Journal of Medicine* com 800 pacientes com PAC e que necessitaram de internação em terapia intensiva, avaliou o uso de uma infusão contínua de hidrocortisona 200 mg EV por 4 a 8 dias conforme avaliação clínica. A mortalidade no grupo hidrocortisona foi de 6,2% comparado a 11,9% no grupo placebo com melhora de outros desfechos também. Esses resultados significaram uma morte a menos a cada 17,5 pacientes tratados. O estudo provavelmente irá mudar a prática clínica e então passamos a recomendar o uso de hidrocortisona EV em pacientes com PAC e necessidade de terapia intensiva.

PRESCRIÇÃO NA PRÁTICA

Exemplo de prescrição (cada caso deve ser avaliado individualmente e a decisão deve ser tomada pelo médico responsável pelo caso).

- Paciente ambulatorial:
  - 1. Azitromicina 500 mg VO no primeiro dia e depois 250 mg VO 1 x/dia por 5 a 7 dias.
- Paciente internado com doença potencialmente grave:
  - 1. Ceftriaxona 2 g EV 1 x/dia por 7 dias.
  - 2. Azitromicina 500 mg VO 1 x/dia por 5 a 7 dias.
  - 3. Hidrocortisona 50 mg EV a cada 6 horas ou 200 mg em infusão contínua.

REFERÊNCIAS

1. Corrêa R de A, Lundgren FL, Pereira-Silva JL, Frare e Silva RL, Cardoso AP, Lemos AC, et al. Brazilian guidelines for community-acquired pneumonia in immunocompetent adults – 2009. J Bras Pneumol. 2009;35(6):574-601.
2. Dequin PF, Meziani F, Quenot JP, Kamel T, Ricard JD, et al; CRICS-TriGGERSep Network. Hydrocortisone in Severe Community-Acquired Pneumonia. N Engl J Med. 2023;388(21):1931-41.
3. Longo DL, Musher DM, Thorner AR, Debakey ME. Community-acquired pneumonia. N Engl J Med. 2014;17371(23):1619-28.
4. Metlay JP, Waterer GW, Long AC, Anzueto A, Brozek J, Crothers K, et al. Diagnosis and Treatment of Adults with Community-acquired Pneumonia. An Official Clinical Practice Guideline of the American Thoracic Society and Infectious Diseases Society of America. Am J Respir Crit Care Med. 2019;200(7):e45-e67.
5. Prina E, Ranzani OT, Torres A. Community-acquired pneumonia. Lancet. 2015;386(9998):1097-108.

18

Pré-eclâmpsia: diagnóstico e tratamento

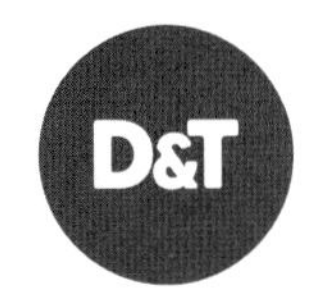

Rodrigo Antonio Brandão Neto

INTRODUÇÃO

- A pré-eclâmpsia afeta de 2% a 4% das gestações e manifesta-se por hipertensão arterial sistêmica (HAS), proteinúria e eventualmente com disfunção de órgão-alvo, sendo responsável por mais de 46 mil mortes anuais pelo mundo. No Brasil, em 2021, ocorreram 135 mortes..
- Noventa por cento dos casos ocorrem após 34 semanas de gestação e apresentam bom prognóstico.
- A pré-eclâmpsia pode evoluir com complicações graves, como eclâmpsia, ruptura hepática, acidente vascular cerebral, edema pulmonar ou insuficiência renal. A pré-eclâmpsia também está relacionada com a restrição do crescimento fetal e parto prematuro.
- A maioria dos casos é leve e se resolve com o final da gestação, mas de 5% a 20% dos pacientes evoluem com complicações.

DEFINIÇÃO

- A pré-eclâmpsia é definida como aparecimento de HAS em paciente previamente sem esta, após 20 semanas de gestação combinado com proteinúria (> 300 mg/dia) ou disfunção orgânica.

- A presença de disfunções orgânicas maternas, como injúria renal, alteração hepática, neurológica ou hematológica ou HAS grave, define pré-eclâmpsia grave.
- A eclâmpsia, por sua vez, é definida pela presença de convulsões em gestante com pré-eclâmpsia, que não tenha outros motivos para justificar a convulsão.
- A hipertensão arterial na gestação é definida como pressão arterial sistólica > 140 mmHg ou pressão diastólica > 90 mmHg em duas ocasiões, com pelo menos 4-6 horas de intervalo.

FISIOPATOLOGIA

- A ocorrência da pré-eclâmpsia depende de fatores como anormalidades da vasculatura da placenta, que levam a hipóxia e isquemia, e liberação de fatores antiangiogênicos, como uma tirosinoquinase solúvel e endoglina solúvel. Esses fatores causam disfunção endotelial sistêmica resultando em HAS, proteinúria e outras manifestações da pré-eclâmpsia.
- A diminuição do fluxo sanguíneo placentário e o aumento das demandas fetais e placentárias levam a um desequilíbrio entre a oferta e a demanda, que levam à liberação de citocinas inflamatórias resultando em desregulação endotelial.
- O dano hepático leva a uma inflamação periportal, dano hepatocelular, com hematoma subcapsular e, em raros casos, insuficiência e ruptura hepática.
- Alterações hematológicas incluem hemoconcentração, neutrofilia relativa, trombose microvascular e hemólise.

FATORES PREDITORES

- Fatores de risco incluem pré-eclâmpsia ou hipertensão na gravidez prévia, doença renal crônica, hipertensão, diabete (tipo 1 ou tipo 2) e doenças autoimunes, incluindo lúpus eritematoso sistêmico ou síndrome de anticorpos antifosfolípides.
- Outros fatores de risco menores incluem obesidade, doença renal crônica, gravidez gemelar e nuliparidade.

PREVENÇÃO

- O ácido acetilsalicílico é a droga de escolha para a prevenção da pré-eclâmpsia. A medicação pode causar um pequeno aumento em sangramento periparto. Outras drogas, como a heparina e dalteparina em estudos pequenos, tiveram benefícios, mas não podem ser recomendadas no momento.
- Em mulheres com baixa ingestão de cálcio, a suplementação de cálcio reduz a pré-eclâmpsia em praticamente 50%. A Organização Mundial da Saúde (OMS) recomenda suplementação de cálcio (1 g por dia) na segunda metade da gravidez para as mulheres com baixo cálcio na dieta.
- A atividade física reduz em 40% o risco de desenvolver pré-eclâmpsia, mas esse benefício é limitado a mulheres que realizam pelo menos 140 minutos de atividade física por semana.

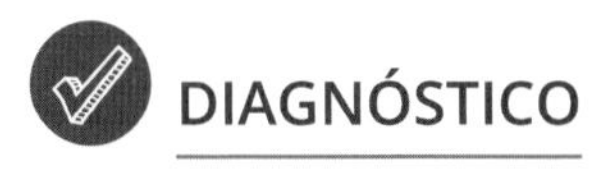

DIAGNÓSTICO

Manifestações clínicas

- As mulheres são em sua maioria assintomáticas, sendo a doença frequentemente diagnosticada no exame pré-natal de rotina, em geral após 34 semanas de gestação.
- O grau de proteinúria é muito variável e edema periférico é comum, principalmente nas pacientes com maiores níveis de proteinúria.
- Os sintomas incluem cefaleia e distúrbios visuais. Dor epigástrica ou retroesternal podem ocorrer.
- A HAS é considerada grave nessas circunstâncias quando superior a níveis de 160x110 mmHg. Uma vez que a pré-eclâmpsia tenha sido diagnosticada, a pressão arterial deve ser medida regularmente.
- As mulheres com pré-eclâmpsia grave podem se apresentar com sintomas como cefaleia, distúrbios visuais, dor epigástrica, náuseas e vômitos.
- As complicações neurológicas incluem convulsões, acidente vascular cerebral ou ataque isquêmico transitório, cegueira cortical, descolamento de retina e encefalopatia posterior reversível.
- O envolvimento hepático manifesta-se com disfunção hepática, hematoma ou ruptura hepática, e o envolvimento renal inclui injúria renal aguda necessitando de diálise.

- Complicações cardiorrespiratórias incluem isquemia do miocárdio ou infarto pulmonar e edema pulmonar. As mulheres também podem apresentar-se com coagulação intravascular disseminada ou complicações placentárias, como descolamento prematuro.
- Pré-eclâmpsia grave também pode ser manifestada como síndrome HELLP, caracterizada por anemia hemolítica microangiopática, disfunção hepática (elevação de transaminases) e trombocitopenia com ou sem proteinúria ou hipertensão grave.
- As complicações fetais incluem retardo de crescimento, natimorto, morte neonatal e complicações associadas à prematuridade.

Exames laboratoriais

- A proteínúria de 24 horas e a relação proteína/creatinina detecta proteinúria em mulheres com suspeita de pré-eclâmpsia.
- O acompanhamento de mulheres com pré-eclâmpsia inclui a avaliação dos parâmetros hematológicos (hemoglobina, plaquetas) e testes bioquímicos (função hepática e renal). A avaliação de rotina da coagulação não é indicada. Se necessário, a contagem de plaquetas de mais de 100.000 plaquetas/mm^3 não é um indicador sensível de coagulopatia.

Critérios diagnósticos

- Pressão arterial sistólica ≥ 140 mmHg e/ou pressão arterial diastólica ≥ 90 mmHg, em pelo menos duas ocasiões, com pelo menos 4 horas de intervalo, após 20 semanas de gestação, em um paciente previamente normotenso, associado a 1 ou mais dos seguintes:
  - Proteinúria ≥ 0,3 g em amostra de urina de 24 horas ou razão proteína/creatinina ≥ 0,3 (30 mg/mmol) em amostra de urina aleatória, ou tira reagente para proteínas ≥ 2+ se a medição quantitativa não estiver disponível.
  - Contagem de plaquetas < 100.000 céls/mm^3.
  - Creatinina sérica > 1,1 mg/dL, ou aumento de 2 vezes na concentração de creatinina, se ausência de outra causa.
  - Transaminases hepáticas pelo menos 2 vezes o limite superior das concentrações normais para o laboratório local.
  - Edema pulmonar.

- Cefaleia de início recente e persistente, não contabilizada por diagnósticos alternativos, e não respondendo a doses usuais de analgésicos.
- Sintomas visuais (visão turva, luzes piscantes ou faíscas, escotomas).

TRATAMENTO

- A primeira medida é a monitorização precoce, para verificar alterações da medida pressórica e diagnóstico precoce da pré-eclâmpsia.
- Idealmente, deve-se realizar uma conduta expectante sem antecipar o final da gestação. Um estudo mostrou que esperar a gestação sem interrupção até 34 a 36 semanas e 6 dias foi associada a melhores desfechos para o recém-nascido se a paciente não apresenta hipertensão grave.
- As gestantes com HAS grave devem ser internadas no hospital. Um cateter epidural pode diminuir a resposta hipertensiva induzida pela dor e permitir anestesia para cesariana de emergência.
- O descanso no leito não impede a pré-eclâmpsia e pode causar dano obstétrico. Para evitar edema pulmonar potencialmente letal, a restrição de fluidos é adequada.
- Diretrizes internacionais recomendam fortemente o uso de anti-hipertensivos para hipertensão grave. Opções incluem nifedipino, por via intravenosa, hidralazina ou labetalol a cada 15-30 minutos.
- A monitorização pressórica nas pacientes ambulatoriais deve ser de pelo menos 2 vezes por semana. Todas as pacientes com pressão arterial sistólica > 160 mmHg ou diastólica > 110 mmHg tem indicação de iniciar terapia anti-hipertensiva.
- Quando decidido iniciar o tratamento medicamentoso, a droga de escolha é o labetalol. O labetalol intravenoso e a hidralazina são drogas de escolha para o manejo agudo da hipertensão grave no período pós-parto, mas o nifedipino oral também pode ser considerado opção.
- Outra medicação que pode ser usada é metildopa, tanto durante a gestação como no pós-parto.
- Em pacientes com maior risco de desenvolver eclâmpsia, o sulfato de magnésio intravenoso é capaz de tratar e prevenir a eclâmpsia.
- Os corticosteroides para síndrome HELLP podem ajudar a melhorar parâmetros laboratoriais e podem ser utilizados para acelerar a maturidade fetal.
- Recomendações em relação ao manejo desses pacientes incluem:

  - Em pacientes internadas, recomenda-se restringir volume com um máximo de 80 mL/hora de líquidos intravenosos.
  - Em pacientes hipertensos graves (≥ 160/110 mmHg), deve-se iniciar a terapia oral ou parenteral que pode ser repetida em 30 minutos se pressão sistólica permanece ≥ 160 mmHg ou pressão arterial diastólica ≥ 110 mmHg. Opções incluem nifedipino (10 mg por via oral a um máximo de 30 mg); hidralazina (5 mg *bolus* intravenoso em seguida, 5-10 mg por via intravenosa a um máximo de 45 mg, se necessário); labetalol (20 mg por via intravenosa, em seguida, se necessário, 40-80 mg, em seguida, até uma dose máxima de 300 mg).
- Alternativa de fármacos orais que podem ser utilizados em 1 hora: labetalol (200 mg por via oral) e clonidina (0,2 mg por via oral).
- Para a hipertensão não grave: metildopa (500-2.000 mg/dose, em três ou quatro doses divididas); labetalol (300-2.400 mg/dose, em três ou quatro doses divididas; nifedipino (20-120 mg/dose 1 x/dia).
- A única medida curativa para a pré-eclampsia é a expulsão da placenta. A decisão sobre o momento do parto deve considerar os riscos maternos e fetais de continuidade da gravidez e os riscos neonatais de acabar com a gravidez.
- Em pacientes com > 34 semanas de gestação com achados de PAS > 160 mmHg e PAD > 110 mmHg por mais de 4 horas, com sintomas neurológicos como fotopsia ou cefaleia intensa, alterações hepáticas ou renais, edema pulmonar e plaquetopenia < 100.000 céls/mm^3, em geral devem ter interrupção da gestação.
- Devemos considerar a profilaxia com sulfato de magnésio em pacientes com pré-eclampsia e achados graves como os citados anteriormente.
- Em caso de parto antes de 34 semanas de gestação, os neonatos se beneficiam de corticoesteroides para acelerar a maturação pulmonar. A exposição pré-natal a corticosteroide após 34 semanas de gestação não afeta desfechos respiratórios em crianças. Os bebês nascidos antes de 30 semanas de gestação provavelmente se beneficiam do efeito neuroprotetor pré-natal com sulfato de magnésio.
- O uso de sulfato de magnésio e outras intervenções nesses pacientes pode ser feito da seguinte maneira:
  - Sulfato de magnésio para tratamento da eclâmpsia: 4 a 64 g por via intravenosa (durante 15 minutos), em seguida 1 a 2 g/hora IV, se o paciente já está recebendo o sulfato de magnésio, dar dose adicional de 2-4 g por via intravenosa (durante 5 minutos) e aumentar a infusão para 2 g/hora IV.

- Sulfato de magnésio para prevenção da eclâmpsia em mulheres com pré-eclâmpsia: 4 g IV (durante 5 minutos), em seguida, 1 g/hora IV.
- Sulfato de magnésio para neuroproteção fetal: 4 g IV (com ou sem 1 g/h até o parto ou 24 horas no máximo) para mulheres com parto iminente com menos de 34 semanas para prevenção ou tratamento de eclâmpsia.
  - A toxicidade do magnésio é incomum em pacientes com boa função renal. Está relacionada à concentração sérica de magnésio, com perda dos reflexos tendinosos profundos que ocorre em 7 a 10 mEq/L, paralisia respiratória em 10 a 13 mEq/L, condução cardíaca é alterada em > 15 mEq/L e parada cardíaca ocorre em > 25 mEq/L.
  - A avaliação clínica para toxicidade do magnésio deve ser realizada a cada 1 ou 2 horas, com dosagem de magnésio a cada 6 horas.
  - Caso haja toxicidade pelo magnésio, indica-se o gluconato de cálcio 15 a 30 mL de solução a 10% por IV, durante 2 a 5 minutos em parada cardíaca ou toxicidade cardíaca grave relacionada à hipermagnesemia.
  - A dose inicial de 10 mL do gluconato de cálcio pode ser usada para pacientes com comprometimento cardiorrespiratório menos grave.
- Corticosteroides para promover maturidade pulmonar fetal: dose pré-natal única, quando parto previsto nos 7 dias seguintes e menos de 34 semanas de gestação. Pode-se considerar o uso de corticoesteroides entre 34 a 36 semanas, mas há discordância entre diferentes autores.
- Síndrome HELLP: 10 mg de dexametasona por via intravenosa a cada 12 horas por 48 horas). A medicação é recomendada se plaquetas abaixo de 20.000 células/mm^3 antes de cesárea ou menor que 50.000 células/mm^3 se sangramento ativo excessivo.

▪ Após a gestação, as mulheres que tiveram pré-eclâmpsia parecem ter risco aumentado de desenvolver doença cardiovascular.
▪ A American Heart Association recomenda um acompanhamento anual da pressão arterial, lipídes e glicemia por mulheres que tiveram hipertensão na gravidez.

PRESCRIÇÃO NA PRÁTICA

Exemplo de prescrição (cada caso deve ser avaliado individualmente e a decisão deve ser tomada pelo médico responsável pelo caso).

- Se antes de 34 semanas de gestação, conduta expectante.
- 1. Dieta hipossódica.
- 2. Hidralazina 5 mg IV em *bolus*, depois 50 mg VO a cada 8 horas ou nifedipino 10 mg VO a cada 12 horas.
- Sulfato de magnésio 4 g em 100 mL de salina fisiológica, correr em 15 minutos, se achados de gravidade.
- Se > 37 semanas e viabilidade fetal, considerar realizar parto.

REFERÊNCIAS

1. American College of Obstetricians and Gynecologists, Task Force on Hypertension in Pregnancy. Hypertension in pregnancy. Report of the American College of Obstetricians and Gynecologists' Task Force on Hypertension in Pregnancy. Obstet Gynecol. 2013;122(5):1122-31.
2. Magee LA, Nicolaides KH, Von Dadelsven DP. Preeclampsia. N Engl J Med. 2022;386(19):1817-32.
3. Magee LA, Pels A, Helewa M, Rey E, von Dadelszen P, Canadian Hypertensive Disorders of Pregnancy Working Group. Diagnosis, evaluation, and management of the hypertensive disorders of pregnancy: executive summary. J Obstet Gynaecol Can. 2014;36(5):416-41.
4. Sibai BM, Caritis S, Hauth J, National Institute of Child Health and Human Development Maternal-Fetal Medicine Units Network. What we have learned about preeclampsia. Semin Perinatol. 2003;27(3):239-46.
5. Stegers EAP, von Dadelszen P, Duvekot JJ, Pijnenborg R. Preeclampsia. Lancet. 2010;376(9741):631-44.

19

Síndrome de abstinência alcoólica: diagnóstico e tratamento

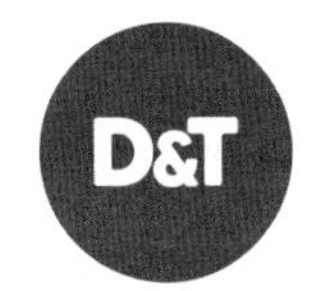

Rodrigo Antonio Brandão Neto

INTRODUÇÃO

- Transtornos relacionados ao uso de álcool são uma condição comum que afeta de 8 a 15 milhões de pessoas nos Estados Unidos da América. São cerca de 500 mil episódios anuais de abstinência alcoólica e cerca de 79 mil mortes anuais relacionadas ao álcool.
- A síndrome de abstinência alcoólica (SAA) é um conjunto de sinais e sintomas específicos causados pela suspensão abrupta do consumo de álcool em pacientes usuários crônicos.
- O consumo crônico de álcool leva a alterações no sistema nervoso central, que, quando abruptamente interrompido, desencadeia uma síndrome de hiperexcitabilidade caracterizada por sintomas autonômicos, neurológicos e psiquiátricos.
- A ingestão aguda de álcool leva a uma liberação de opioides endógenos, causando euforia e reforço para o uso contínuo, seguido pela ativação dos receptores inibitórios GABA tipo A e inibição dos receptores excitatórios tipo NMDA (N-metil D-aspartato) (causando sedação, intoxicação e distúrbios cognitivos). Com o uso crônico do álcool, ocorrem alterações no número e na função dos receptores, como uma resposta compensatória aos efeitos depressores do álcool.
- A retirada abrupta da ingestão de álcool, nos indivíduos que apresentam essa adaptação crônica, leva a um estado de desequilíbrio entre receptores

excitatórios e inibitórios, o que leva ao estado de hiperexcitabilidade característico da SAA.

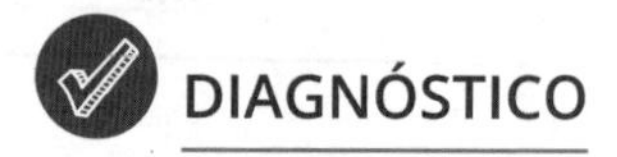

DIAGNÓSTICO

Fatores de risco

- Uso sustentado de álcool.
- História prévia de *delirium tremens* ou internação por síndrome de abstinência alcoólica.
- Idade superior a 30 anos.
- Presença de doença precipitante.
- Alcoolemia elevada.
- Tempo desde a última dose de álcool.
- Escore CIWA-Ar > 15 na admissão.
- Uso prévio de benzodiazepínicos.
- Sexo masculino.

Etiologias

- Traumas: especialmente traumatismo cranioencefálico (TCE).
- Acidentes vasculares cerebrais (AVC).
- Síndromes coronarianas agudas.
- Insuficiência cardíaca ou renal.
- Infecções graves: como pneumonia ou sepse.
- Hepatite alcoólica ou pancreatite aguda.
- Hipoglicemia ou hiperglicemia.
- Exacerbação aguda de doença pulmonar obstrutiva crônica (DPOC).
- Anemia.

Achados clínicos

- O principal achado de história é o da cessação ou redução do consumo de álcool. Os sintomas costumam iniciar-se algumas horas após a interrupção do consumo de álcool.

- O diagnóstico da síndrome de abstinência exige uma história de interrupção do uso de álcool e pelo menos dois dos seguintes sintomas:
  - Hiperatividade autonômica (evidenciada por taquicardia com frequência cardíaca (FC) > 100 bpm ou sudorese (hipertensão pode ocorrer, mas não é critério).
  - Tremores de mão.
  - Insônia.
  - Náuseas e vômitos.
  - Alucinações visuais, táteis ou auditivas.
  - Ansiedade.
  - Agitação.
  - Crises convulsivas (tônico-clônicas generalizadas).
- O aparecimento dos sintomas ocorre usualmente após 6 a 24 horas da última ingesta de álcool, lembrando que, em alguns etilistas pesados, a simples diminuição da ingesta é suficiente para desencadear sintomas de abstinência.
- Outros sintomas considerados menores em pacientes com síndrome de abstinência alcoólica (SAA) incluem tremores, ansiedade, cefaleia, anorexia e palpitações. Podem, ainda, ocorrer sintomas gastrointestinais, como náuseas e vômitos, anorexia e dispepsia.
- As convulsões associadas à síndrome de abstinência ocorrem de 12 a 48 horas após a última ingesta alcoólica, mas podem ocorrer mesmo 2 horas após ingestão alcoólica. Ocorrem na forma de crises tônico-clônicas generalizadas em geral como crise única, embora possam acontecer até 6 crises convulsivas, principalmente em pacientes que não recebem benzodiazepínicos no início do tratamento.
- A alucinose alcoólica ocorre de 12 a 48 horas após a última ingestão de álcool e não costuma ser associada com a alteração de sensório - importante característica de pacientes com *delirium tremens*. Usualmente são alucinações visuais, mas podem ocorrer também alucinações auditivas e tácteis, ocorrendo em até 25% dos pacientes com síndrome de abstinência.
- O *delirium tremens* é a manifestação mais grave da SAA, que pode ocorrer dentro de 48 a 96 horas após a última ingesta de álcool e dura na maioria dos casos 3 dias, mas pode persistir por até 14 dias. Suas manifestações incluem:
  - Desorientação e confusão mental importantes.
  - Extrema agitação com necessidade na maioria dos casos de restrição mecânica.
  - Tremores grosseiros.

- Instabilidade autonômica, com taquicardia importante, aumento da pressão arterial e alterações hidroeletrolíticas.
- Ideação paranoide.
- Acentuada resposta a estímulos externos.
- Alucinações usualmente visuais, mas podendo ocorrer outros tipos de alucinações, incluindo até mesmo auditivas.

TABELA 1 Manifestações da síndrome de abstinência alcoólica.

Síndrome	Achados	Tempo de aparecimento
Sintomas menores	Tremores, ansiedade, cefaleia, anorexia, palpitações	6-36 horas
Crises convulsivas	CTCG em geral únicas ou até 6 episódios	6-48 horas
Alucinose	Visuais ou auditivas, mas senso de orientação preservado	12-48 horas
Delirium tremens	***Delirium***, agitação, taquicardia, febre, diaforese, crise hipertensiva	48-96 horas

CTCG: crise tônico-clônica generalizada.

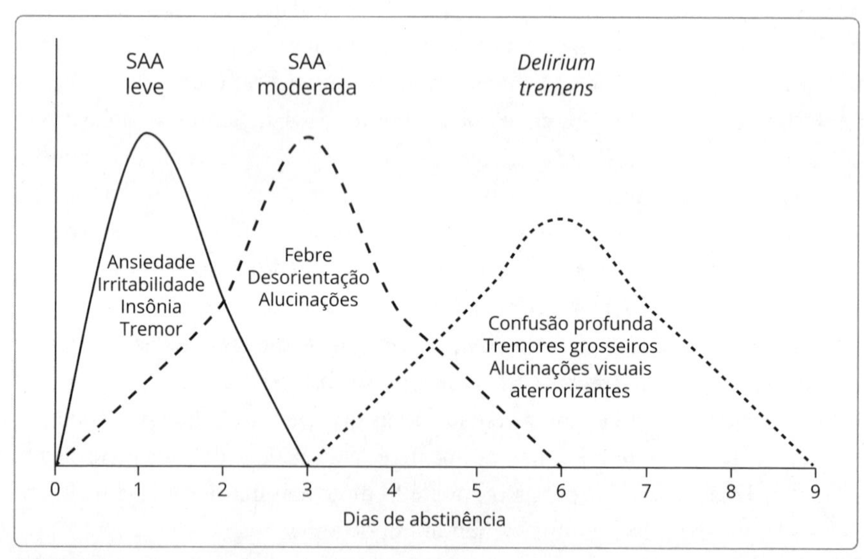

FIGURA 1
Relação temporal e manifestações da síndrome da abstinência alcoólica.

SAA: síndrome de abstinência alcoólica.

Avaliação e monitorização com a escala CIWA-Ar

- A avaliação inicial deve incluir a aplicação da escala CIWA-Ar (*Revised Clinical Institute Withdrawal Assessment for Alcohol scale*), que ajuda a quantificar a gravidade dos sintomas da síndrome de abstinência alcoólica e guiar o tratamento.

TABELA 2 Escala CIWA-Ar.

Náuseas e vômitos	Distúrbios táteis
0 sem náuseas, sem vômitos	0 nenhum
1 náuseas leves sem vômitos	1 prurido, agulhadas, dormência ou queimação muito leves
2	2 prurido, agulhadas, dormência leves
3	3 prurido, agulhadas, dormência moderados
4 náuseas intermitentes com esforço seco de vômitos	4 alucinações moderadamente graves
5	5 alucinações graves
6	6 alucinações muito graves
7 náuseas constantes, esforço seco de vômito e vômitos frequentes	7 alucinações contínuas
Tremor	**Distúrbios auditivos**
0 sem tremor	0 ausentes
1 não visível, mas pode ser sentido com ponta dos dedos	1 muito pouco assustadores
2	2 pouco assustadores
3	3 moderadamente assustadores
4 moderado com os braços estendidos	4 alucinações moderadamente graves
5	5 alucinações graves
6	6 alucinações muito graves
7 grave mesmo com os braços não estendidos	7 alucinações contínuas
Sudorese	**Distúrbios visuais**
0 sem sudorese visível	0 nenhum
1 sudorese muito leve, mãos úmidas	1 sensibilidade muito leve
2	2 sensibilidade leve
3	3 sensibilidade moderada
4 gotas de suor visíveis na fronte	4 alucinações moderadamente graves
5	5 alucinações graves
6	6 alucinações muito graves
7 sudorese intensa	7 alucinações contínuas

(continua)

TABELA 2 Escala CIWA-Ar. (*continuação*)

Ansiedade	Cefaleia ou cabeça pesada
0 sem ansiedade	0 ausente
1 ansiedade leve	1 muito leve
2	2 leve
3	3 moderada
4 moderadamente ansioso	4 moderadamente grave
5	5 grave
6	6 muito grave
7 equivalente a estados agudos de pânico	7 extremamente grave

Agitação	Orientação
0 atividade normal	0 orientado e pode realizar somas seriadas
1 algo mais que atividade normal	1 não pode realizar somas seriadas ou incerteza sobre a data
2	2 desorientado para data por não mais de 2 dias
3	3 desorientado para data por mais de 2 dias
4 moderadamente impaciente e incomodado	4 desorientado espacialmente e/ou para pessoas
5	
6	
7 agitação e inquietude extremas	

Classificação CIWA-Ar: muito leve < 10 pontos; leve: < 15 pontos; moderada: 16-20 pontos; grave: > 20 pontos; muito grave > 25 pontos.

Exames complementares

- O diagnóstico da síndrome é clínico e exige a exclusão de diagnósticos. Os exames necessários incluem:
  - Hemograma.
  - Glicemia.
  - Ureia, creatinina, sódio, potássio, magnésio, cálcio.
  - Enzimas hepáticas.
  - Tempo de protrombina.
  - Amilase e lipase.
  - Eletrocardiograma (se FC > 100 bpm).
  - Radiografia de tórax.
  - Urina tipo 1.

- Gasometria arterial (em casos moderados a graves).
- CPK (em casos moderados a graves).
- Tomografia computadorizada de crânio.
- Culturas (conforme a indicação clínica se suspeita de infecção associada).

- A tomografia é indicada apenas em pacientes confusos, com convulsões parciais ou convulsões generalizadas reentrantes, história de TCE, déficit neurológico focal no exame físico ou primeiro episódio convulsivo.
- Outros exames complementares, como coleta de líquido cefalorraquidiano, tem indicação conforme a apresentação clínica.

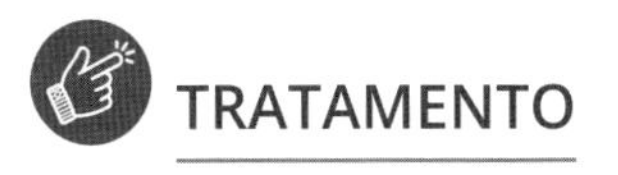

TRATAMENTO

Tratamento inicial

- Ambiente:
  - Colocar, se possível, o paciente em um ambiente tranquilo, com pouca estimulação externa.
  - Orientação constante pela equipe de saúde para reduzir a confusão e a ansiedade.
- Hidratação:
  - A maioria dos pacientes apresenta desidratação e distúrbios eletrolíticos.
  - Reposição com salina fisiológica (1-2 L/dia, podendo chegar a 5 L/dia).
- Medicação:
  - Benzodiazepínicos: são a base do tratamento para síndrome de abstinência alcoólica, com o objetivo de controlar a hiperexcitabilidade autonômica e prevenir complicações severas, como convulsões e *delirium tremens*.

Tratamento para abstinência leve a moderada (CIWA-Ar < 15 pontos)

- Diazepam 5-10 mg VO a cada 6-8 horas, com redução gradual das doses.
- Alternativa: lorazepam 1-4 mg VO ou IM.
- Se sem piora nas próximas 2 horas, candidato a tratamento ambulatorial.

Tratamento para abstinência moderada (CIWA-Ar entre 15 e 20 pontos)

- Diazepam 5-10 mg VO conforme sintomas, reavaliar a cada 1 hora.
- Alternativa: lorazepam 1-4 mg VO ou IM.
- Considerar fenobarbital dose única 10 mg/kg de peso diluído em 100 mL de salina em 30 minutos.
- Se CIWA-Ar < 10 por 2 horas, ou < 15 com bom suporte, candidato a tratamento ambulatorial.
- O tratamento com benzodiazepínicos de horário, comparado à demanda, foi associado a tempo de permanência hospitalar, sete vezes maior, por isto deve ser evitado.

Tratamento para abstinência grave (CIWA-Ar > 20 pontos)

- Diazepam 5-10 mg IV lentamente, repetindo a cada 15-30 minutos conforme a necessidade, até o paciente ficar calmo mas não excessivamente sedado.
- Alternativa: lorazepam 2-4 mg IV repetido a cada 15-20 minutos, podendo ser utilizado via IM.

Fenobarbital

- Utilizado em casos refratários ao tratamento com benzodiazepínicos com CIWA-Ar > 20 pontos com múltiplas doses. Indicamos dose única se CIWA-Ar > 16 pontos. Estudos mostram que a dose única de 10 mg/kg foi associada a diminuição de evolução para *delirium tremens*, internação em terapia intensiva e tempo de internação hospitalar.
- Dose inicial para esquema com múltiplas doses: 120-360 mg IV, repetida a cada 15-20 minutos até controle dos sintomas.
- Dose única de 10 mg/kg diluída em salina 100 mL.

Propofol

- Utilizado em casos de *delirium tremens* refratário, quando doses de benzodiazepínicos ultrapassam 200 mg e sem resposta a fenobarbital.
- Dose: 5-100 μg/kg/min, com necessidade de intubação e ventilação mecânica.

Profilaxia e suporte adicional

- Tiamina:
  - Administrada para prevenir a encefalopatia de Wernicke, complicação potencialmente grave.
  - Dose: 100-200 mg IM 1-2 x/dia.
- Magnésio:
  - Reposição de 1-2 g diluídos em 100 mL de salina fisiológica se níveis baixos. Não indicado de rotina.
- Ácido fólico:
  - Recomendado por alguns autores devido à frequente deficiência em pacientes etilistas.

Considerações para internação e terapia intensiva

- Critérios de internação:
  - Pacientes com CIWA-Ar > 20 pontos na admissão.
  - Pacientes entre 16 e 20 pontos devem ser avaliados individualmente para internação.
- Critérios para internação em terapia intensiva:
  - *Delirium tremens.*
  - CIWA-Ar > 25 pontos.
  - Condições graves associadas.
  - Rabdomiólise.
  - Distúrbios hidroeletrolíticos graves.
  - Instabilidade hemodinâmica.
  - Lesão renal aguda.
  - Infecções graves.
  - *Delirium tremens* prévio.

Condutas específicas

- *Delirium tremens*:
  - Uso de *bolus* de benzodiazepínicos EV, em doses altas (20 a 40 mg), podendo ser necessário midazolam contínuo.

- Antipsicóticos como olanzapina 10 mg ou haloperidol 5 mg IM podem ser necessários para controlar a agitação e alucinações. Evitar fora da situação de *delirium tremens*.

- Crises convulsivas:
  - Tratadas com benzodiazepínicos, fenobarbital e, em casos refratários, propofol.
  - Fenitoína não é eficaz nesses casos e não deve ser utilizada.

Outras medidas para o tratamento

- Betabloqueadores:
  - Podem reduzir manifestações autonômicas como taquicardia e tremores, mas não são recomendados de rotina devido ao risco de piorar o *delirium*.
- Anticonvulsivantes:
  - Carbamazepina pode ser utilizada em pacientes com sintomas leves a moderados, como alternativa a benzodiazepínicos em regime ambulatorial.
  - Dose inicial: 200-400 mg a cada 12 horas, podendo chegar a 1.200-1.600 mg/dia.
- Clonidina ou dexmedetomidina:
  - Podem reduzir manifestações autonômicas, mas não são indicadas de rotina.

Seguindo o tratamento

- Tratamento ambulatorial:
  - Pacientes com crise leve podem ser seguidos ambulatorialmente com desmame gradual de benzodiazepínicos.
  - Oferecer encaminhamento para tratamento de abuso e dependência de álcool a todos os pacientes.
- Alta hospitalar:
  - Pacientes devem ser orientados sobre a importância de evitar recidivas e buscar suporte contínuo.
  - Pacientes com CIWA-Ar < 15 podem receber ala hospitalar se suporte familiar e não apresentando piora. Pacientes com CIWA-Ar < 10 pontos podem receber alta sem observação hospitalar.

Referências

1. American College of Emergency Physicians (ACEP). Clinical Policy: Critical Issues in the Management of Adult Patients Presenting to the Emergency Department with Acute Alcohol Intoxication. Ann Emerg Med. 2013;61(5):588-92.
2. Carlson RW, Kumar NN, Wong-Mckinstry E, Ayyagari S, Puri N, Jackson FK, et al. Alcohol withdrawal syndrome. Crit Care Clin. 2012;28(4):549-85.
3. Friedman PD. Alcohol use in adults. N Engl J Med. 2013;368:365-73.
4. Kosten TR, O'Connor PG. Management of drug and alcohol withdrawal. N Engl J Med. 2003;348(18):1786-95.
5. Laranjeira R, Nicastri S, Jerônimo C, Marques AC. Consenso sobre a síndrome de abstinência alcoólica. Rev Bras Psiquiatria. 2000;22(2):62-71. Disponível em: https://www.scielo.br/j/rbp/a/fLRYmL7W3dFQxFdMxZRNzqz/.
6. Mayo-Smith MF, Beecher LH, Fischer TL, et al. Management of alcohol withdrawal delirium. An evidence-based practice guideline. Arch Intern Med. 2004;164(13):1405-12.
7. Punia K, Scott C, Manuja K, Sabbineni M, Campbell K, Balodis IM, et al. Anti-craving medications for alcohol use disorder treatment in the emergency department: A systematic review of direct evidence for SAEM GRACE. Acad Emerg Med. 2023;30(5):571-82.
8. Saitz R, Mayo-Smith MF, Roberts MS, et al. Individualized treatment for alcohol withdrawal. A randomized double-blind controlled trial. JAMA. 1994;272:519-23.
9. Shaughnessy AF, et al. Fenobarbital for severe alcohol withdrawal syndrome: a review of the literature. Am Fam Physician. 2014;90(1):6-7.

20

Traumatismo cranioencefálico: diagnóstico e tratamento

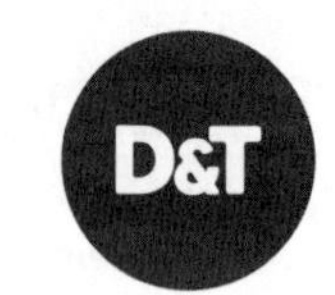

Rodrigo Antonio Brandão Neto

INTRODUÇÃO

- O trauma cranioencefálico (TCE) é definido como qualquer lesão de etiologia traumática que afete o parênquima cerebral ou suas estruturas subjacentes, como as meninges, os vasos, a calota craniana e o couro cabeludo.
- Cerca de 39% dos pacientes com grave lesão cerebral traumática morrem devido à sua lesão, e 60% têm um resultado desfavorável mensurado pela escala de Glasgow.
- A incidência do TCE é crescente em países de baixa renda por causa de lesões relacionadas ao transporte. Os homens jovens são os mais afetados.
- A lesão cerebral traumática é classificada com base em sinais clínicos, utilizando-se principalmente a escala de coma de Glasgow (ECG) (Tabela 1).
- Alguns cuidados devem ser tomados ao se calcular a ECG:
  - Verificar se não há fatores limitantes (surdez que impeça ouvir as ordens, por exemplo).
  - Pontuar sempre o valor máximo obtido pelo paciente.
- A classificação baseada na escala de Glasgow para TCE é:
  - TCE leve: Glasgow de 13 a 15.
  - TCE moderado: Glasgow de 9 a 12.
  - TCE grave: Glasgow de 3 a 8.
- Recentemente foi proposta a inclusão da avaliação pupilar na ECG, retirando pontos do escore final conforme a resposta pupilar. Assim, teríamos:
  - Resposta pupilar inexistente: nenhuma pupila reage à luz (retira 2 pontos).

- Resposta pupilar parcial: apenas uma pupila reage à luz (retira 1 ponto).
- Resposta pupilar total: ambas as pupilas reagem à luz (não retira pontos).

TABELA 1 Escala de coma de Glasgow.

Critério	Classificação	Pontos
Resposta ocular		
Olhos abertos previamente à estimulação	Espontânea	4
Abertura ocular após ordem em voz normal ou em voz alta	Ao som	3
Abertura ocular após estimulação na extremidade dos dedos (aumentando a intensidade por 10 s)	À pressão	2
Ausência de abertura ocular, sem fatores de interferência	Ausente	1
Olhos fechados devido a fator local	Não testável	NT
Resposta verbal		
Resposta adequada relativamente ao nome, local e data	Orientada	5
Resposta não orientada, mas comunicação coerente	Confusa	4
Palavras isoladas, inteligíveis	Palavras	3
Apenas gemidos ou ruídos ininteligíveis	Sons	2
Ausência de resposta audível, sem fatores de interferência	Ausente	1
Fator que interfere na comunicação	Não testável	NT
Resposta motora		
Cumprimento de ordens com duas ações	A ordens	6
Elevação da mão acima da clavícula, ao estímulo na cabeça ou pescoço	Localizadora	5
Flexão rápida do membro superior ao nível do cotovelo, padrão predominante não anormal	Flexão normal	4
Flexão do membro superior ao nível do cotovelo, padrão predominante claramente anormal	Flexão anormal	3
Extensão do membro superior ao nível do cotovelo	Extensão	2
Ausência de movimentos dos membros superiores ou inferiores, sem fatores de interferência	Ausente	1
Fator que limita resposta motora	Não testável	NT

- Essa atualização da ECG está validada para pacientes com trauma, e no estudo original a mortalidade em pacientes com ECG de 3 era de 50%, comparado a 74% em pacientes com ECG de 1 com avaliação pupilar.

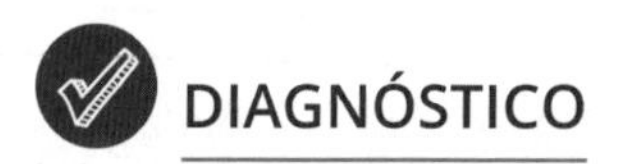

DIAGNÓSTICO

Fisiopatologia

- O compartimento intracraniano é protegido pelo crânio. A pressão intracraniana (PIC) é usualmente ≤ 15 mmHg em adultos, e a hipertensão intracraniana (HIC) ocorre quando a PIC é ≥ 20 mmHg por período maior do que 5 minutos.
- A pressão de perfusão cerebral (PPC) é definida pela diferença entre pressão arterial média (PAM) e PIC. A PAM entre 50 e 150 mmHg mantém o fluxo sanguíneo cerebral constante.
- O trauma cranioencefálico (TCE) pode alterar a autorregularão pressórica de tal modo que o cérebro não possa compensar adequadamente a PPC. Valores de PAM abaixo de 50 mmHg podem resultar em isquemia e infarto cerebral, e valores acima de 150 mmHg causam edema e HIC.
- Uma classificação utilizada para avaliar pacientes com TCE é a classificação de Marshall, sumarizada a seguir (Quadro 1).

QUADRO 1 Escala de Marshall para trauma cranioencefálico.

Categoria	Definição
Lesão difusa I	Não há patologia intracraniana visível na tomografia
Lesão difusa II	Cisternas presentes com desvio de linha média de até 5 mm; ausência de lesões expansivas > 25 cm³
Lesão difusa III	Cisternas comprimidas ou ausentes com desvio de linha média até 5 mm; ausência de lesões expansivas > 25 cm³
Lesão difusa IV	Desvio linha média > 5 mm, ausência de lesões expansivas > 25 cm³
Lesão expansiva evacuada (V)	Qualquer lesão evacuada cirurgicamente
Lesão expansiva não evacuada (VI)	Lesão > 25 cm³ com densidade mista ou alta, não evacuada

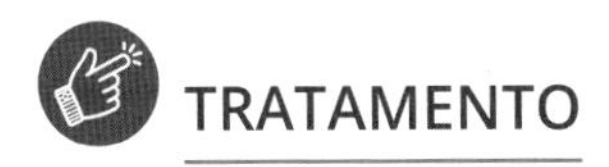

TRATAMENTO

Manejo

- O atendimento pré-hospitalar deve seguir os protocolos do ATLS (*Advanced Life Trauma Life Support*) ou PHTLS (*Pre-Hospital Trauma Life Support*). O objetivo do tratamento pré-hospitalar é prevenir hipóxia e hipotensão.
- Em pacientes com indicação de reposição volêmica por hipotensão as soluções cristaloides são de escolha. O alvo é manter uma PAS > 100 mmHg, e em pacientes com > 70 anos o alvo é PAS > 110 mmHg.
- São consideradas indicações de intubação orotraqueal (IOT) nesses pacientes:
  - Incapacidade de proteger via aérea.
  - Trauma cranioencefálico (TCE) grave (ECG < 9).
  - Dificuldade em ventilar ou manter $SatO_2$ > 90% após oxigênio suplementar.
  - Instabilidade hemodinâmica.
  - Considerar IOT caso transporte de longa duração.
- Deve-se manter oxigenação adequada, o que é considerado PaO_2 > 60 mmHg. Outras medidas são sumarizadas a seguir:
  - Monitorização adequada com ECG, oximetria, capnografia e sinais vitais.
  - Avaliação sistemática para outros tipos de trauma.
  - Realização de exame de imagem, com a TC sendo a imagem preferida nesse contexto.
  - Avaliação com neurocirurgião.
  - Coleta de hemograma completo, eletrólitos, coagulograma, função renal, glicemia e exames toxicológicos. A presença de coagulopatia na vigência de TCE grave implica indicar correção da coagulopatia.
- A hipotermia terapêutica é de benefício controverso e não deve ser indicada de rotina.
- O uso de corticesteroides não é indicada, exceto em pacientes com hipopituitarismo.
- O ácido tranexâmico é um antifibrinolítico de baixo custo e pode reduzir a mortalidade e a incapacidade de uma lesão cerebral traumática. Nos estudos CRASH-2 e CRASH-3, houve benefício em pacientes com TCE moderado, mas não em pacientes com TCE grave. A dose é de 1 g EV em 10 minutos, seguida de 1 dose de 1 g infundida em 8 horas.

- O tratamento cirúrgico deve ser considerado nas seguintes situações:
  - Hematoma epidural: quando volume > 30 mL independente de status neurológico, ou em pacientes com Glasgow < 8 e assimetria pupilar.
  - Hematoma subdural: quando > 10 mm de espessura ou associado a desvio de linha média > 5 mm, ou se Glasgow < 8 se ECG caiu 2 pontos na escala desde a admissão hospitalar.
  - Hemorragia intracraniana: se na fossa posterior está recomendada a abordagem, em outras situações a indicação é controversa. Em geral se indica a intervenção se lesão > 50 cm^3 ou maior que 20 cm^3 em hemorragia frontal ou temporal em pacientes com Glasgow de 6-8 com desvio de linha média > 5 mm ou compressão de cisternas.
- Estudos:
  - Em um estudo com 742 pacientes com TCE moderado ou grave e anemia, a estratégia de transfusão restritiva *versus* liberal (limiar de hemoglobina transfusional de 7 *versus* 10 g/dL) resultou em um aumento não significativo de desfechos neurológicos desfavoráveis em 6 meses (73 *versus* 68%).
  - Em outro estudo com 820 pacientes, os resultados neurológicos desfavoráveis em 6 meses foram mais frequentes com um limiar de hemoglobina transfusional de 7 *versus* 9 g/dL (67 *versus* 59%), assim como eventos isquêmicos cerebrais (14 *versus* 9%).
  - Assim indica-se um limiar para transfusão de 8 a 9 g/dL de hemoglobina na maioria dos pacientes com TCE moderado ou grave.
- A craniectomia descompressiva tem sido recomendada como um tratamento de 2ª linha para a HIC em lesão cerebral traumática grave.
- Os pacientes com TCE grave devem ser sempre internados em unidade de terapia intensiva para monitorização. A monitorização da PIC é a conduta na maioria dos centros de referência. Outras medidas na unidade de terapia intensiva incluem:
  - Elevação da cabeceira a 30°.
  - Monitorização de PVC e evitar a hipervolemia.
- Devem-se manter os níveis de PIC abaixo de 20 mmHg. Além da elevação da cabeceira, pode ser realizada remoção de líquido cefalorraquidiano pela ventriculostomia, em taxa de velocidade de 1 a 2 mL por minuto por 2 a 3 minutos. Caso a HIC se mantenha, outras medidas devem ser tentadas, que incluem:

- Osmoterapia: uso de manitol em *bolus* de 0,25 a 1 g/kg a cada 4 a 6 horas, sendo necessário monitorar eletrólitos e função renal. Outra alternativa é o uso de salina hipertônica a 7,5%.
- Hiperventilação: pode reduzir a PIC, mas deve-se evitar $paCO_2 < 30$ mmHg.
- Sedação: melhora a sincronia do paciente com o ventilador, reduz a ansiedade e pode diminuir a PIC. A medicação mais utilizada para esse fim é o propofol.
- PPC: deve ser mantida entre 60 e 70 mmHg, e para tal é realizada conforme a necessidade a reposição volêmica e o uso de drogas vasoativas.
- Drogas antiepilépticas: podem reduzir convulsões em curto prazo, mas não previnem o desenvolvimento de epilepsia. Recomenda-se por até 7 dias, evitando-se uso prolongado.
- Controle glicêmico e de temperatura: as recomendações sobre controle térmico já foram comentadas. O alvo da glicemia é evitar hipoglicemia e glicemias maiores que 140-180 mg/dL.
- Terapia hemostática: em pacientes em uso de varfarina, deve-se utilizar complexo protrombínico ou plasma fresco congelado o mais precocemente possível. Não existe benefício de transfusão plaquetária nos pacientes em uso de agentes antiplaquetários.
- Profilaxia de trombose venosa profunda: motivo de grande controvérsia; no mínimo os métodos compressivos devem ser utilizados.

▪ O eletroencefalograma contínuo é recomendado a pacientes com rebaixamento significativo do nível de consciência. A detecção de crises convulsivas com eletroencefalografia contínua é comumente feita, mas com a sedução contínua pode ser diminuída a sua sensibilidade.

REFERÊNCIAS

1. American College of Surgeons on Trauma. Advanced Trauma Life Support (ATLS) student course manual. 10th ed. Chicago: American College of Surgeons; 2018.
2. Brain Trauma Foundation, American Association of Neurological Surgeons, Congress of Neurological Surgeons, Joint Section on Neurotrauma and Critical Care, AANS/CNS, Bratton SL, Chestnut RM, et al. Guidelines for the management of severe traumatic brain injury. VII. Intracranial pressure monitoring technology. J Neurotrauma. 2007;24 Suppl 1:S45-54.

3. CRASH-3 trial collaborators. Effects of tranexamic acid on death, disability, vascular occlusive events and other morbidities in patients with acute traumatic brain injury (CRASH-3): a randomised, placebo-controlled trial. Lancet. 2019;394(10210):1713-23.
4. Rosenfeld JV, Maas AI, Bragge P, Morganti-Kossmann MC, Manley GT, Gruen RL. Early management of severe traumatic brain injury. Lancet. 2012;380(9847):1088-98.

21

Tromboembolismo pulmonar no pronto-socorro: diagnóstico e tratamento

D&T

Rodrigo Antonio Brandão Neto

PONTOS-CHAVE

- A gravidade dos casos de tromboembolismo pulmonar (TEP) depende de sua apresentação hemodinâmica. Pacientes hemodinamicamente instáveis têm taxa de letalidade de até 45%. Pacientes hemodinamicamente estáveis, com menos de 50 anos e sem outras comorbidades têm taxa de letalidade < 1%.
- A tríade clássica do TEP (dispneia, dor torácica pleurítica e hemoptise) ocorre na minoria dos casos. A dispneia é o sintoma mais frequentemente descrito, relatado em 80% dos casos.
- Ao avaliar pacientes com suspeita de TEP, deve-se avaliar a suspeita clínica da doença idealmente com escores como os de Wells ou Genebra e seguir com os testes diagnósticos conforme indicado.
- A estratificação de risco do paciente pode ser feita com escores clínicos como o escore PESI, imagem (ecocardiograma e/ou angiotomografia de tórax) e biomarcadores (troponina e NT-proBNP).
- O tratamento é com anticoagulação e, em caso de instabilidade hemodinâmica, trombólise e medidas de suporte.

DEFINIÇÕES E EPIDEMIOLOGIA

- O tromboembolismo pulmonar (TEP) é a terceira maior causa de doença cardiovascular no mundo, com 75 a 269 casos para cada 100 mil habitantes.

O DATASUS registrou 2.067 óbitos por embolia pulmonar em 2021, mas acredita-se que o número seja subestimado.

- Pacientes hemodinamicamente instáveis representam de 4% a 5% dos casos, mas têm taxa de letalidade de até 45%. Pacientes com TEP, hemodinamicamente estáveis, com menos de 50 anos e sem outras comorbidades têm taxa de letalidade < 1%.

ETIOLOGIA E FISIOPATOLOGIA

- A embolia pulmonar é definida como a obstrução da artéria pulmonar ou seus ramos pela impactação de um ou mais êmbolos. O tromboembolismo pulmonar (TEP) ocorre pela presença de algum dos elementos descritos na tríade de Virchow, que inclui lesão endotelial, estase sanguínea e hipercoagulabilidade.
- Os principais sítios de origem do TEP são as veias pélvicas, poplíteas, femorais comum e femorais superficial. Cerca de 30 a 40% dos pacientes com trombose venosa profunda (TVP) apresentam TEP concomitante.

Fatores de risco para tromboembolismo pulmonar

- RISCO ALTO – risco relativo > 10:
  - Antecedente de trombose venosa.
  - Infarto agudo do miocárdico até 3 meses.
  - Cirurgia de quadril ou joelho.
  - Fratura de membros inferiores.
  - Lesão medular.
  - Politrauma.
  - Internação recente por insuficiência cardíaca ou fibrilação atrial.
- RISCO INTERMEDIÁRIO – risco relativo 2 a 9:
  - Insuficiência cardíaca descompensada.
  - Artroscopia de joelho.
  - Acidente vascular encefálico com sequela motora significativa.
  - Insuficiência respiratória aguda.
  - Pneumonia comunitária.
  - Infecção urinária.
  - HIV.

- Infecções significativas.
- Cateter venoso central.
- Neoplasias (risco maior se metástases).
- Quimioterapia.
- Parto e puerpério.
- Uso de anticoncepcionais orais.
- Uso de eritropoietina.
- Doenças autoimunes.
- Trombofilias.
- Trombose venosa superficial.
- Hemotransfusão.
- Doença inflamatória intestinal.

- RISCO BAIXO – risco relativo < 2:
  - Idade avançada.
  - Hipertensão arterial sistêmica.
  - Viagem prolongada ou outro fator de imobilidade (> 6 horas sentado).
  - Obesidade.
  - Diabete melito.
  - Gravidez.
  - Cirurgia laparoscópica.
  - Veias varicosas.
  - Repouso no leito por mais de 3 dias.
- Os dois principais mecanismos de morte por tromboembolismo pulmonar (TEP) são a oclusão abrupta da artéria pulmonar e o efeito isquêmico no sistema de condução de His-Purkinje. Aproximadamente um terço dos sobreviventes de grandes TEP apresentam disfunção cardíaca direita persistente e sintomas graves, sendo que aproximadamente 5% evoluem com hipertensão pulmonar crônica e dispneia.

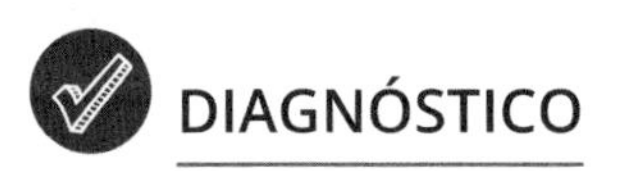

DIAGNÓSTICO

Achados clínicos

- Os achados clínicos são variáveis, com pacientes desde pouco sintomáticos até hemodinamicamente instáveis. A tríade clássica do tromboembolismo pulmonar (TEP) (dispneia, dor torácica pleurítica e hemoptise) ocorre na minoria dos casos.

- A dispneia é o sintoma mais frequentemente descrito, relatado em 80% dos casos. O segundo sintoma mais comum é a dor torácica, embora até metade dos pacientes diagnosticados com TEP não apresente essa queixa.
- Aproximadamente 1% a 2% dos pacientes apresentam sintomas neurológicos, como convulsão ou confusão mental, e outros 17% podem apresentar síncope.
- Síncope é usualmente associada com TEP maiores e de maior gravidade, assim como hemoptise com TEP menor, mas essa correlação é imperfeita.
- A presença de instabilidade hemodinâmica (PAS < 90 mmHg ou com queda de mais de 40 mmHg por um período > 15 minutos) deve ser detectada precocemente e define o subgrupo de maior mortalidade.

Sinais e sintomas em pacientes com tromboembolismo pulmonar confirmado na chegada ao PS e suas prevalências

- Dispneia em repouso: 50,1%.
- Dor torácica pleurítica: 39,4%.
- Dispneia aos esforços: 27%.
- Edema assimétrico de membros inferiores: 23,5%.
- Tosse seca: 22,9%.
- Esforço respiratório: 16,4%.
- Dor torácica: 15,2%.
- Tontura: 12,2%.
- Diaforese: 11,7%.
- Dor abdominal: 10,7%.
- Febre: 9,7%.
- Estertores: 8,4%
- Hemoptise: 7,6%.
- Sudorese: 7,1%.
- Dor unilateral de membro inferior: 5,9%.
- Síncope: 5,5%.
- Alteração do nível de consciência: 4,8%
- Angina: 3,9%.

Exames complementares

- Oximetria de pulso e gasometria arterial:
  - Podem ocorrer diminuição da PaO_2 e aumento do gradiente alvéolo--arterial.
  - A pressão arterial parcial de dióxido de carbono ($PaCO_2$) é geralmente baixa.
  - Os pacientes têm gasometria normal em cerca de 30% dos casos.
- D-dímero:
  - Principal exame para excluir tromboembolismo venoso (TEV), pois apresenta alta sensibilidade e baixa especificidade para o diagnóstico.
  - Uma meta-análise demonstrou que a incidência de TEV em 3 meses em pacientes com baixa a moderada probabilidade e D-dímero negativo é de 0,4%.
  - Os valores de D-dímero aumentam com a idade. Assim, o valor normal do D-dímero em pacientes acima de 50 anos é: idade em anos x 10 mcg/mL.
- Eletrocardiograma (ECG):
  - Deve ser realizado em todos os pacientes com suspeita de tromboembolismo pulmonar (TEP), embora os achados sejam, em geral, inespecíficos.
  - Os achados mais comuns do ECG são taquicardia e inversão de onda T em V1 (cada um presente em 38% dos casos) e alterações de segmento ST em V1 a V4. Podem ainda estar presentes bloqueio incompleto do ramo direito e o achado clássico, mas incomum, de S1-Q3-T3, em 10% a 15% dos pacientes.
- Radiografia de tórax:
  - Em < 5% dos pacientes, existe uma área em forma de cunha de oligoemia pulmonar (sinal de Westermark geralmente significa obstrução completa da artéria lobar) ou opacificação periférica em formato de cúpula (corcova de Hampton indica infarto pulmonar).
- Angiotomografia de tórax:
  - É a modalidade de imagem mais comum para o diagnóstico de TEP.
  - A sensibilidade e a especificidade da angiotomografia computadorizada são > 90%.
  - O exame é seguro e não invasivo.
  - Além do reconhecimento do coágulo, a angiotomografia computadorizada pode detectar diagnósticos alternativos.

- Cintilografia pulmonar de ventilação e perfusão (V/Q):
  - Pode identificar um defeito de perfusão em locais em que a ventilação é normal.
  - Atualmente, o exame serve principalmente como uma alternativa para pacientes que não podem receber contraste iodado ou se submeter à radiação, como em gestantes, anafilaxia com contraste EV ou doença renal crônica.
- Ecocardiograma:
  - Sua maior utilidade é na estratificação do TEP.
  - Sinais de sobrecarga do ventrículo direito podem estar presentes em pacientes com outras patologias, como hipertensão pulmonar crônica ou doença pulmonar obstrutiva crônica.
  - No paciente com instabilidade hemodinâmica, sem diagnóstico definitivo, o ecocardiograma pode mostrar sinais de sobrecarga do ventrículo direito.
- Arteriografia pulmonar:
  - O exame era considerado o padrão-ouro para o diagnóstico de TEP, no entanto hoje pouco utilizada.
  - Atualmente é utilizada para guiar terapêuticas invasivas como embolectomia.
- Ultrassonografia Doppler de membros inferiores:
  - Exame usualmente reservado para pacientes com contraindicações para realizar a angiotomografia e/ou para complementar a cintilografia ou angiotomografia inconclusivas.

Abordagem diagnóstica

- Em todos os pacientes com suspeita diagnóstica de tromboembolismo pulmonar (TEP), o primeiro passo é determinar a probabilidade clínica pré-teste de o paciente apresentar realmente TEP, para isso pode-se usar o escore de Wells ou o de Genebra. Os pacientes classificados como baixo risco apresentam uma probabilidade de 10-12% de apresentar TEP, moderado risco de 30% e alto risco de 65%.
- Em pacientes de baixo risco pode-se aplicar o escore PERC para descartar a suspeita de TEP e encerrar a investigação. A diretriz europeia de 2019 sobre TEP cita o escore PERC, mas ainda considera que seu uso não pode ser generalizado.

TABELA 1 Probabilidade pré-teste conforme os escore de Wells.

Wells	Original	Simplificado
Característica	Pontuação	
Antecedente de tromboembolismo pulmonar ou trombose venosa profunda	1,5	1
Frequência cardíaca > 100 bpm	1,5	1
Cirurgia ou imobilização nas últimas 4 semanas	1,5	1
Hemoptise	1	1
Neoplasia ativa	1	1
Sinais de trombose venosa profunda	3	1
Tromboembolismo pulmonar é o principal diagnóstico	3	1
Probabilidade clínica original		
Baixa		0-1
Intermediária		2-6
Alta		≥ 7
Probabilidade clínica simplificada		
TEP provável		0-4
TEP improvável		≥ 5

TEP: tromboembolismo pulmonar.

TABELA 2 Escore de Geneva para avaliação de tromboembolismo pulmonar.

Geneva	Regra original	Regra simplificada
Característica	Pontuação	
Antecedente de tromboembolismo pulmonar ou trombose venosa profunda	3	1
Frequência cardíaca: 75-94 bpm > 94 bpm	 3 5	 1 2
Cirurgia ou fratura no último mês	2	1
Hemoptise	2	1
Neoplasia ativa	2	1
Dor unilateral de membro inferior	3	1

(continua)

TABELA 2 Escore de Geneva para avaliação de tromboembolismo pulmonar. (*continuação*)

Geneva	Regra original	Regra simplificada
Característica	Pontuação	
Edema unilateral ou dor à palpação de trajeto venoso	4	1
Idade > 65 anos	1	1
Probabilidade clínica		
Escore de 3 níveis	Pontuação	
Baixo	0-3	0-1
Intermediário	4-10	2-4
Alto	≥ 11	≥ 5
Escore de 2 níveis	Pontuação	
TEP improvável	0-5	0-2
TEP provável	≥ 6	≥ 3

TEP: tromboembolismo pulmonar.

QUADRO 1 Escore PERC.

Escore PERC
▪ Idade ≥ 50 anos?
▪ Hemoptise?
▪ Frequência cardíaca ≥ 100?
▪ $SatO_2$ em ar ambiente < 95%?
▪ Edema unilateral de membro inferior?
▪ Cirurgia ou trauma há menos de 4 semanas, com necessidade de anestesia geral?
▪ Antecedente de tromboembolismo pulmonar ou TVP?
▪ Uso de estrogênio?
▪ Quando a resposta for negativa para todos os fatores, a suspeita de tromboembolismo pulmonar pode ser considerada descartada, com a probabilidade diagnóstica < 2%

PERC: *pulmonary embolism rule-out criteria*; TVP: trombose venosa profunda.

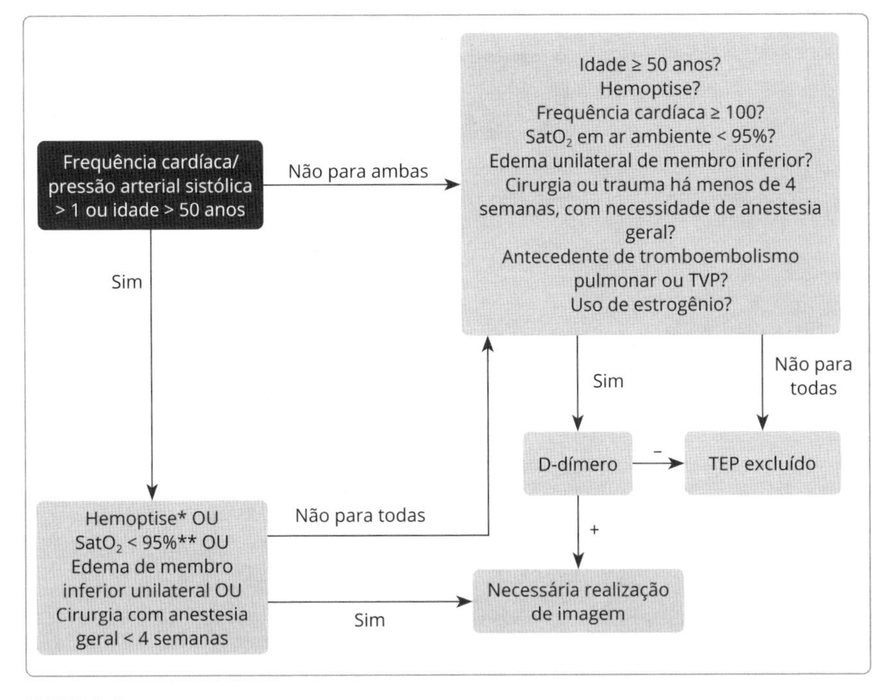

FIGURA 1
Uso da regra de Charlotte para excluir o diagnóstico de tromboembolismo pulmonar.

* Reportado pelo paciente.
** Não tabagista, sem antecedente de asma ou doença pulmonar obstrutiva crônica ou outra causa de hipoxemia.
TVP: trombose venosa profunda; TEP: tromboembolismo pulmonar.

- Se TEP não puder ser excluído com a regra PERC, deve-se realizar um teste diagnóstico que possa reduzir a probabilidade pós-teste para < 2%. D-dímero é capaz de excluir TEP em pacientes com probabilidade pré-teste baixa ou moderada com sensibilidade de 95%. A regra de Charlotte é uma proposta de excluir TEP em pacientes de baixa probabilidade pré-teste.
- Em pacientes de baixo risco e com a presença de um dos critérios PERC ou que não tiver sido possível descartar TEP com a regra de Charlotte, o próximo exame recomendado é a dosagem do D-dímero. Se o exame for negativo não é recomendado continuar com a investigação.
- Em pacientes com moderada ou alta probabilidade, ou os de baixo risco com critérios PERC e D-dímero positivo, é recomendado continuar a investigação, usualmente com a angiotomografia computadorizada de tórax.

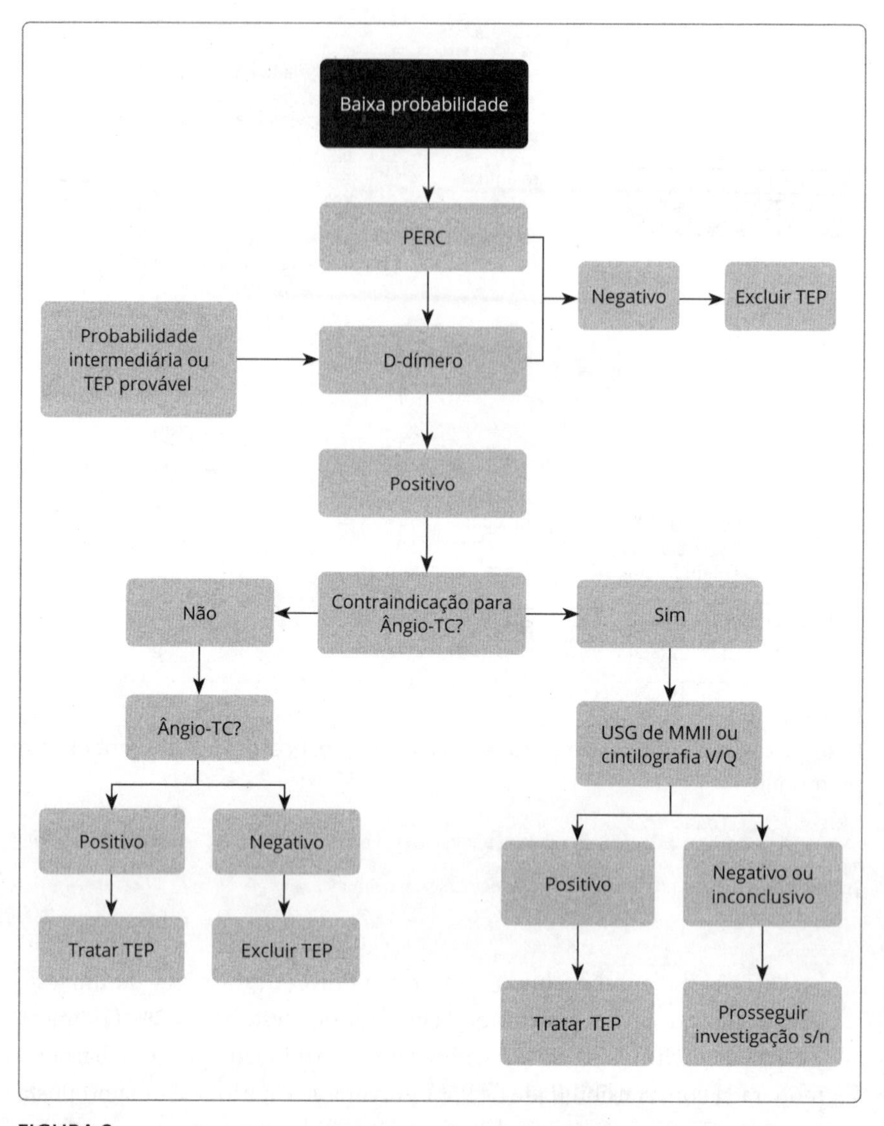

FIGURA 2

Algoritmo para baixa probabilidade pré-teste de tromboembolismo pulmonar.

PERC: *pulmonary embolism rule-out criteria*; MMII: membros inferiores; TEP: tromboembolismo pulmonar; USG: ultrassonografia.

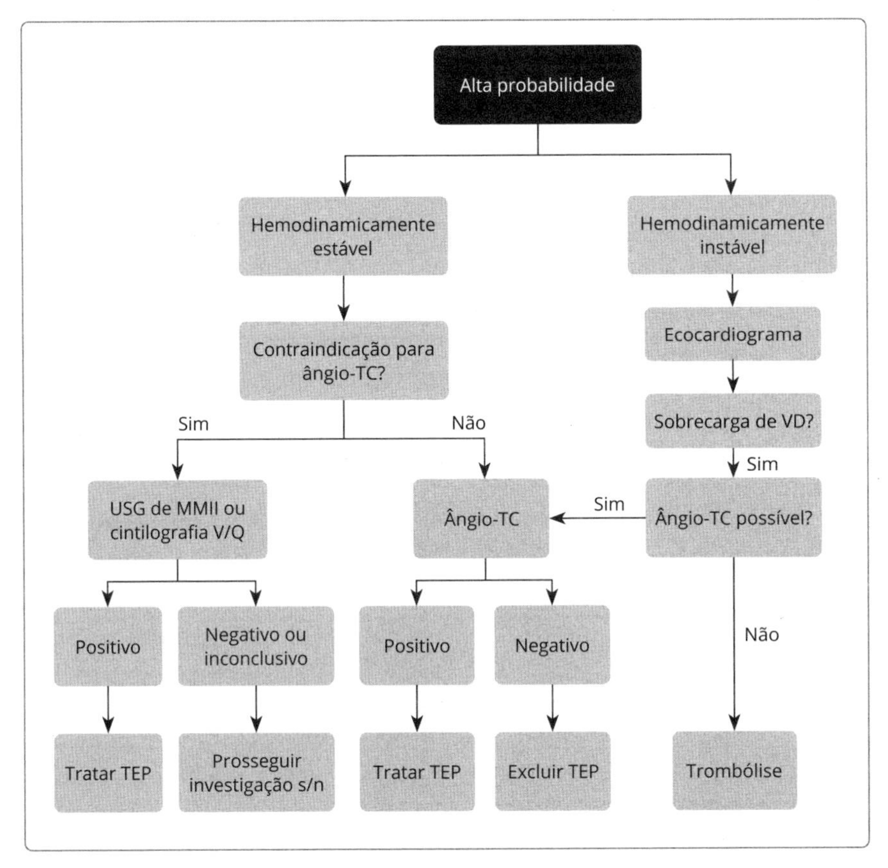

FIGURA 3
Algoritmo para média e alta probabilidade pré-teste de tromboembolismo pulmonar.

MMII: membros inferiores; TEP: tromboembolismo pulmonar; USG: ultrassonografia; VD: ventrículo direito.

ESTRATIFICAÇÃO DOS PACIENTES

- O tromboembolismo pulmonar (TEP) é classificado em três categorias, com base na gravidade:
  - TEP maciço: PAS < 90 mmHg por mais de 15 minutos, PAS < 100 mmHg com história de hipertensão ou redução > 40% na PAS basal.
  - TEP submaciço: pressão arterial normal, mas com outras evidências de estresse cardiopulmonar.
  - TEP de menor gravidade: outros casos.

TABELA 3 Cálculo do escore PESI.

Variável	Pontuação
Idade	Idade em anos
Sexo masculino	10
Neoplasia	30
Insuficiência cardíaca	10
DPOC	10
Frequência cardíaca ≥ 110	20
Pressão sistólica < 100 mmHg	30
Frequência respiratória > 30	20
Temperatura < 36 °C	20
Alteração aguda do nível de consciência	60
Saturação arterial de O_2 < 90%	20
Classificação	**Pontos**
Classe I	≤ 65
Classe II	66-85
Classe III	86-105
Classe IV	106-125
Classe V	> 125

PESI: *pulmonary embolism severity risk*; DPOC: doença pulmonar obstrutiva crônica.

- Em pacientes com TEP confirmado é importante classificar e estratificar o paciente de acordo com a gravidade do quadro calculando o escore PESI.
- Os pacientes PESI classe I e II são considerados de baixo risco e podem ser elegíveis para tratamento domiciliar ou alta precoce (menos de 5 dias de internação).
- Para os pacientes classificados como classe III e IV, realizar:
  - Dosagem de troponina e BNP.
  - Ecocardiograma.
- Caso um dos dois anteriores venha alterado, o paciente é classificado como de risco intermediário.

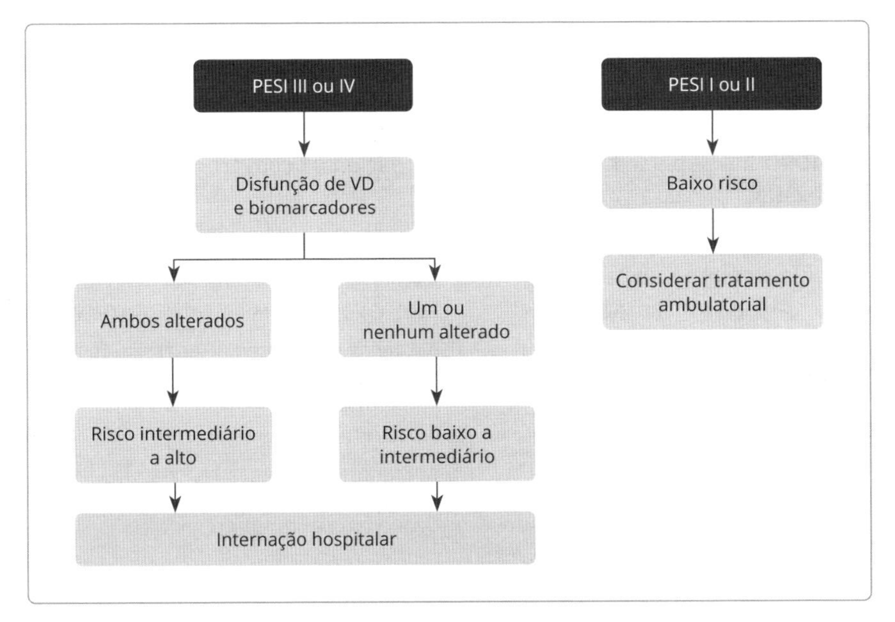

FIGURA 4

Algoritmo de tratamento do tromboembolismo pulmonar de acordo com a gravidade do quadro medido pelo escore PESI.

PESI: *pulmonary embolism severity risk*; VD: ventrículo direito.

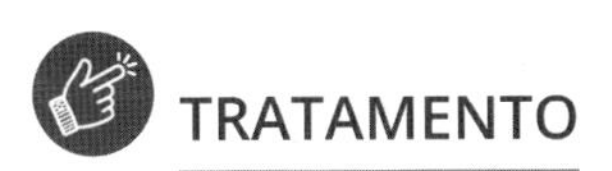

TRATAMENTO

- A primeira medida em suspeita de tromboembolismo pulmonar (TEP) é assegurar o suporte hemodinâmico e respiratório, conforme a situação clínica do paciente na apresentação.
- Pacientes com instabilidade hemodinâmica devem receber *bolus* de solução cristaloide de 125 a 250 mL, até máximo 500 mL se hipotensos e drogas vasoativas conforme a necessidade. Evite *bolus* volêmicos maiores que 500 mL/dia, pois são associados a possibilidade de piora hemodinâmica do paciente.
- A droga vasopressora de escolha é controversa, com alguns autores sugerido norepinefrina e outros sugerindo vasopressina pelo seu efeito possível de vasodilatação pulmonar.
- As diretrizes europeias recomendam o uso de norepinefrina como droga vasopressora de escolha.

- As recomendações para suporte hemodinâmico no TEP estão sumarizadas no Quadro 2.

QUADRO 2 Suporte hemodinâmico em pacientes com tromboembolismo pulmonar.

Condição clínica	Medicamento	Observação
Hipotensão por disfunção de VD	Cristaloide até 500 mL	Maiores volumes de infusão estão associados com piora da função de VD
Hipotensão persistente	NE: dose 0,2 a 1 mcg/kg/min	Aumento da pressão arterial sistêmica
		Melhora função de VD por ação inotrópica positiva direta
		Aumento da perfusão coronariana
	Dobutamina: dose 2 a 20 mcg/kg/min	Usada em pacientes com índice cardíaco reduzido
	Considerar ECMO	Uso por mais de 5 a 10 dias com risco de complicações como sangramento e infecções

VD: ventrículo direito; NE: norepinefrina.

- Hipoxemia é geralmente reversível com a administração de oxigênio, sendo indicada oxigenioterapia se $SatO_2$ < 90%.
- Se possível antes de decidir por intubação orotraqueal, fazer tentativa com ventilação não invasiva, pois esses pacientes tendem a hipotensão com ventilação invasiva.
- Quando a ventilação mecânica for necessária, evitar o uso de drogas hipotensoras durante sedação para intubação orotraqueal. Usar pressão de platô < 30 cmH_2O, objetivando minimizar pressão intratorácica.

Anticoagulação

- O esteio do tratamento de pacientes com tromboembolismo pulmonar (TEP) é a anticoagulação sistêmica. As duas opções inicialmente mais comumente utilizadas são a heparina não fracionada e a heparina de baixo peso molecular.
- A anticoagulação inicial também pode ser realizada com rivaroxabana e apixabana e ser exclusivamente por via oral. Em pacientes com probabilidade pré-teste de TEP > 20%, recomenda-se a anticoagulação empírica.

- A anticoagulação oral deve ser instituída precocemente, na maioria das vezes concomitante com a anticoagulação parenteral para atingir o alvo de anticoagulação mais rapidamente. O Quadro 3 e as Tabelas 4 a 8 sumarizam o uso dos anticoagulantes no TEP.

QUADRO 3 Anticoagulantes parenterais (intravenosos e subcutâneos).

Medicação	Primeira escolha	Preferível	Observações
HNF	Pacientes hipotensos/choque Disfunção renal com ClCr < 30 mL/kg	Extremos de pesos Alto risco de sangramento Idade avançada	Uso IV em bomba de infusão Monitorização por TTPa Não depende de função renal Um estudo mostrou que pode ser usado via SC em dose de 333 U/kg inicial, seguido de 250 U/kg a cada 12 horas
HBPM	Pacientes sem instabilidade hemodinâmica	Paciente oncológico Menor risco de sangramento maior** Diretriz ESC Menor incidência de HIT	Cautela e usar dose de 1 mg/kg se *clearance* de creatinina < 30 mL/min Usar metade da dose se *clearance* de creatinina < 30 mL/min ou 1 mg/kg 1 x/dia. Evitar se *clearance* de creatinina < 15 mL/min Ajuste de dose por peso e se > 75 anos
Fondaparinux	Pacientes sem instabilidade hemodinâmica	Menor risco de sangramento maior** Diretriz ESC Menor incidência de HIT	Não usar se *clearance* < 30 mL/min Ajustar dose por peso função renal Inibidor direto do fator Xa Sem necessidade de monitorização Posologia simples SC 1 x/dia

HFN: heparina não fracionada; HBPM: heparinas de baixo peso molecular; HIT: *heparin induced thrombocytopenia*; ESC: *European Society of Cardiology*; IV intravenoso; SC: subcutâneo.

TABELA 4 Anticoagulação endovenosa com heparina sódica.

TTPA a cada 6 horas	Ajuste
Administrar *bolus* de 5.000 UI e iniciar infusão em 1.000 UI/h. Diluição padrão: 250 mL SF 0,9% + heparina sódica 25.000 UI	
< 1,2	*Bolus* de 5.000 UI e aumentar infusão em 2 mL/h
1,2-1,49	*Bolus* de 2.500 UI e aumentar infusão em 1 mL/h
1,5-2,3	Manter
2,31-3	Reduzir em 1 mL/h
> 3	Pausar bomba por 1 hora e reduzir infusão em 2 mL/h

SF: soro fisiológico.

TABELA 5 Anticoagulação subcutânea com heparinas de baixo peso molecular.

Heparinas	Dosagem	Intervalo
Enoxaparina	1 mg/kg (150 mg/dose máxima) 1,5 mg/kg (150 mg/dose máxima)*	12/12 h 1 x/dia
Tinzaparina	175 UI/kg (18.000 UI/dia)	1 x/dia
Dalteparina sódica	100 UI/kg (18.000 UI/dia) 200 UI/kg	12/12 h 1 x/dia
Nadroparina cálcica**	86 UI/kg (17.100 UI/dia) 171 UI/kg	12/12 h 1 x/dia

Cuidado: *clearance* < 30 mL/min (usar dose 1 mL/kg 1 x/dia). Evitar em pacientes dialíticos.
* Aprovado nos EUA, porém não aprovado em todos os países da Europa como forma válida de tratamento.
** Aprovado para o tratamento em alguns, porém não em todos os países da Europa.

TABELA 6 Anticoagulação subcutânea com fondaparinux.

	Peso	Dosagem	Intervalo
Fondaparinux	< 50 kg 50-100 kg > 100 kg	5 mg 7,5 mg 10 mg	1 x/dia

Contraindicação: *clearance* < 30 mL/min.
Reduzir dose em 50% se clearance 30-50 mL/min.

TABELA 7 Transição de anticoagulação parenteral para anticoagulação oral.

Medicamento	Dose	Contraindicação	Observação
Dabigatrana	150 mg VO, a cada 12 h	ClCr < 30 mL/min	Iniciar após 5-7 dias de anticoagulação parenteral
Endoxabana	60 mg VO, 1 x/dia	ClCr < 30 mL/min	Reduzir dose em 50% se *clearance* entre 30-50 mL/min Iniciar após 5-7 dias de anticoagulação parenteral
Varfarina	5 mg VO, 1 x/dia*	Gestação	Pode ser iniciado no mesmo dia da anticoagulação parenteral Monitorização por TP/INR Deve-se aguardar INR na faixa (entre 2 e 3) por 2 dias para suspender anticoagulante parenteral

VO: via oral.

TABELA 8 Opções de anticoagulação oral exclusiva.

Medicamento	Dose inicial	Dose de manutenção	Contraindicação
Rivaroxabana	15 mg VO, a cada 12 h, por 3 semanas	20 mg, 1 x/dia	*Clearance* < 30 mL/min
Apixabana	10 mg VO, a cada 12 h, por 7 dias	5 mg VO, 12/12 h	*Clearance* < 25 mL/min

VO: via oral.

- Para pacientes que irão utilizar antagonistas da vitamina K, lembrar que o objetivo é manter o INR entre 2 e 3. O tempo recomendado de tratamento com anticoagulação é o seguinte:
  - Para pacientes com TEP causado por cirurgia ou fator de risco transitório, o tempo recomendado de tratamento é de 3 meses.
  - Para pacientes sem fator precipitante de TEP, o tempo mínimo de tratamento é de 3 meses. As diretrizes recentes recomendam 3 meses em vez de períodos mais prolongados se alto risco de sangramento e períodos maiores se risco pequeno/moderado de sangramento.

- Para pacientes com um episódio seguido de TEV, recomenda-se anticoagulação por período estendido além de 3 meses em caso de risco até moderado de sangramento, e de 3 meses em caso de alto risco de sangramento.
- Para pacientes com neoplasia maligna ativa, o período recomendado de tratamento é de mais de 3 meses, independentemente do risco de sangramento.
- Em pacientes com TEV sem fator provocativo, recomenda-se o uso de ácido acetilsalicílico após a interrupção da anticoagulação.
- Pacientes com TEP subsegmentar e sem TVP proximal, com baixo risco de TEP recorrente, podem ser observados clinicamente; em caso de alto risco, iniciar a anticoagulação.
- Os pacientes com neoplasia maligna com câncer ativo necessitam de tratamento por pelo menos 6 meses. Opções para o tratamento da TEV associada ao câncer incluem HBPM, rivaroxabana, apixabana e edoxabana. Os anticoagulantes orais são as drogas preferenciais. Caso alto risco de hemorragia digestiva, deve-se preferência por apixabana e HBPM.

Filtros de veia cava inferior

- Apresentam benefício discutível, sendo utilizados principalmente em pacientes com contraindicações à anticoagulação. Indicações:
  - Paciente com episódios recorrentes de TEV que ocorrem apesar da anticoagulação adequada.
  - Pacientes com TEV com indicação de anticoagulação com contraindicação para o uso de anticoagulantes.

Trombólise

- Pacientes com tromboembolismo pulmonar (TEP) maciço ou hipotensão se beneficiam da fibrinólise. Um subgrupo de pacientes com TEP submaciço podem ter algum benefício. Este subgrupo é definido por:
  - Dilatação ou hipocinesia do ventrículo direito.
  - Troponina elevada.
  - Peptídeo natriurético tipo B ou hipoxemia persistente com desconforto respiratório.

- Em pacientes que evoluírem com deterioração clínica, considerar a realização de trombólise. Os agentes trombolíticos aprovados para o tratamento do TEP são sumarizados na Tabela 9.

TABELA 9 Trombolíticos aprovados para tromboembolismo pulmonar e dose.

Trombolíticos	
Estreptoquinase	250.000 UI IV em *bolus* em 30 min, seguido de 100 UI/h por 12-24 h
	1.500.000 UI IV em 2 h – preferível
rtPA	100 mg IV em 2 h – preferível
	0,6 mg/kg IV em 15 min (dose máxima de 50 mg)
	Doses menores foram estudadas, mas não podem ser recomendadas de rotina
Uroquinase	4.400 U/kg em 10 min seguido de 4.400 U/kg em 12-24 h Regime acelerado > 3.000.000 U em 2 h

IV: intravenoso.

- Na suspeita de PCR por TEP, embora o uso seja controverso, está autorizada a trombólise durante a RCP. A RCP deverá continuar por no mínimo 60 minutos após a administração do trombolítico.
- Contraindicações para a realização de trombólise:
  - Absolutas:
    - Antecedente de AVE hemorrágico ou de etiologia desconhecida.
    - AVE isquêmico nos últimos 6 meses.
    - Neoplasia do SNC.
    - Politrauma, TCE ou cirurgia nas últimas 3 semanas.
    - Hemorragia digestiva alta no último mês.
    - Coagulopatia.
  - Relativas:
    - AIT nos últimos 6 meses.
    - Uso de anticoagulantes.
    - Gestação ou puerpério na primeira semana.
    - Punção venosa em sítio não compressivo.
    - RCP traumática.
    - PAS > 180 mmHg refratária.
    - Insuficiência hepática.

    - Endocardite.
    - Úlcera péptica.
- A trombólise direcionada por cateter é indicada nas seguintes condições:
  - Pacientes de alto risco com ou falha da trombólise, como persistência de instabilidade hemodinâmica apesar de trombólise sistêmica.
  - Paciente com contraindicação para a trombólise por alto risco de sangramento.

Embolectomia

- A embolectomia cirúrgica é uma opção em pacientes jovens com tromboembolismo pulmonar (TEP) grande e proximal acompanhado de hipotensão. As diretrizes da European Society of Cardiology recomendam a embolectomia em pacientes com TEP de alto risco com falha ou contraindicação para a trombólise.

Tromboembolismo pulmonar subsegmentar

- Pacientes com tromboembolismo pulmonar subsegmentar têm benefício duvidoso de tratamento. Para não anticoagular é necessário:
  - Certificar-se de que não há TVP associada.
  - Manter acompanhamento ambulatorial e observação do quadro clínico do paciente.
  - Redução e prevenção dos fatores de risco que propiciam formação de TEV.

PRESCRIÇÃO NA PRÁTICA

Exemplo de prescrição (cada caso deve ser avaliado individualmente e a decisão deve ser tomada pelo médico responsável pelo caso).

- Enoxaparina 1 mg/kg SC a cada 12 horas, ou
- Rivaroxabana 15 mg VO a cada 12 horas.
- Restante é determinado pela circunstância.

REFERÊNCIAS

1. Konstantinides SV, Meyer G, Becattini C, Bueno H, Geersing GJ, Harjola VP, et al.; The Task Force for the diagnosis and management of acute pulmonary embolism of the European Society of Cardiology (ESC). 2019 ESC Guidelines for the diagnosis and management of acute pulmonary embolism developed in collaboration with the European Respiratory Society (ERS): The Task Force for the diagnosis and management of acute pulmonary embolism of the European Society of Cardiology (ESC). Eur Respir J. 2019;54(3):1901647.
2. Ortel TL, Neumann I, Ageno W, Beyth R, Clark NP, Cuker A, et al. American Society of Hematology 2020 guidelines for management of venous thromboembolism: treatment of deep vein thrombosis and pulmonary embolism. Blood Adv. 2020;4(19):4693-738.
3. Stevens SM, Woller SC, Kreuziger LB, Bounameaux H, Doerschug K, Geersing GJ, et al. Antithrombotic therapy for VTE disease: Second update of the Chest Guideline and expert panel report. Chest. 2021;60(6):2247-59.

22

Trombose venosa profunda: diagnóstico e tratamento

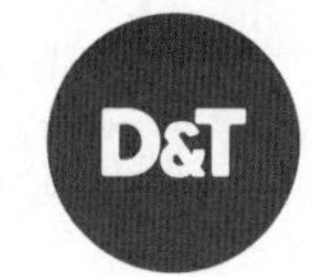

Rodrigo Antonio Brandão Neto

INTRODUÇÃO

- A trombose venosa profunda (TVP) e o tromboembolismo pulmonar (TEP) fazem parte da mesma doença, que é o tromboembolismo venoso (TEV). Sua forma mais comum de apresentação é a TVP das extremidades inferiores, que representa cerca de 70% dos casos de TEV.
- O prognóstico da TVP tratada é excelente, com probabilidade de TEP fatal < 1%.
- A TVP de membros inferiores pode ser dividida em duas categorias:
  - TVP distal: acomete vasos distais às veias poplíteas.
  - TVP proximal: envolve veias poplíteas, femorais ou ilíacas. O prognóstico é pior.

EPIDEMIOLOGIA

- A trombose venosa profunda (TVP) representa cerca de 1% de todas as admissões hospitalares, embora a maioria dos pacientes possa ser tratada ambulatorialmente.
- A idade é o maior fator de risco para trombose, com aumento desse risco mais 20 vezes com idade > 45 anos. Os principais fatores de risco para TVP estão sumarizados a seguir.

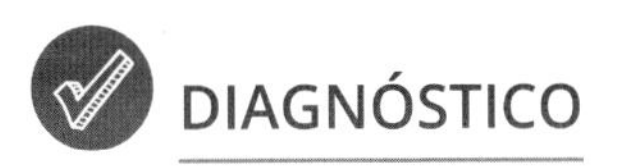

Fatores de risco

- Hereditários:
  - Deficiência de antitrombina.
  - Deficiência de proteína C ou S.
  - Resistência à ativação da proteína C com ou sem fator V de Leiden.
  - Mutação do gene de protrombina.
  - Disfibrinogenemia.
- Adquiridos:
  - Imobilidade.
  - Idade avançada.
  - Neoplasia maligna.
  - Condição médica aguda (principalmente infecção).
  - Grandes cirurgias.
  - Trauma.
  - Uso de heparina.
  - Uso de anticoncepcionais ou reposição hormonal.
  - Policitemia vera.
  - Gestação e puerpério imediato.
  - Síndrome anticorpo antifosfolípides.
  - Trauma medular.
  - Obesidade.
  - Imobilizações.
  - Cateter venoso central (trombose venosa profunda de membro superior).
- Fatores de associação provável:
  - Aumento de lipoproteína A.
  - Baixos níveis de inibidor de fator tecidual.
  - Níveis aumentados de homocisteína.
  - Níveis aumentados de fibrinogênio.
- A trombose venosa profunda não provocada, ou sem fator precipitante claro, antes dos 50 anos de idade sugere a presença de alguma trombofilia adquirida ou anormalidade da veia cava inferior.
- Os procedimentos cirúrgicos de maior risco são neurocirurgias e cirurgias ortopédicas, principalmente cirurgias do quadril e joelho.

Achados clínicos

- O diagnóstico deve ser suspeitado em qualquer paciente com dor ou edema em membros inferiores, principalmente se unilateral ou assimétrico.
- A diferença do diâmetro entre as duas panturrilhas > 3 cm é o achado clínico de maior probabilidade de predição de trombose venosa profunda (TVP).
- A presença de fatores precipitantes potenciais deve ser investigada sistematicamente.
- Achados como eritema, calor local e o sinal de Homans (dor à dorsiflexão do pé) têm pouco valor diagnóstico. A dilatação de veias superficiais não varicosas também pode ocorrer em pacientes com TVP.
- Considerando-se a pouca especificidade dos achados clínicos para o diagnóstico, escores diagnósticos como o de Wells (Quadro 1) podem ser úteis.
- Uma das complicações mais importantes das TVP é a *flegmasia cerúlea dolens*, forma de TVP que envolve veias iliofemorais extensas. Sinais sugestivos do diagnóstico incluem o aparecimento de dor intensa com edema significativo, cianose, gangrena venosa, podendo evoluir com síndrome compartimental.

QUADRO 1 Escore de Wells para trombose venosa profunda.

Achado clínico	Pontuação
Neoplasia ativa	1
Paresia ou imobilização de extremidades	1
Restrito ao leito por mais de 3 dias ou grande cirurgia à menos de 4 semanas	1
Hipersensibilidade em trajeto venoso	1
Edema assimétrico de todo o membro inferior	1
Diâmetro região das panturrilhas 3 cm maior em um membro comparado ao outro	1
Edema depressível confinado ao membro sintomático	1
Veias superficiais colaterais (não varicosas)	1
Diagnóstico alternativo mais provável	-2

0 ponto: baixa probabilidade; 1-2 pontos: probabilidade intermediária; 3 ou mais pontos: alta probabilidade.

Exames complementares

D-dímero

- Apresenta alta sensibilidade e baixa especificidade para o diagnóstico de trombose venosa profunda (TVP).
- Em pacientes com baixa probabilidade clínica de TVP e valores de D-dímero abaixo de 500 ng/mL em teste ELISA ou SimpliRED, pode-se descartar o diagnóstico de TVP.
- O uso de pontos de corte do D-dímero pode ser adaptado para idade, com a idade multiplicada por um fator de 10, assim, em pessoas com 70 anos de idade, um valor de corte do D-dímero seria de 700 ng/mL.

USG *Doppler*

- Exame de escolha para o diagnóstico de trombose venosa profunda (TVP), deve ser realizado em todos os pacientes com alta probabilidade clínica de tromboembolismo pulmonar.
- O principal critério ultrassonográfico para o diagnóstico de TVP é o teste de compressão. O valor preditivo positivo de um teste de compressão venosa positivo para TVP é de 94%.
- Com a fácil disponibilidade e treinamento de emergencistas em ultrassonografia na beira do leito, esse pode ser na maioria dos casos o primeiro exame a ser realizado, antes mesmo do D-dímero associado a probabilidade clínica.

Venografia

- Exame considerado padrão-ouro para o diagnóstico de trombose venosa profunda (TVP), porém, por ser invasivo e causar desconforto, é usado apenas em casos selecionados.
- É recomendado o rastreamento nas seguintes situações:
  - TVP idiopática em pacientes com menos de 50 anos.
  - História familiar de TVP (parentes de primeiro grau).
  - Mulheres gestantes ou que pretendem engravidar com história familiar de TVP ou que pretendem usar anticoncepcional oral ou fazer terapia de reposição hormonal.
  - TVP recorrente.
  - TVP em locais não usuais, como veias portais, mesentéricas e hepáticas.
  - Complicações com varfarina, como necrose cutânea sugestiva de deficiência de proteína C ou S.

Abordagem diagnóstica

- Devemos fazer uma avaliação inicial da probabilidade de trombose venosa profunda:
  - Baixa e moderada probabilidade: dosar D-dímero de alta sensibilidade. Se negativo, encerrar investigação. Em caso positivo, realizar ultrassonografia com *Doppler*.
  - Alta probabilidade: realizar ultrassonografia com *Doppler*.
  - Com a ampla disponibilidade de ultrassonografia *point of care* (POCUS), esse exame pode ser realizado em todos os casos de suspeita de trombose venosa profunda, considerando não haver riscos associados a ele.

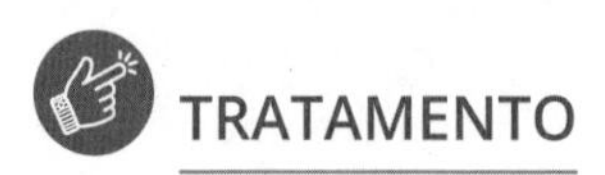

- A maioria dos casos pode ser tratada seguramente em ambiente ambulatorial, desde que estável com sinais vitais normais. O tratamento é com anticoagulação.
- Em casos de forte suspeita diagnóstica (alta probabilidade pelo escore de Wells) recomenda-se iniciar a anticoagulação enquanto é realizada a investigação.
- O tratamento hospitalar é indicado se:
  - TVP maciça (por exemplo: TVP iliofemoral extensa, *flegmasia cerúlea dolens*).
  - TEP sintomático PESI III ou mais, concomitante.
  - Alto risco de sangramento na terapia anticoagulante.
  - Comorbidades ou outros fatores que justifiquem cuidados hospitalares.
- Opções para o tratamento inicial incluem a heparina de baixo peso molecular (HBPM), heparina não fracionada, anticoagulantes orais diretos, fondaparinux subcutâneo e os inibidores do fator Xa por via oral, como apixabana e rivaroxabana. Pode ser prescrita, ainda, anticoagulação por via oral como varfarina e dabigatrana, mas não isoladamente, nos primeiros dias.
- HBPM associada a varfarina: uso por pelo menos 5 dias de HBPM, com início da varfarina oral conjuntamente no primeiro dia. Descontinua-se a HBPM após INR entre 2 e 3 por 2 dias consecutivos. Podem ser utilizadas em dose única diária:
  - Enoxaparina SC: 1,5 mg/kg de peso, 1 x/dia. A dose a cada 12 horas é de 1 mg/kg.

  - Dalteparina: 200 unidades/kg de peso, 1 x/dia.
  - Nadroparina: 171 unidades/kg de peso, 1 x/dia.
  - Tinzaparina: 175 unidades/kg de peso, 1 x/dia.
- As heparinas de baixo peso molecular não apresentam grande segurança em pacientes com clearance de creatinina menor que 30 mL/min; nesse caso, a dose é de 1 mg/kg 1 x/dia, e a medicação deve ser utilizada com cuidado.
- Varfarina sódica (antagonista da vitamina K): dose inicial de 5 mg, via oral, em jejum, 1 x/dia; a dose deve ser ajustada para manter o INR entre 2,0 e 3,0. A heparina pode ser suspensa apenas quando se conseguir o INR acima de 2,0 durante 2 dias seguidos.
- Dabigatrana (inibidor direto da trombina): dose de 150 mg, via oral, a cada 12 horas; em estudos, a medicação apresentou perfil de segurança e eficácia similar à da varfarina. Deve ser usada junto com HBPM por 5 a 10 dias.
- Rivaroxabana: pode ser prescrita como anticoagulação única, e a dose inicial é de 15 mg 2 x/dia por 3 semanas e, depois, 20 mg 1 x/dia.
- Apixabana: pode ser usada para anticoagulação inicial isoladamente. Iniciar com 10 mg VO a cada 12 horas por 7 dias e posteriormente 5 mg VO a cada 12 horas.
- Heparina não fracionada: a resposta deve ser monitorizada pelo tempo de tromboplastina parcial ativada (TTPA). Em pacientes com disfunção renal com clearance de creatinina < 30 ml/Kg/hora, prefere-se a heparina não fracionada à HBPM. As recomendações para tratamento hospitalar das diretrizes brasileiras sugerem o seguinte:
  - Dose de ataque de 80 UI/kg IV (alternativa dose única de 5.000 U) com infusão contínua e dose inicial de 18 UI/kg/h e ajuste da dose pelo TTPA, com o objetivo de atingir valores de 1,5-2,5. O INR deve ser verificado inicialmente a cada 6 horas e depois diariamente. A heparina deve ser descontinuada apenas quando o INR obtido com a anticoagulação oral estiver em níveis adequados (INR 2-3) por 2 dias consecutivos.
- Uma opção também com validação na literatura é o uso de heparina convencional subcutânea, que pode ser utilizada da seguinte forma:
  - Dose inicial: 333 U/kg peso SC.
  - Manutenção: 250 U/kg peso SC, a cada 12 horas.
  - Não há necessidade de controle de coagulograma.
- As doses de fondaparinaux são:
  - Peso menor que 50 kg: 5 mg SC, 1 x/dia.
  - Peso 50-100 kg: 7,5 mg SC, 1 x/dia.

- Peso maior que 100 kg: 10 mg SC, 1 x/dia.

- Em uma segunda fase do tratamento (10 dias a 3 ou mais meses):
  - As opções incluem medicações por via oral como antagonistas da vitamina K (varfarina), inibidores diretos do fator Xa (rivaroxabana, apixabana ou edoxabana), inibidores da trombina (dabigatrana). Opções por via subcutânea incluem a heparina de baixo peso molecular (HBPM) e fondaparinux. Idealmente, devem ser utilizados os inibidores diretos do fator Xa e inibidores da trombina, mas infelizmente ainda em nosso meio a varfarina é a medicação mais utilizada.
  - Em pacientes com neoplasias, a HBPM e os anticoagulantes orais como rivaroxabana e apixabana são a medicação de escolha, pois são associadas a melhores desfechos. A diretriz do American College of Chest Physicians dá preferências aos anticoagulantes orais diretos a enoxaparina.

Tempo de tratamento

- O tempo usual de tratamento é de 3 a 6 meses, com o objetivo de manter INR entre 2,0 e 3,0.
- Em pacientes com trombose venosa profunda (TVP) causada por cirurgia ou fator de risco transitório, o tempo recomendado de tratamento é de 3 meses.
- Para pacientes sem fator precipitante de TVP, o tempo mínimo de tratamento é de 3 meses. As diretrizes recentes recomendam 3 meses em vez de períodos mais prolongados para pacientes com alto risco de sangramento e períodos maiores com risco pequeno/moderado de sangramento.
- Para pacientes com episódio seguido de tromboembolismo venoso (TEV), é recomendada anticoagulação por período estendido além de 3 meses, em caso de risco até moderado de sangramento, e 3 meses em caso de alto risco de sangramento.
- Para pacientes com neoplasia maligna ativa, o período recomendado de tratamento é de mais de 3 meses, independentemente do risco de sangramento.
- Em pacientes com TEV sem fator precipitante claro, recomenda-se uso de ácido acetilsalicílico após a interrupção da anticoagulação.
- Em pacientes com TVP distal e poucos sintomas, podem-se seriar imagens por 2 semanas caso não ocorra extensão da TVP em vez de iniciar a anticoagulação. Em caso de fatores de risco para extensão, deve-se iniciar a anticoagulação.

- Pacientes com tromboembolismo pulmonar (TEP) subsegmentar e sem TVP proximal, com baixo risco de TEP recorrente, podem ser observados clinicamente; em caso de alto risco, deve-se iniciar a anticoagulação.

Fatores de risco para sangramento

- Idade > 65 anos.
- Idade > 75 anos (2 pontos).
- Sangramento prévio.
- Câncer.
- Câncer metastático (2 pontos).
- Insuficiência renal.
- Insuficiência hepática.
- Plaquetopenia.
- Acidente vascular cerebral prévio.
- Diabete.
- Anemia.
- Terapia antiplaquetária.
- Controle de anticoagulação ruim.
- Comorbidades e perda de capacidade funcional.
- Cirurgia recente.
- Quedas frequentes.
- Abuso de álcool.
- Uso de anti-inflamatórios não esteroidais.
- Pontuação:
  - Baixo risco: 0 fator.
  - Moderado risco: 1 fator de risco.
  - Alto risco: 2 ou mais fatores.

Filtros de veia cava

- Indicado apenas em situações específicas:
  - Paciente com episódios recorrentes de tromboembolismo venoso que ocorrem apesar da anticoagulação adequada.
  - Pacientes com trombose venosa profunda proximal nos quais é contraindicado o uso de anticoagulantes.

Trombolíticos sistêmicos

- O uso de trombolíticos sistêmico não é recomendado para o tratamento da trombose venosa profunda, mas pode ser uma opção a pacientes com *flegmasia cerúlea dolens*. Alguns estudos sugerem que seu uso diminui a incidência de síndrome pós-trombótica, não sendo recomendado de rotina.

PRESCRIÇÃO NA PRÁTICA

Exemplo de prescrição (cada caso deve ser avaliado individualmente e a decisão deve ser tomada pelo médico responsável pelo caso).

- Prescrição inicial:
  - Enoxaparina 1 mg/kg SC a cada 12 horas ou 1,5 mg/kg SC 1 x/dia, ou
  - Rivaroxabana 15 mg 2 x/dia por 3 semanas e, depois, 20 mg 1 x/dia.

ALGORITMO PARA A CONDUTA CLÍNICA

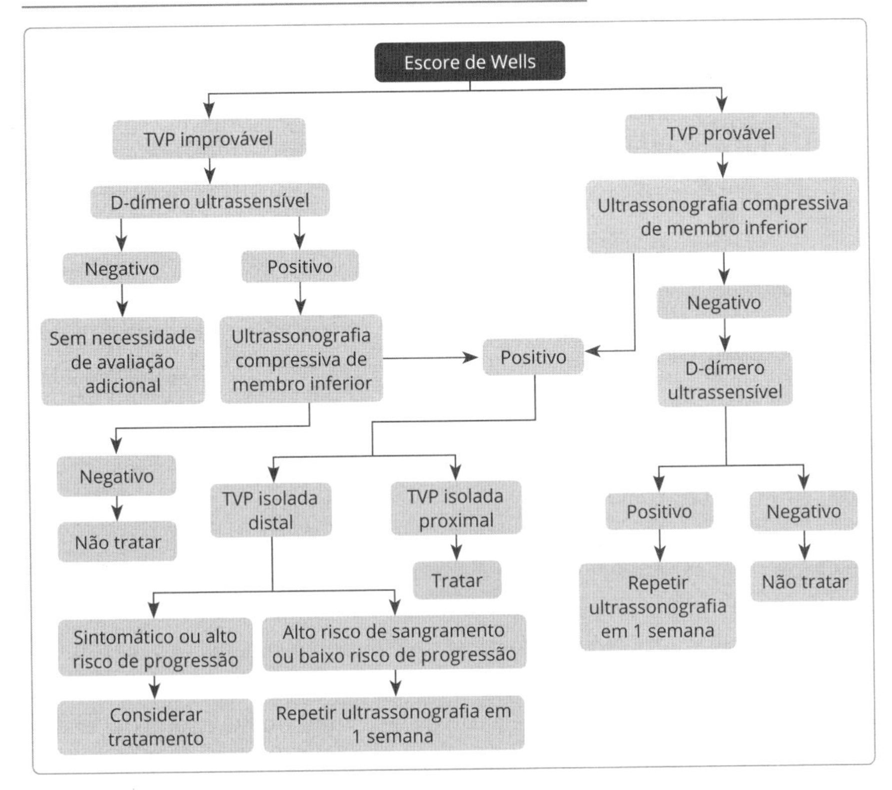

TVP: trombose venosa profunda.

REFERÊNCIAS

1. Kearon C, Akl EA, Comerota AJ, Prandoni P, Bounameaux H, Goldhaber SZ, et al. Antithrombotic therapy for VTE disease: Antithrombotic Therapy and Prevention of Thrombosis, 9th ed: American College of Chest Physicians Evidence-Based Clinical Practice Guidelines. Chest. 2012;141(2 Suppl):e419S-e496S.
2. Key NS, Khorana AA, Kuderer NM, Bohlke K, Lee AYY, Arcelus JI, et al. Venous thromboembolism prophylaxis and treatment in patients with cancer: ASCO Clinical Practice Guideline Update. J Clin Oncol. 2020;38(5):496-520.
3. Ortel TL, Neumann I, Ageno W, Beyth R, Clark NP, Cuker A, et al. American Society of Hematology 2020 guidelines for management of venous thromboembolism: treatment of deep vein thrombosis and pulmonary embolism. Blood Adv. 2020;4(19):4693-738.
4. Stevens SM, Woller SC, Kreuziger LB, Bounameaux H, Doerschug K, Geersing GJ, et al. Antithrombotic therapy for VTE disease: Second update of the Chest Guideline and expert panel report. Chest. 2021;160(6):e545-e608.
5. Vene RV, Coyne CJ. Management of cancer-associated venous thromboembolism in the emergency department. Ann Emerg Med. 2017;69(6):768-76.

23

Ultrassonografia pulmonar na beira do leito para clínicos e emergencistas: realização e avaliação

D&T

Fábio Cavalcante de Assis

Rodrigo Antonio Brandão Neto

INTRODUÇÃO

- Os pulmões são tradicionalmente considerados uma barreira à imagem do ultrassom porque a impedância acústica do ar é extremamente baixa em comparação com outros tecidos, assim até recentemente seu uso era restrito a demarcação de local para punção de derrame pleural.
- Recentemente verificou-se que o fato do ar ser um condutor ruim das ondas sonoras, poderia ser utilizado para diagnóstico de alterações pulmonares.
- A avaliação pulmonar pela ultrassonografia pulmonar (UP) é um tema de crescente interesse na avaliação de pacientes críticos, muitas vezes aplicado por não radiologistas.
- A UP pode também ser útil na avaliação imediata de pacientes com dispneia ou insuficiência respiratória aguda, além da monitoração de resposta ao tratamento e aumento da segurança na realização de procedimentos invasivos.

INDICAÇÕES CLÍNICAS

- A ultrassonografia pulmonar é uma modalidade diagnóstica de primeira linha para pacientes criticamente graves.
- Sua realização está indicada em situações como avaliação da dispneia aguda, manejo de vias aéreas, pneumotórax, síndromes alveolar-intersticiais, edema pulmonar cardiogênico, síndrome do desconforto respiratório agudo (SDRA),

contusão pulmonar e outras síndromes intersticiais, consolidações pulmonares como pneumonias e atelectasias, além de avaliação de derrames pleurais.

TÉCNICA DE REALIZAÇÃO

- A ultrassonografia do pulmão e da pleura (UPP) pode ser realizada com um transdutor colocado sobre a superfície da parede torácica, no sentido perpendicular (mais comum) ou longitudinal aos arcos costais (Figura 1).
- Geralmente utiliza-se um transdutor linear, de alta frequência (5-12 MHz), para avaliar estruturas mais superficiais, como a pleura. Este tipo de transdutor possui um menor alcance de profundidade dos tecidos, porém oferece maior detalhe e resolução das estruturas visualizadas.

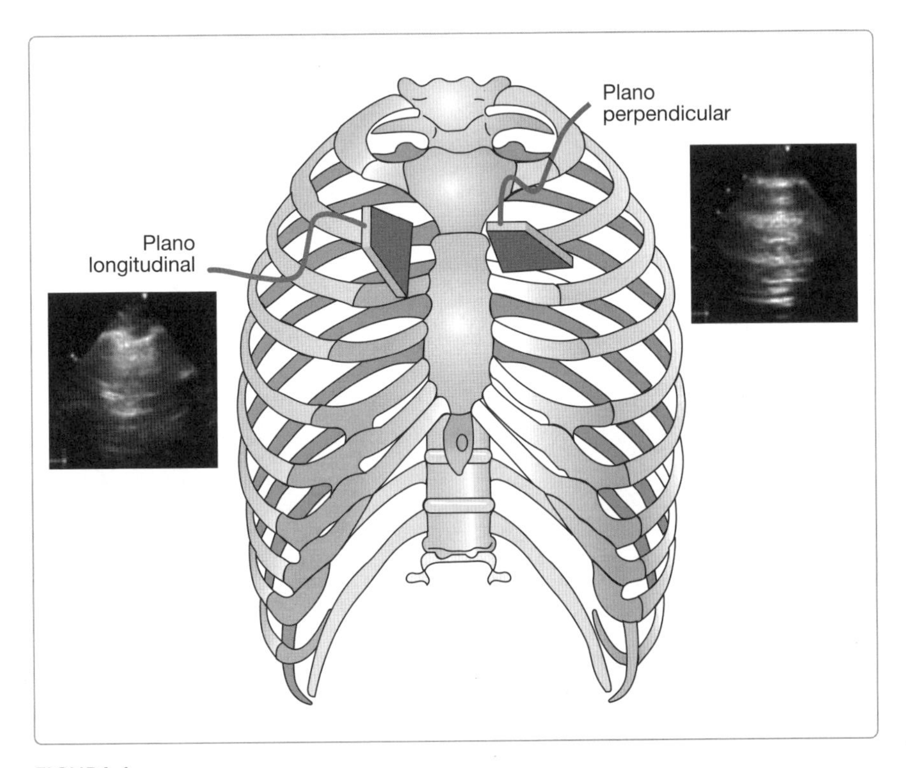

FIGURA 1
Formas da UPP ser realizada – sentido perpendicular ou longitudinal.

Fonte: adaptado de Gargani I, et al. 2014.

- Para avaliar o pulmão e suas alterações patológicas, utilizamos o transdutor convexo, de baixa frequência (3-5 MHz), que permite maior profundidade de imagem.
- A interface da pleura parietal e visceral é o primeiro elemento avaliado ao realizar um exame pulmonar com ultrassom. O sinal do deslizamento pulmonar (*lung sliding*) é visível como uma linha horizontal hiperecoica, no nível pleural, imediatamente abaixo dos arcos costais, que se movimentam com a ventilação.
- Existem diversas maneiras e protocolos descritos para a realização da UP, mas uma forma bastante simples e difundida é a divisão de cada hemitórax em seis zonas (anterior superior e inferior, lateral superior e inferior e posterior superior e inferior), totalizando, portanto, 12 campos pulmonares ao todo (Figura 2).
- A área anterior é delimitada pelo esterno e linha axilar anterior, a área lateral, pela linha axilar anterior e linha axilar posterior e a região posterior, pela linha axilar posterior e coluna vertebral, conforme ilustrado abaixo (Figura 2).

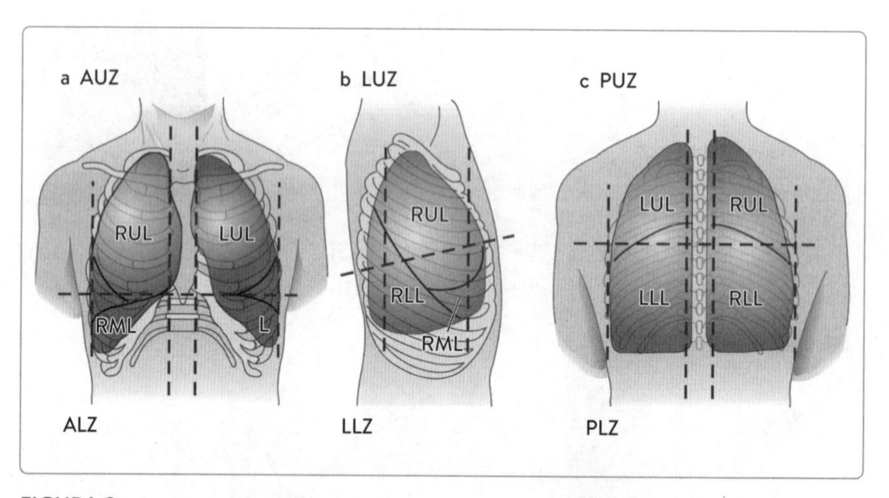

FIGURA 2

Área anterior delimitada pelo esterno e linha axilar anterior. Área lateral, pela linha axilar anterior e linha axilar posterior. Região posterior, pela linha axilar posterior e coluna vertebral.

ALZ: zona inferior anterior; AUZ: zona superior anterior; L: língula; LLL: lobo inferior esquerdo; LLZ: zona inferior lateral; LUZ: zona superior lateral; LUL: lobo superior esquerdo; PLZ: zona inferior posterior; PUZ: zona superior posterior; RLL: lobo inferior direito; RML: lobo médio direito; RUL: lobo superior direito.
Fonte: adaptado de Haji K, et al. 2018.

- Geralmente inicia-se a varredura do tórax no sentido anterior para posterior (ventrodorsal) e superior para inferior (crânio-caudal).
- Independentemente do protocolo, o mais importante é realizar o UP com foco no problema clínico apresentado ou alteração identificada no exame físico, pois acelera o tempo de realização do exame e melhora sua acurácia.

AVALIAÇÃO DAS IMAGENS

Pulmão normal e linhas A

- Ao posicionar o transdutor perpendicularmente às costelas, forma-se a imagem a seguir, a qual será fundamental para a interpretação dos achados (Figura 3).
- Na imagem, identificam-se ao menos dois arcos costais (em secção transversa) e a sombra acústica formada por eles. Entre os arcos costais, nota-se uma estrutura linear e brilhante que representa a linha pleural (imagem resultante da junção das pleuras visceral e parietal) (Figura 3).
- Todas as estruturas situadas acima da linha pleural são formadas por pele, tecido celular subcutâneo, musculatura intercostal e fáscias musculares. Abaixo da linha pleural, encontram-se os achados pulmonares propriamente ditos (Figura 3).

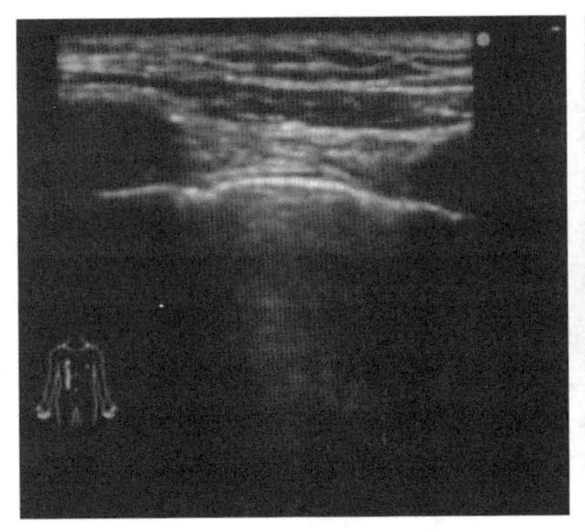

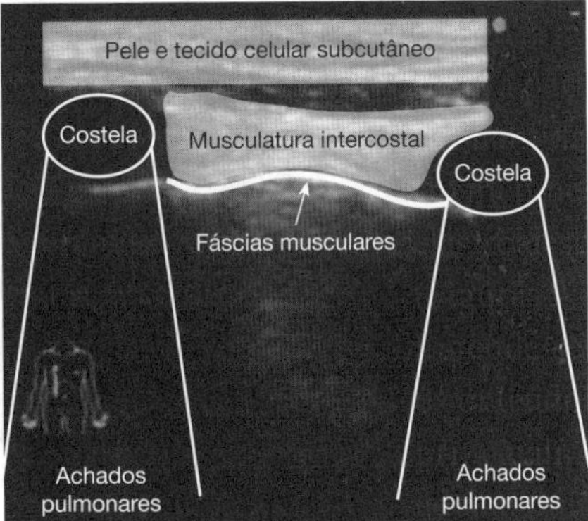

FIGURA 3
Estruturas situadas acima da linha pleural: pele, tecido celular subcutâneo, musculatura intercostal e fáscias musculares. Abaixo da linha pleural: achados pulmonares.

Fonte: adaptado de Gargani l, et al. 2014.

- Em condições normais, a linha pleural é fina, regular, móvel e produz o *lung sliding* (deslizamento da pleural parietal sobre a visceral).
- A presença de *lung sliding* exclui a possibilidade de pneumotórax. Isso pode ser visto diretamente no modo 2B (bidimensional) ou no modo M (*motion*), formando uma imagem conhecida como "sinal da praia" (Figura 4).
- Em condições normais, abaixo da linha pleural, são visualizados artefatos gerados a partir da reflexão e deflexão das ondas sobre a linha pleural, que se traduzem em forma de linhas horizontais, equidistantes da pleural e entre si, denominadas linhas A (Figura 5).
- Na Figura 6 apresenta-se a imagem de um pulmão normal, ou seja, totalmente aerado, com a presença das linhas horizontais e paralelas à linha pleural: as linhas A.

Linhas B e síndromes intersticiais

- As linhas B também são artefatos de imagem, representadas por linhas verticais que se originam na linha pleural e se estendem até o final da imagem. Sua geração é complexa e ainda é motivo de grande debate. A Figura 7 demonstra o mecanismo de formação das linhas B.
- As linhas B possuem dois significados clínicos principais: inferem acometimento intersticial pulmonar (ao contrário do pulmão aerado normal) e sua

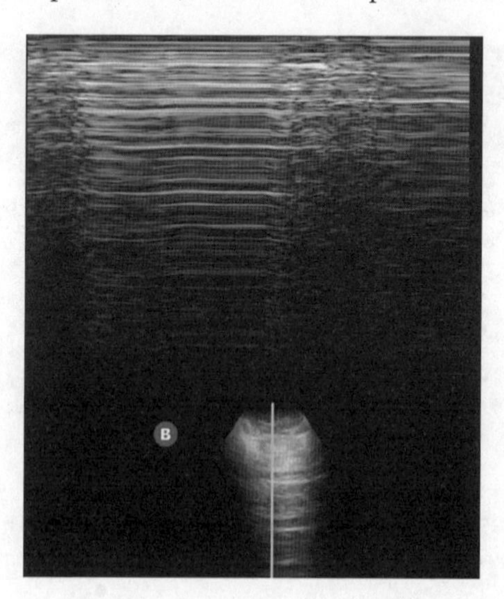

FIGURA 4
O "sinal da praia".

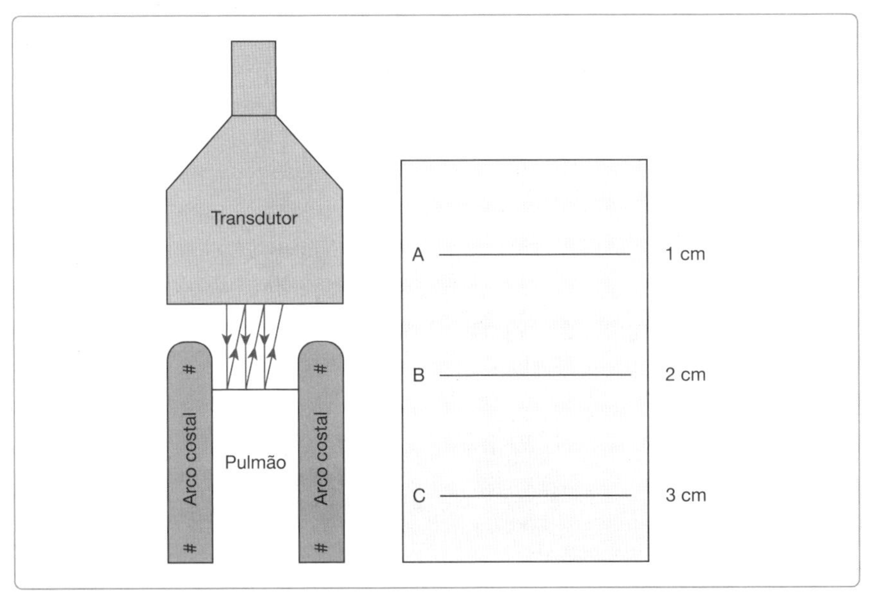

FIGURA 5
Mecanismo de geração das linhas A (*probe* colocado transversalmente aos arcos costais).

Fonte: adaptado de Williamson JP, et al. 2017.

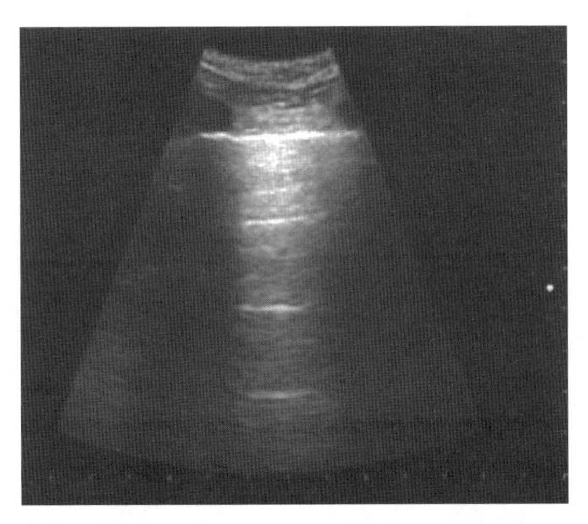

FIGURA 6
Linhas A. Linhas paralelas à linha pleural como consequência de artefatos de reverberação das ondas ultrassonográficas ao atingir a superfície pleural.

Fonte: adaptado de Shyamsundar M, et al. 2013.

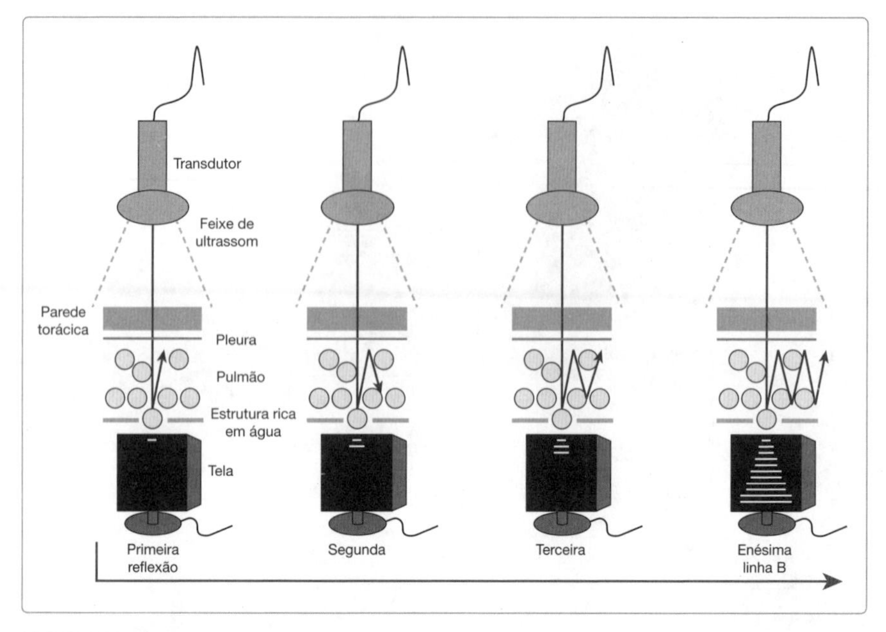

FIGURA 7
Mecanismo de formação das linhas B.
Fonte: adaptado de Gargani I, et al. 2014.

presença também exclui a possibilidade de pneumotórax, já que sua origem se dá a partir da linha pleural (Figura 8).

- A quantidade de linhas B guarda correlação direta com a intensidade do acometimento pulmonar. À medida que as linhas B aumentam em número, elas coalescem, formando uma imagem conhecida como "pulmão branco" (Figuras 9, 10 e 11).
- Entende-se por doença intersticial qualquer doença que altere o gradiente ou o conteúdo do espaço intersticial e/ou interstício-alveolar. São representadas principalmente por excesso de água extravascular pulmonar (congestão ou edema pulmonar cardiogênico), inflamação e/ou infecção do parênquima pulmonar (síndrome do desconforto respiratório agudo – SDRA, pneumonias intersticiais, pneumonias bacterianas e/ou virais, incluindo infecção por covid-19) e fibrose pulmonar. O diagnóstico diferencial pode ser feito utilizando-se os critérios a seguir (Quadro 1).

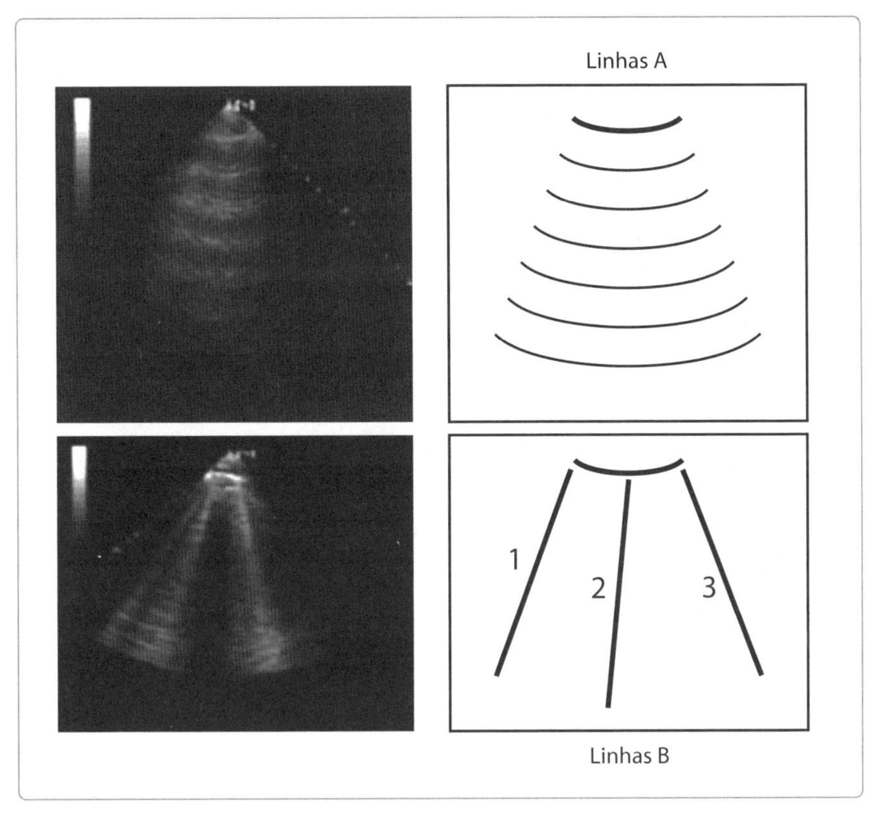

FIGURA 8
Linhas A e linhas B.
Fonte: adaptado de Picano E, et al. 2016.

- A presença de até duas linhas B em quadrantes pulmonares inferiores e posteriores pode ser considerada fisiológica.
- O aparecimento de linhas B em pacientes com suspeita de insuficiência cardíaca descompensada é de detecção bastante precoce. Tais linhas antecedem o surgimento de alterações à ausculta pulmonar e alterações na radiografia de tórax.

Pneumonia e consolidações pulmonares

- As pneumonias bacterianas geralmente se manifestam em forma de consolidações no parênquima pulmonar, acompanhadas ou não de derrame pleural.

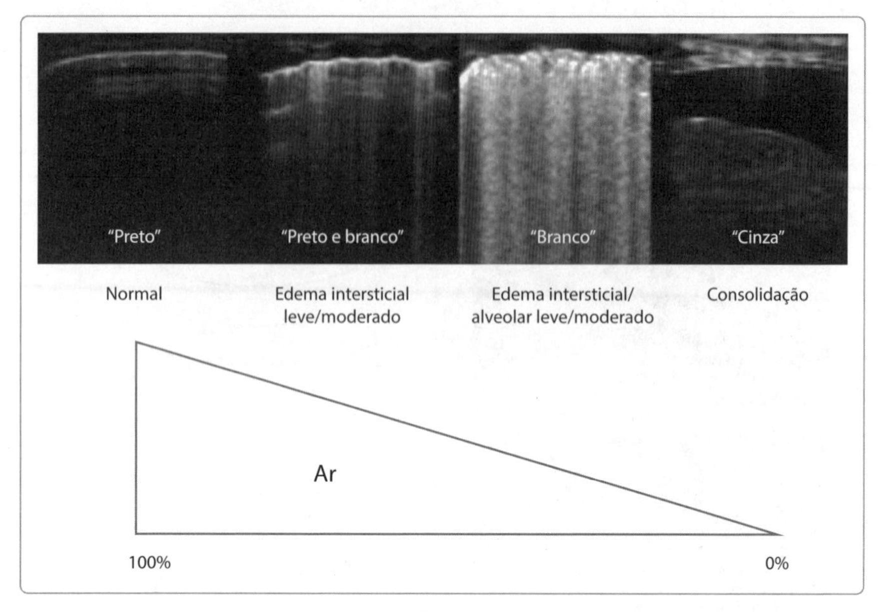

FIGURA 9

Da esquerda para a direita: pulmão menos aerado e mais congesto.

Fonte: adaptado de Gargani L, 2011.

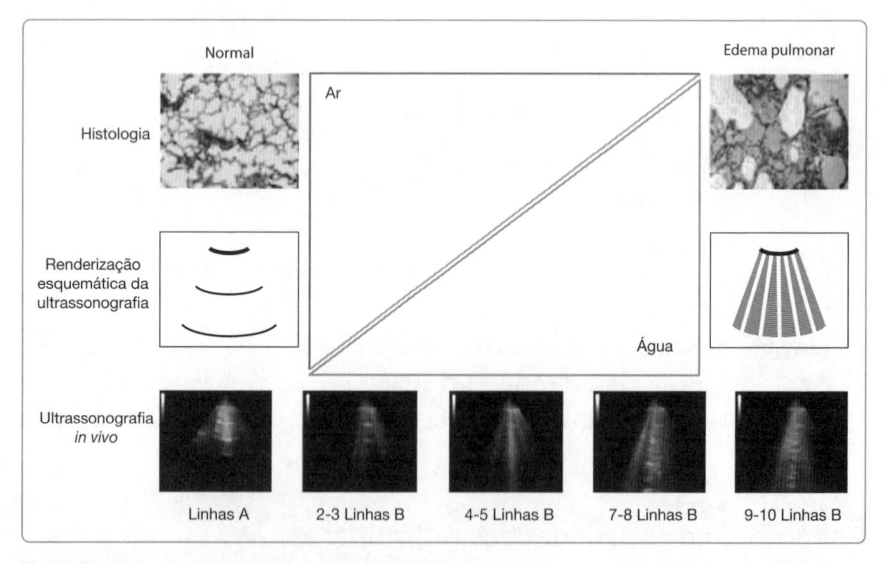

FIGURA 10

Painel da esquerda para direita: pulmão normal e aumento sucessivo do edema pulmonar.

Fonte: adaptado de Picano E, et al. 2016.

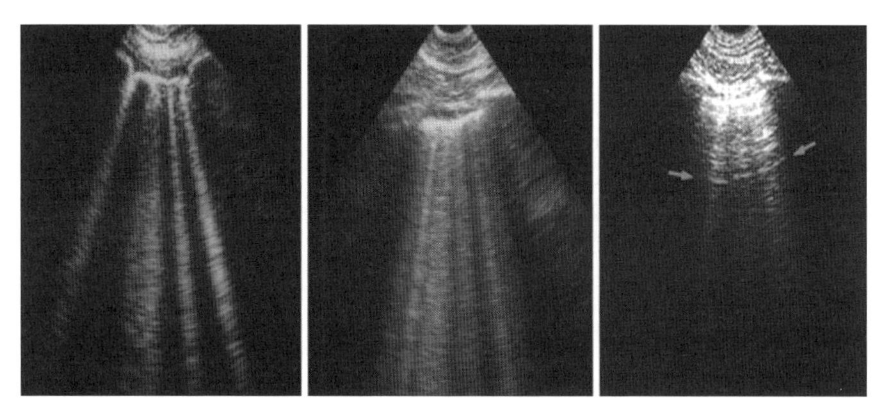

FIGURA 11
"Pulmão branco".
Fonte: adaptado de Lichtenstein DA, et al. 2008.

QUADRO 1 Síndrome intersticial.

Aspectos ultrassonográficos	Cardiogênico	Síndrome do desconforto respiratório agudo
Lung sliding (deslizamento pulmonar)	Normal	Reduzido ou ausente
Linha pleura	Normal	Irregular, espessada, grosseira Habitualmente com múltiplas pequenas consolidações anteriores, subpleurais
Distribuição	Homogênea Distribuída posterolateralmente para região anterior, com aumento da gravidade Sem áreas normais	Áreas poupadas (pleura normal, sem linhas B) Mais grave em áreas dependentes
Consolidação	Sem consolidação	Consolidação dependente
Pulso pulmonar	Ausente	Presente em áreas de redução de *sliding* (deslizamento)
Derrame pleural	Frequente	Infrequente

Fonte: adaptado de Reissig A, et al. 2014.

- Para que as consolidações sejam visualizadas à UP, é necessário que haja contato com a superfície pleural. Geralmente, 90% das consolidações possuem interface com a pleura em algum local do pulmão, sendo essa uma das limitações do método, se comparado à tomografia computadorizada de tórax.
- A imagem tipicamente vista à UP é de uma estrutura hipoecoica ou anecoica (imagem escura e da cor preta), com broncogramas aéreos em seu interior (pontos brancos), margens periféricas irregulares e que muitas vezes são acompanhadas de linhas B ao seu redor (Figuras 12 e 13).
- Dentre os diagnósticos diferenciais, destacam-se as atelectasias pulmonares. Nelas, os broncogramas aéreos são estáticos e geralmente dispostos de maneira horizontal e não arboriformes.

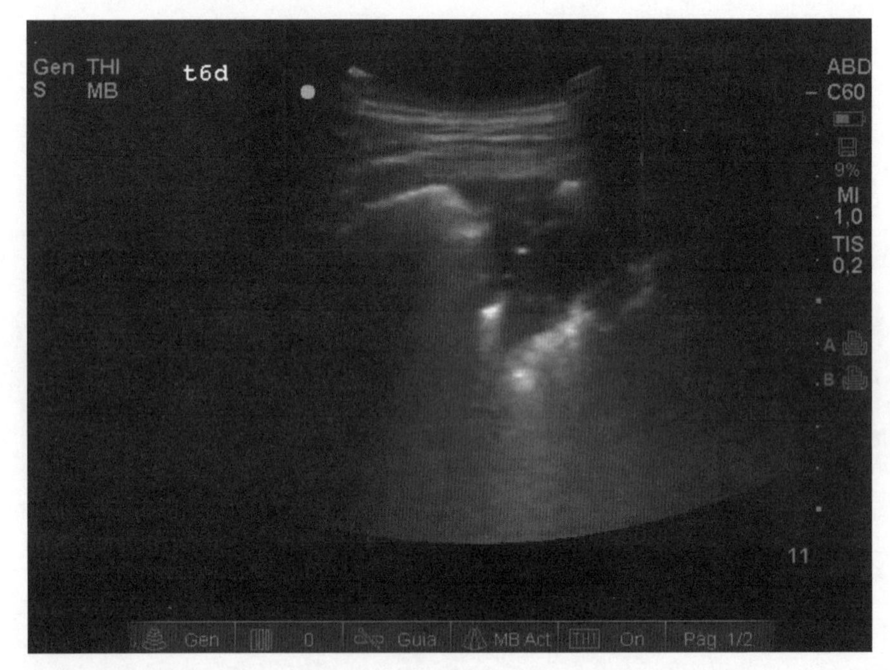

FIGURA 12
Imagem tipicamente vista à ultrassonografia pulmonar.
Fonte: acervo pessoal do autor.

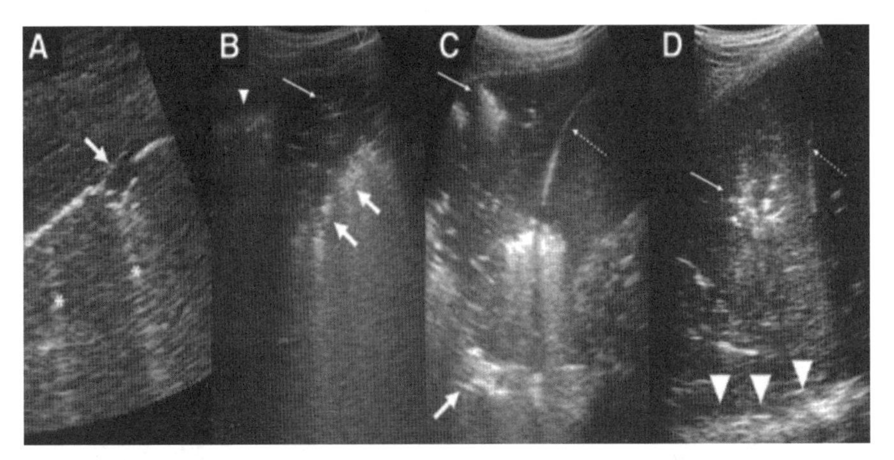

FIGURA 13
Imagem tipicamente vista à ultrassonografia pulmonar.

Setas pontilhadas: diafragma; setas finas: consolidações; setas grossas: broncogramas aéreos; setas triangulares: coluna vertebral.
Fonte: adaptado de Lichtenstein DA, et al. 2008.

Pneumotórax

- O pneumotórax é definido pela presença de ar entre as pleuras. Pode ser excluído com segurança quando há presença de deslizamento pleural. A ausência de deslizamento pode indicar pneumotórax em mais de 90% das vezes (Figura 14).
- A ausência de deslizamento pode ser detectada no modo M (*Motion*) por meio do "sinal da estratosfera" ou do "código de barras", em oposição ao padrão do "sinal da praia", visto no pulmão normal (Figura 15).
- Para diagnóstico definitivo do pneumotórax, é necessária a identificação do *lung point* (ponto pulmonar), que representa a área de transição entre a presença e a ausência do deslizamento pleural (Figura 16).

Derrames pleurais

- Os derrames pleurais (DP) quase sempre são visualizados na região posterior e inferior do tórax.
- O *probe* do aparelho deve ser colocado na região de intersecção do diafragma com a linha axilar posterior (Figura 17).

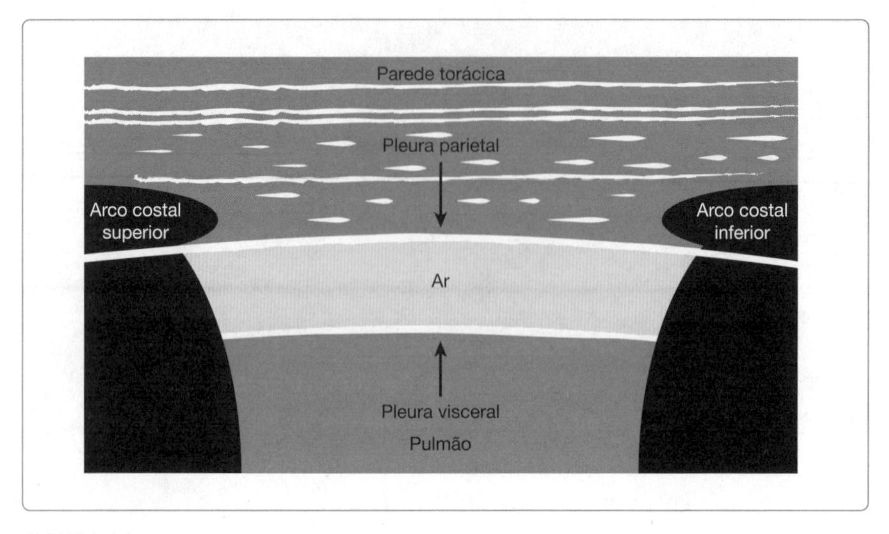

FIGURA 14
Pneumotórax.
Fonte: adaptado de S. Johnson M.D.

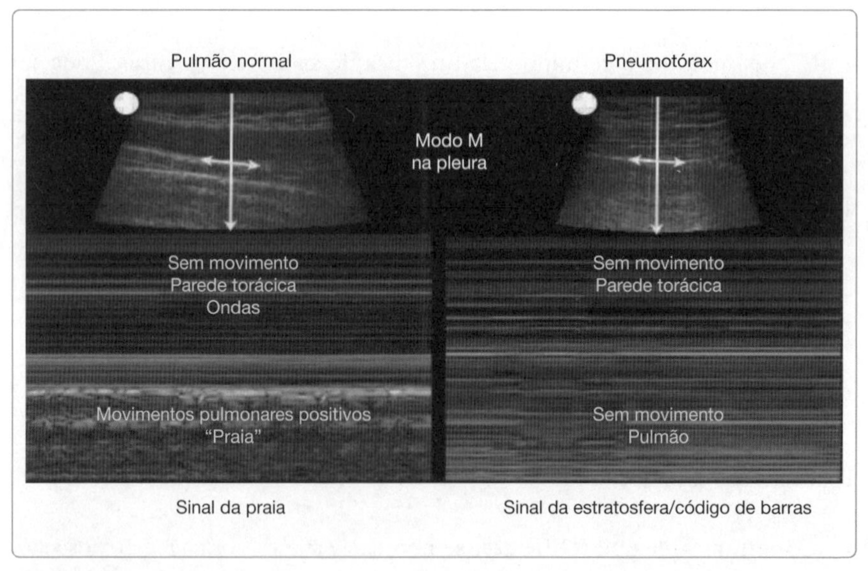

FIGURA 15
Sinal da praia *versus* sinal da estratosfera/código de barras.
Fonte: adaptado de Lichtenstein DA, et al. 2008.

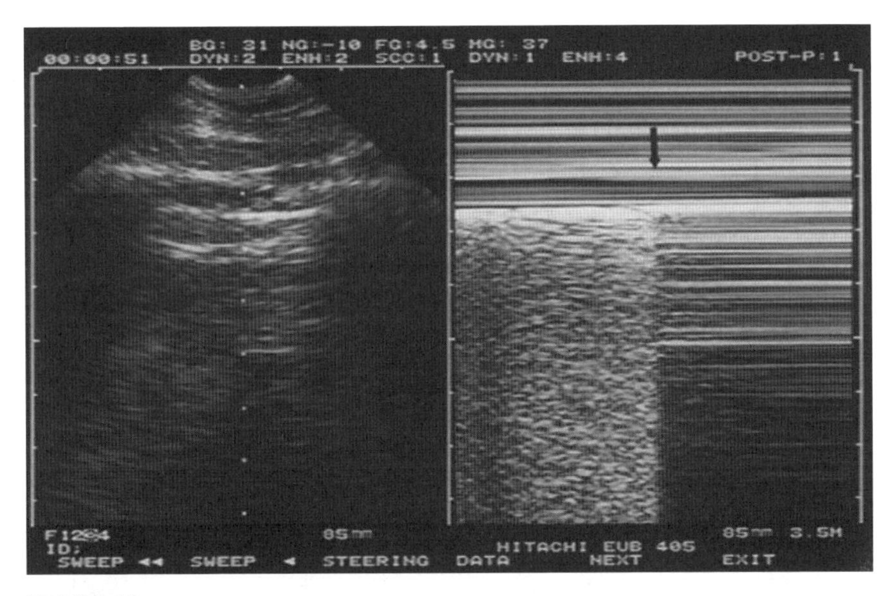

FIGURA 16
Lung point: seta escura.

Fonte: adaptado de Lichtenstein DA, et al. 2008.

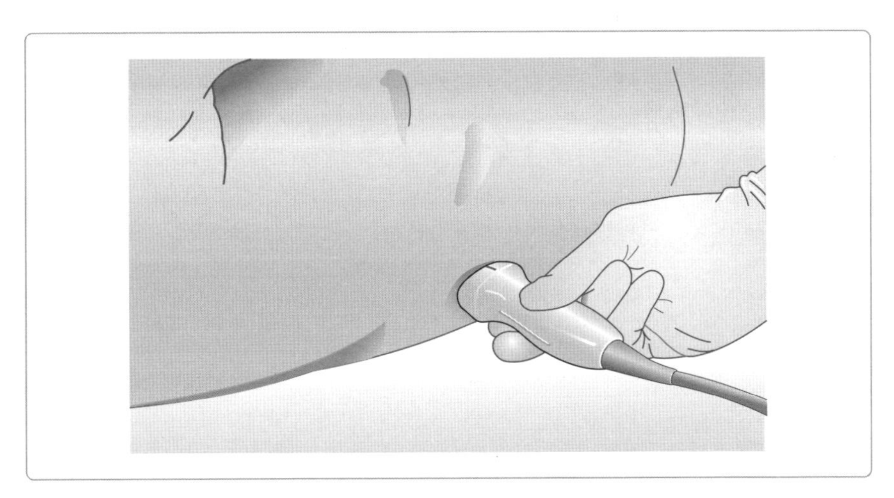

FIGURA 17
Ilustração de onde o *probe* do aparelho deve ser colocado.

Fonte: adaptado de Soni NJ, et al. 2015.

- Geralmente, os derrames pleurais são vistos como imagens anecoicas entre o diafragma e o pulmão (quase sempre com algum grau de atelectasia associado) ou entre o pulmão e a parede torácica (Figuras 18, 19 e 20).

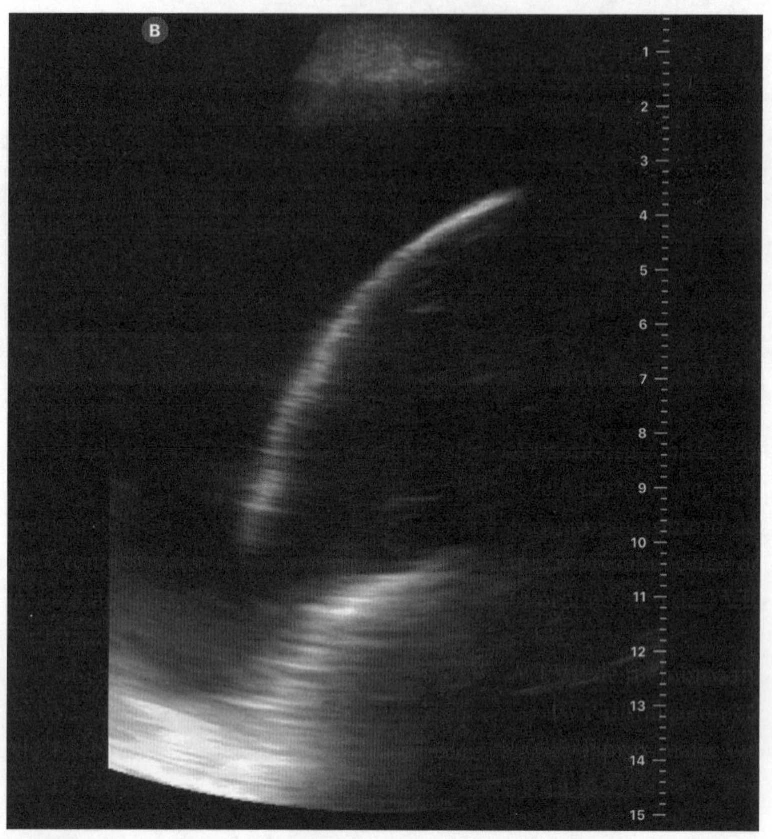

FIGURA 18
Derrame pleural, pode-se visualizar abaixo o diafragma (linha branca) e fígado.

- Muitas vezes é possível fazer a diferenciação entre transudato e exsudato levando em consideração apenas os aspectos ultrassonográficos. A presença de líquido heterogêneo, *debris*, traves fibróticas, septações e/ou loculações no espaço pleural é sugestiva de derrame pleural complicado e/ou empiema (Figura 19).

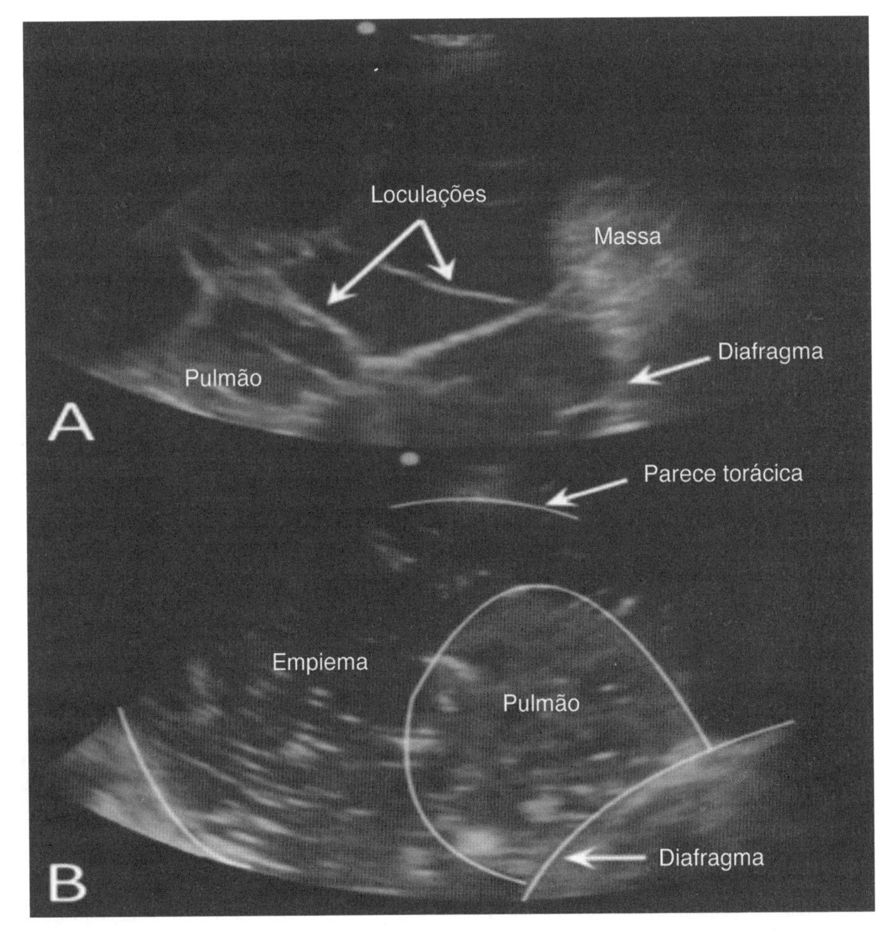

FIGURA 19

(A) Derrame pleural complexo com loculações entre o pulmão e o diafragma. (B) Aparência ecogênica e heterogênea de um volumoso empiema com pulmão consolidado subjacente.

Fonte: adaptado de Soni NJ, et al. 2015.

- É possível estimar o volume do DP, com razoável precisão, por meio da ultrassonografia utilizando a seguinte fórmula: Volume do DP = [distância perpendicular entre a parede torácica (pleura parietal) e a pleura visceral (em mm) × 16]. O resultado será dado em mililitros (mL) (Figura 20).
- Para a realização de uma toracocentese segura, é necessário que essa distância seja maior ou igual a 15 mm (Figura 20).

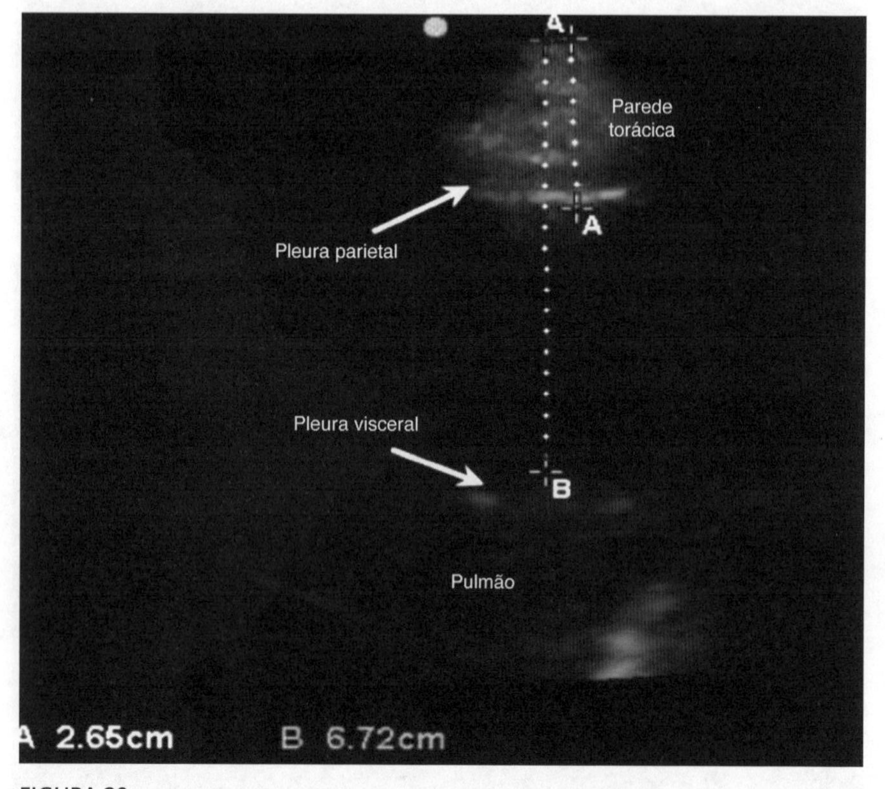

FIGURA 20
Mensuração da profundidade do líquido pleural. A distância entre a pleura parietal e visceral pode ser medida antes da toracocentese para determinar o valor mínimo da profundidade para inserir uma agulha com segurança.
Fonte: adaptado de Soni NJ, et al. 2015.

APLICAÇÃO CLÍNICA

Protocolo BLUE (*Bedside Lung Ultrasound in Emergency*)

- Desenvolvido por Lichteinstein, é de fácil e rápida execução à beira do leito.
- O protocolo foi originalmente descrito para auxiliar no diagnóstico diferencial dos quadros de insuficiência respiratória aguda em pacientes críticos.
- O protocolo possui acurácia de 90% para diagnóstico e identificação da causa da insuficiência respiratória aguda sem que se utilize qualquer outro método de imagem além da ultrassonografia.
- Para executar o protocolo, é necessário realizar UP de 3 pontos em cada hemitórax. Esses pontos foram definidos e denominados BLUE *points*: BLUE A (região anterior e superior), BLUE B (região anterior e inferior) e PLAPS (síndrome pleural e/ou posterolateral) (Figura 21).
- Quando estes pontos pulmonares são somados à avaliação sobre a presença ou ausência de deslizamento pleural/*lung point* e da pesquisa direcionada para trombose venosa profunda (TVP) em veias poplíteas e femorais, classifica-se o paciente em diferentes categorias, de acordo com a combinação desses achados. As Figuras 22 e 23 e a Tabela 1 resumem o protocolo e seus diferentes achados.

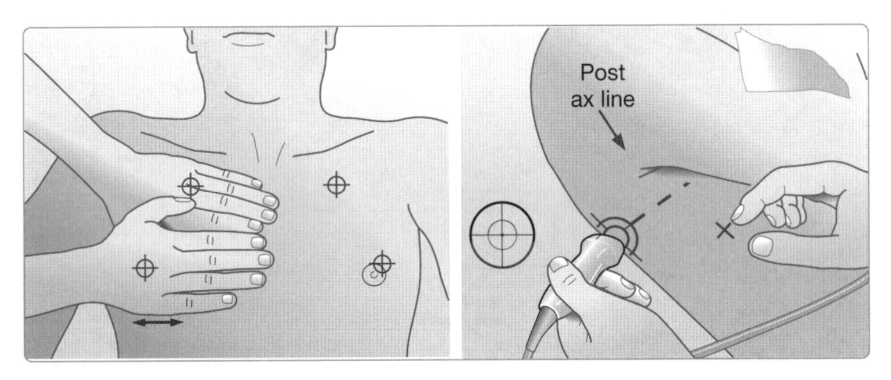

FIGURA 21
BLUE *points*.

Fonte: adaptado de Lichtenstein DA, et al. 2008.

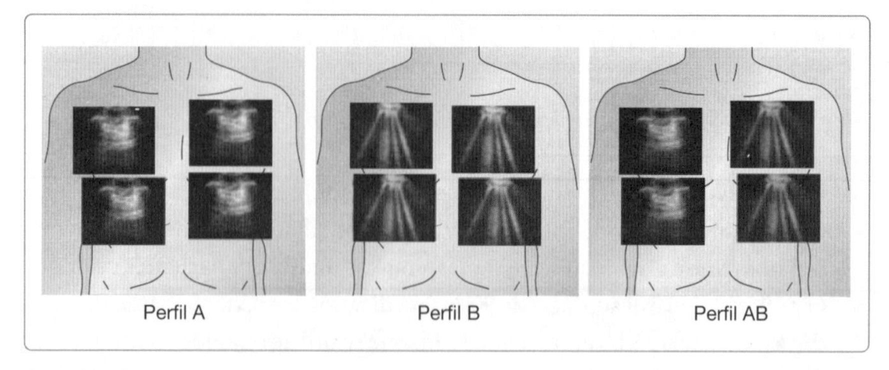

FIGURA 22
Diferentes tipos de perfis. Painel esquerdo: O perfil A é definido como linhas A predominantes na região torácica anterior em pacientes em decúbito dorsal ou semissentados. Este perfil sugere doença pulmonar obstrutiva crônica (DPOC), embolia pulmonar ou alguma pneumonia posterior. O edema pulmonar está quase descartado. Centro: O perfil B é definido como linhas B predominantes. Este perfil sugere edema pulmonar cardiogênico e quase exclui DPOC, embolia pulmonar e pneumotórax. Painel direito: O perfil A/B pode ser representado por linhas B no pulmão esquerdo e linhas A no pulmão direito. Este perfil é geralmente associado à pneumonia.
Fonte: adaptado de Lichtenstein DA, et al. 2008.

TABELA 1 Acurácia do protocolo BLUE.

Mecanismo de dispneia	Perfil pelo protocolo BLUE	Sensibilidade	Especificidade	Valor preditivo positivo	Valor preditivo negativo
Edema pulmonar agudo hemodinâmico	Perfil B	97%	95%	87%	99%
DPOC exacerbada ou asma aguda grave	Perfil A sem TVP ou PLAPS	89%	97%	93%	95%
Embolia pulmonar	Perfil A com TVP	81%	99%	94%	98%
Pneumotórax	Perfil A (com *lung point*)	88%	100%	100%	99%

(continua)

TABELA 1 Acurácia do protocolo BLUE. (*continuação*)

Mecanismo de dispneia	Perfil pelo protocolo BLUE	Sensibilidade	Especificidade	Valor preditivo positivo	Valor preditivo negativo
Pneumonia	Todos os perfis*	89%	94%	88%	95%
	Perfil B	11%	100%	100%	70%
	Perfil A/B	14,5%	100%	100%	71,5%
	Perfil C	21,5%	99%	90%	73%
	Perfil AV-PLAPS	42%	96%	83%	78%

* Sensibilidade calculada pela adição da sensibilidade em cada um dos quatro perfis.
BLUE: *bedside lung ultrasound in emergency*; DPOC: doença pulmonar obstrutiva crônica; PLAPS: síndrome pleural e/ou posterolateral; TVP: trombose venosa profunda.
Fonte: adaptado de Lichtenstein DA, et al. 2008.

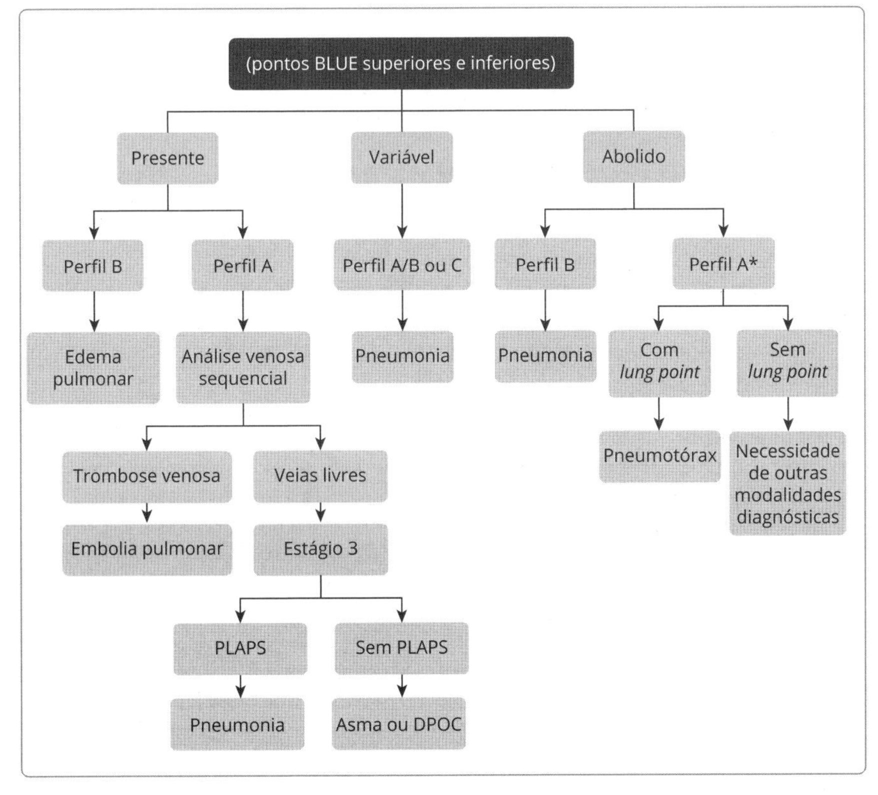

FIGURA 23
Algoritmo Protocolo BLUE.

BLUE: *bedside lung ultrasound in emergency*; DPOC: doença pulmonar obstrutiva crônica; PLAPS: síndrome pleural e/ou posterolateral.
Fonte: adaptado de Lichtenstein DA, et al. 2008.

CONCLUSÃO

- A ultrassonografia pulmonar à beira do leito é uma poderosa ferramenta no auxílio ao diagnóstico diferencial da dispneia aguda, de rápida e fácil execução. No entanto, sua utilização deve ser complementar à história clínica e ao exame físico e sempre direcionada ao problema em questão.

REFERÊNCIAS

1. Dexheimer Neto FL, Dalcin PT, Teixeira C, Beltrami FG. Ultrassom pulmonar em pacientes críticos: uma nova ferramenta diagnóstica. J Bras Pneumol. 2012;38(2):246-56.
2. Gargani L. Lung ultrasound: a new tool for the cardiologist. Cardiovasc Ultrasound. 2011;9:6.
3. Gargani l, Volpicelli G. How I do it: Lung ultrasound. Cardiovasc Ultrasound. 2014;12:25.
4. Haji K, Haji D, Canty DJ, Royse AG, Green C, Royse CF. The impact of heart, lung and diaphragmatic ultrasound on prediction of failed extubation from mechanical ventilation in critically ill patients: a prospective observational pilot study. Crit Ultrasound J. 2018;10(1):13.
5. Lichtenstein DA, Lascols N, Prin S, Mezière G. The "lung pulse": an early ultrasound sign of complete atelectasis. Intensive Care Med. 2003;29:2187-92.
6. Lichtenstein DA, Mezière GA. Relevance of lung ultrasound in the diagnosis of acute respiratory failure: the BLUE protocol. Chest. 2008;134(1):117-25.
7. Ma O, Mateer JR, Reardon RF, Joing SA. Ma and Mateer's Emergency Ultrasound. 3rd ed. McGraw Hill, 2014.
8. Picano E, Pellikka PA. Ultrasound of extravascular lung water: a new standard for pulmonary congestion. Eur Heart J. 2016;37:2097-104.
9. Reissig A, Copetti R. Lung ultrasound in community-acquired pneumonia and in interstitial lung diseases. Respiration. 2014;87:179-89.
10. Shyamsundar M, Attwood B, Keating L, Walden AP. Clinical review: the role of ultrasound in estimating extra-vascular lung water. Crit Care. 2013;17(5):237.
11. Soni NJ, Franco R, Velez MI, Schnobrich D, Dancel R, Restrepo MI, Mayo PH. Ultrasound in the diagnosis and management of pleural effusions. J Hosp Med. 2015;10(12):811-6.
12. Volpicelli G. Sonographic diagnosis of pneumothorax. Intensive Care Med. 2011;37: 224-32.
13. Volpicelli G, Cardinale L, Berchialla P, Mussa A, Bar F, Frascisco M. A comparison of different diagnostic tests in the bedside evaluation of pleuritic pain in the ED. Am J Emerg Med. 2012;30:317-24.
14. Volpicelli G, Frascisco M. Lung ultrasound in the evaluation of patients with pleuritic pain in the emergency department. J Emerg Med. 2008;34:179-86.
15. Volpicelli G, Mussa A, Garofalo G, Cardinale L, Casoli G, Perotto F, et al. Bedside lung ultrasound in the assessment of alveolar-interstitial syndrome. Am J Emerg Med. 2006;24:689-96.
16. Williamson JP, Grainge C, Parameswaran A, Twaddell SH. Thoracic ultrasound: what non-radiologists need to know. Curr Pulmonol Rep. 2017;6(1):39-47.

24

Via aérea difícil: identificação e manejo

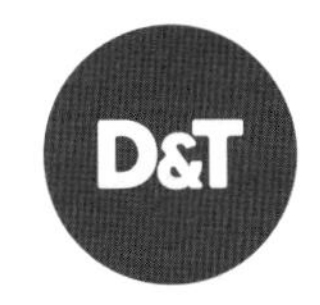

Rodrigo Antonio Brandão Neto

INTRODUÇÃO

- Na maioria dos pacientes, a intubação é tecnicamente fácil e direta, mas no departamento de emergência se estima que o risco de eventos adversos seja 35 vezes maior do que na sala cirúrgica.
- Não existe uma definição-padrão na literatura para via aérea difícil. A sua incidência é estimada em 1,4% a 5%. Para a segurança do paciente, o ideal é realizar antes da intubação a avaliação da possibilidade de uma via aérea difícil.

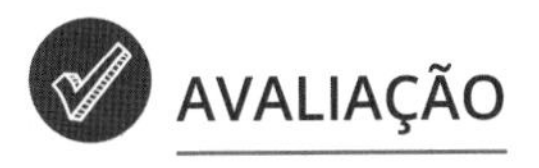

AVALIAÇÃO

Probabilidade de laringoscopia difícil (mnemônico LEMON)

- Temos um mnemônico para avaliar esses pacientes:
  - L: *Look externally.*
  - E: *Evaluate*: avaliação 3-3-2.
  - M: Mallampati.
  - O: *Obstruction.*
  - N: *Neck mobility.*
    - L: *Look*: olhe externamente: o paciente primeiro deve ser examinado para marcadores externos de intubação difícil, determinados pela avaliação subjetiva do médico. Por exemplo, a face gravemente ferida e ensanguentada de um paciente traumatizado prediz uma intubação difícil.

- E: Avaliação 3-3-2: devemos avaliar a geometria das vias aéreas do paciente para determinar a adequação para D com uma laringoscopia adequada. A regra 3-3-2 exige que o paciente seja capaz de colocar três de seus próprios dedos entre os incisivos abertos, três dos seus próprios dedos ao longo do assoalho da mandíbula, começando no mento, e dois dedos da proeminência laríngea até a parte inferior do queixo.
- M: Mallampati: o acesso oral é avaliado com a escala de Mallampati. A visibilidade da faringe oral varia desde a visualização completa, incluindo os pilares amigdalianos (classe I), até nenhuma visualização, com a língua pressionada contra o palato duro (classe IV). Classes I e II predizem acesso adequado.
- O: Obstrução ou obesidade: a obstrução da via aérea superior (supraglótica) pode tornar a visualização da glote difícil, e a própria intubação, mecanicamente impossível. Os pacientes obesos geralmente são mais

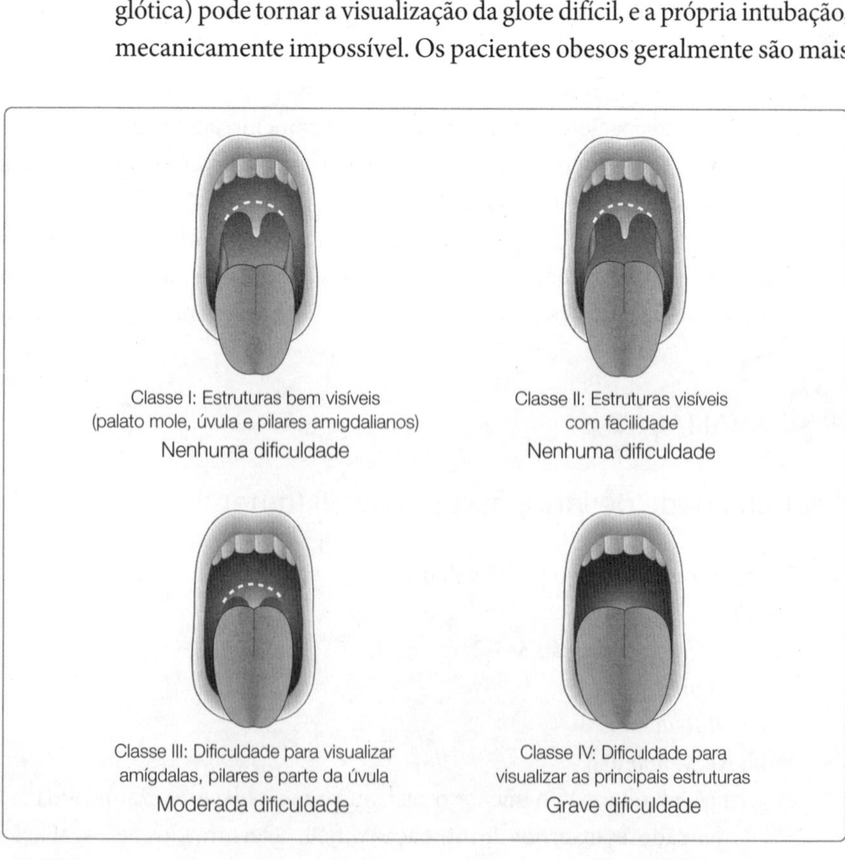

FIGURA 1
Classificação de Mallampati.

difíceis de intubar, evoluindo com dessaturação mais rápida e maior dificuldade de ventilação.

- N: *Neck mobility*: mobilidade do pescoço. É desejável para qualquer técnica de intubação e é essencial para posicionar o paciente para laringoscopia direta. A mobilidade do pescoço é avaliada pela flexão e extensão da cabeça e do pescoço do paciente através de uma ampla gama de movimentos.

Ventilação bolsa-válvula-máscara difícil (mnemônico ROMAN)

- R: Rigidez ou resistência à ventilação (por exemplo, asma, doença pulmonar obstrutiva crônica) pode contribuir para o aumento da dificuldade com DMB.
- M: Comprometimento ou dificuldade da vedação da máscara.
- O: Obstrução ou obesidade (particularmente obstrução supraglótica).
- A: *Age*: idade superior a 55 anos aumenta o risco.
- N: *No teeth*: pacientes desdentados ("sem dentes"), que interferem de maneira independente com a máscara.

Posicionamento e uso difícil de dispositivo supraglótico (mnemônico RODS)

- R: *Restriction*: dificuldade em abrir a via aérea.
- O: *Obstruction/obesity*: também dificuldade para abrir a via aérea.
- D: *Distorted airway*: a anatomia distorcida das vias aéreas superiores pode resultar em má vedação e ventilação ineficaz.
- S: *Short thyromental distance*: distância curta dificulta o posicionamento do dispositivo supraglótico.

Cricotireoidostomia difícil (mnemônico SMART)

- S: *Surgery*: cirurgia no local.
- M: *Mass*: presença de massa local.
- A: *Anatomy*: distorção da anatomia.
- R: *Radiation*: pode distorcer a anatomia e causar fibrose local.
- T: *Tumour*: tumor local.

Via aérea fisiologicamente difícil (mnemônico CRASH)

- C: *Consumption increase* (aumento do consumo): pacientes com sepse, SARA, tireotoxicose, por exemplo, entre outros.
- R: *Right ventricular failure* (insuficiência ventricular direita – IVD): pacientes com IVD, como embolia pulmonar, por exemplo.
- A: *Acidosis* (acidose metabólica): intubação e ventilação mecânica podem levar a perda da alcalose respiratória compensatória em pacientes com acidose metabólica (cetoacidose metabólica, choque e sepse). Além disso, 60 segundos de apneia levam a queda de pH em 0,15 e aumento de $PaCO_2$ em 12,5 mmHg.
- S: *Saturation* (saturação): pacientes hipoxêmicos, principalmente hipoxemia refratária.
- H: *Hipotension* (hipotensão): necessário otimizar hemodinâmica com reposição volêmica ou uso de vasopressores.

Escore MACOCHA

- O escore foi validado no ambiente de terapia intensiva, e possui pontuação de 0 a 12.
- Utilizando o ponto de corte de 3 pontos, os valores preditivos positivo e negativo para intubação difícil foram de 36% e 98%, respectivamente, com sensibilidade de 73% e especificidade de 89%.

TABELA 1 Escore MACOCHA.

Fatores relacionados ao paciente	Pontos
Mallampati III ou IV	5
Apneia obstrutiva do sono	2
Mobilidade reduzida da coluna cervical	1
Abertura oral < 3 cm	1
Fatores relacionados às doenças	**Pontos**
Coma	1
Hipoxemia grave (< 80%)	1
Fatores relacionados ao médico	**Pontos**
Não ser anestesiologista	1
Total	**12**

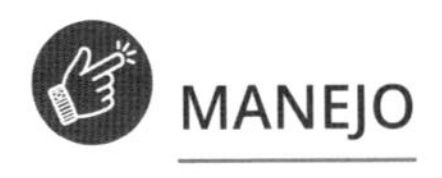

MANEJO

- Algoritmos para o manejo de vias aéreas de emergência foram desenvolvidos e fornecem um guia para o planejamento da intubação e resgate em caso de falha de intubação.
- A via aérea falha é definida por três tentativas com insucesso de intubação orotraqueal.
- Para pacientes que necessitam de intubação de emergência, mas que não apresentam uma CRASH *airway*, em que se precisa rapidamente conseguir a via aérea definitiva, nem uma via aérea difícil, a indução de sequência rápida fornece o método mais seguro e rápido de atingir a intubação.
- Na via aérea fisiologicamente difícil, algumas condutas podem ajudar na evolução como:
  - C: *Consumption increase*: otimização de pré-oxigenação, uso de oxigenação apneica, ajuste de débito cardíaco.
  - R: *Right ventricular failure* (insuficiência ventricular direita - IVD): otimização da pré-oxigenação, vasodilatadores pulmonares inalatórios, escolha de medicações sedativas menos cardiodepressoras, uso precoce de vasopressores.
  - A: *Acidosis* (acidose metabólica): corrigir acidose metabólica previamente quando possível, se possível, minimizar o tempo de apneia, considerar intubação acordado, manter volume minuto aumento.
  - S: *Saturation* (saturação): otimizar pré-oxigenação (uso de VNI, CNAF), considerar intubação acordado.
  - H: *Hipotension* (hipotensão): otimizar hemodinâmica com reposição volêmica ou uso de vasopressores.
- No algoritmo de via aérea difícil, a primeira determinação é se o operador é forçado a agir imediatamente como em pacientes em parada cardiorrespiratória ou em estados próximos a isso. Em caso afirmativo, as drogas para indução de sequência rápida são dadas, uma tentativa em melhores condições de laringoscopia é realizada, e, se a intubação não for bem-sucedida, a via aérea é considerada falha e o operador tenta usar um plano alternativo para obter a via aérea como uma cricotireotomia.
- Se a oxigenação for inadequada e não puder ser adequada com o uso de um dispositivo supraglótico, a via aérea deve ser considerada uma via aérea falha.
- Quando a oxigenação é inadequada ou está caindo, o algoritmo de falha das vias aéreas deve ser usado.

- Quando a oxigenação é adequada, a próxima consideração é se a indução de sequência rápida é apropriada, com base na avaliação do operador da probabilidade de:
  - Ventilação bem-sucedida com DMB ou DEG, caso a intubação não seja bem-sucedida.
  - Intubação com sucesso por laringoscopia.
- Se o operador julgar que a laringoscopia tem probabilidade de sucesso e estiver confiante de que pode oxigenar o paciente se a intubação falhar, o plano de resgate é realizado.
- Se a laringoscopia falhar, as drogas de indução rápida otimizam as condições do paciente para que a cricotireotomia seja feita.
- Em quase todos os casos, a cricotireotomia é a técnica de resgate definitiva para a falha da via aérea se o tempo não permitir outras abordagens.

Algoritmo para a avaliação da via aérea

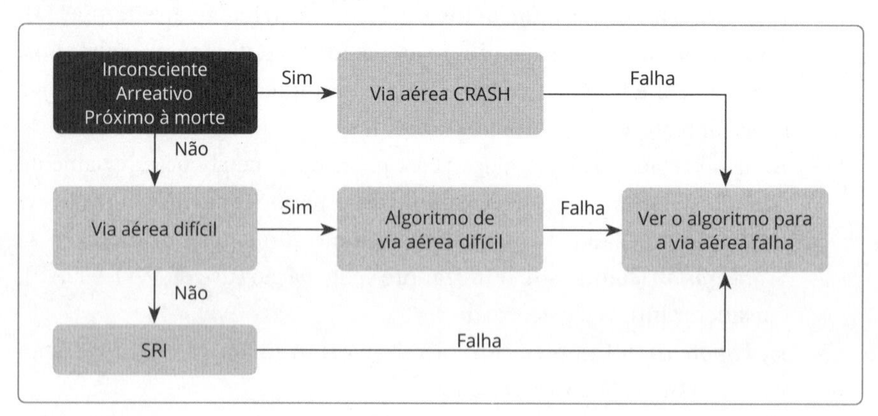

SRI: sequência rápida de intubação.

Algoritmo para a via aérea difícil

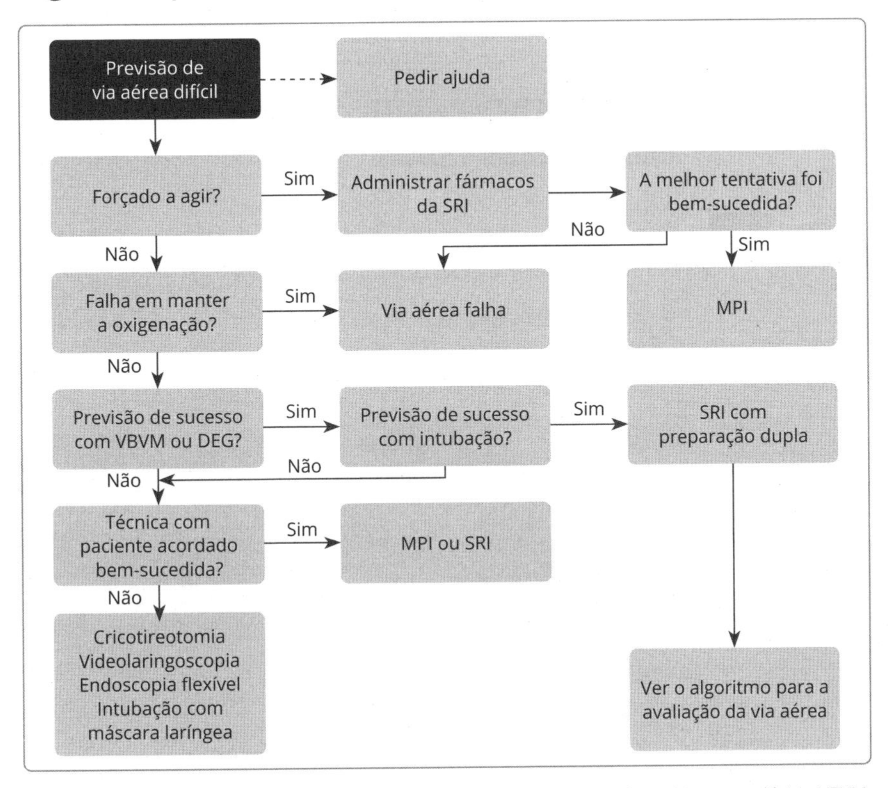

SRI: sequência rápida de intubação; MPI: manejo pós-intubação; DEG: dispositivo extraglótico; VBVM: ventilação bolsa-válvula-máscara.

Algoritmo para a via aérea da parada cardíaca ou via aérea CRASH

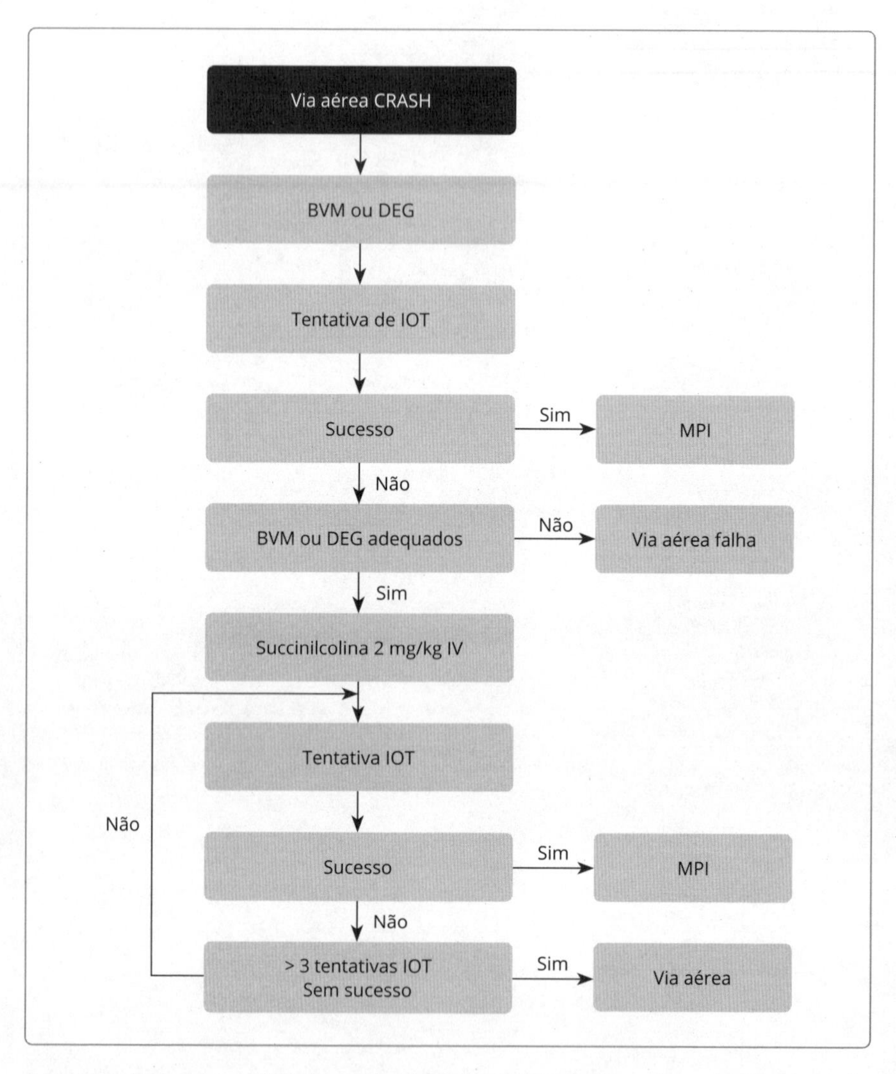

BVM: bolsa-válvula-máscara; DEG: dispositivo extraglótico; IOT: intubação orotraqueal; MPI: manejo pós-intubação; IV: intravenoso.

Algoritmo para a via aérea falha

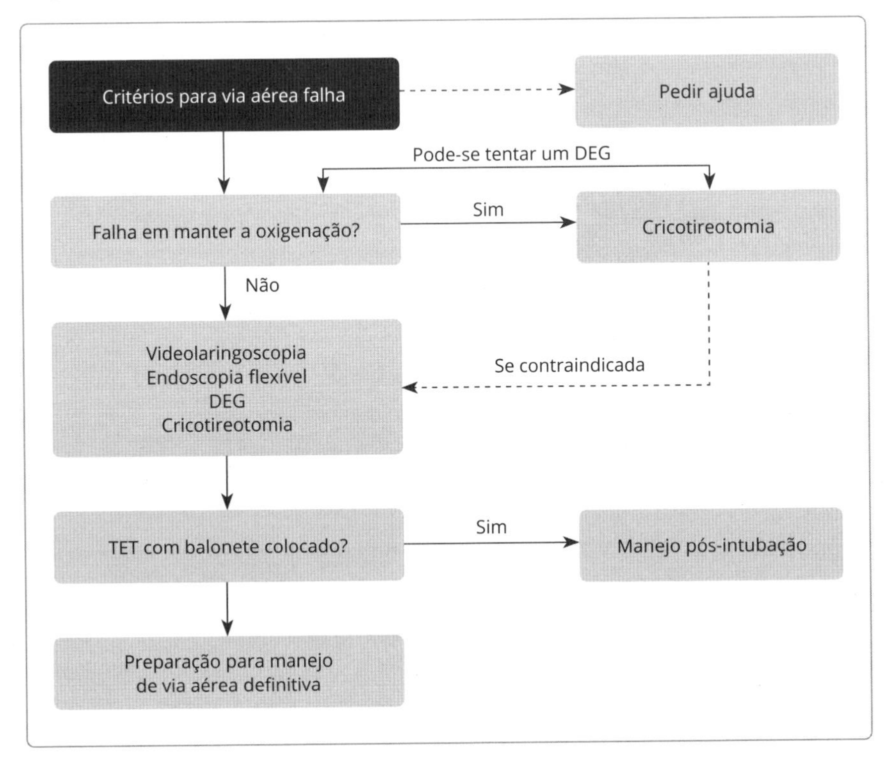

DEG: dispositivo extraglótico; TET: tubo endotraqueal.

REFERÊNCIAS

1. Brown CA, Sakles JC, Mick NW. editores. The Walls Manual of Emergency Airway Management. Filadélfia: Wolters Kluwer; 2022.
2. Brown CA, Walls RM. Airway. In: Walls RM, Hockberger RS, Gausche-Hill M. Rosen's Emergency Medicine. Filadélfia: Elsevier; 2018.
3. De Jong A, Molinari N, Terzi N, Mongardon N, Arnal JM, Guitton C, et al. Early identification of patients at risk of intubation in the intensive care unity: development and validation of the MACOCHA score in a multicenter cohort study. Am J Resp Crit Care Med. 2013;187(8):832-9.
4. Heidegger T. Management of the difficult airway. N Engl J Med. 2021;384(19):1836-47.

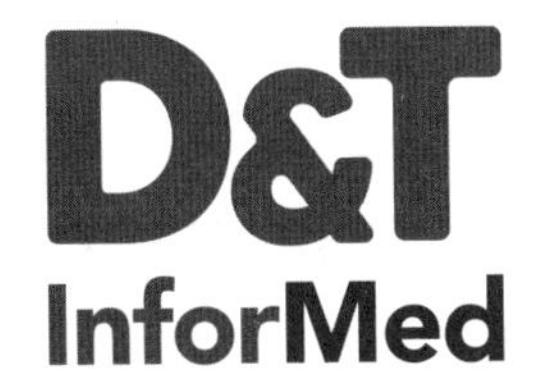

SEÇÃO II

Medicina Intensiva

25 Analgesia em terapia intensiva: avaliação da dor e tratamento

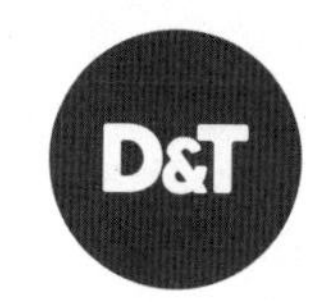

Antonio Paulo Nassar Junior

Rodrigo Antonio Brandão Neto

AVALIAÇÃO DA DOR

- Dor é um sintoma frequente em pacientes críticos e é referida como o principal fator estressante da internação. Cerca de 50% dos pacientes internados em unidade de terapia intensiva (UTI) relatam ter sentido dor em algum momento da sua internação.
- Retirada de drenos, inserção de cateteres arteriais e aspiração traqueal são os procedimentos que mais causam dor, segundo relatos dos pacientes.
- Independentemente do diagnostico etiológico ou do fator precipitante, a dor interfere negativamente na qualidade de vida do paciente e deve ser tratada de forma adequada e imediata e, se possível, prevenida.
- Em pacientes despertos, a dor deve ser aferida com instrumentos que possam quantificá-la, como a escala numérica de dor. Essa escala consiste na atribuição de valores numéricos para a avaliação da dor, sendo zero a ausência de dor e dez a pior dor possível.
- Em pacientes que se encontram profundamente sedados ou em delirium, não é possível realizar a quantificação da dor pelo próprio paciente.
- O uso de sinais vitais (hipertensão, taquicardia, taquipneia etc.) para quantificar dor não é um instrumento confiável e não é recomendado.
- Assim, deve-se usar uma escala comportamental de dor.

Behavorial Pain Scale

- A *Behavorial Pain Scale* (BPS) avalia três domínios para a quantificação da dor: expressão facial, movimentação de membros superiores e sincronia com o ventilador.
- Cada domínio é pontuado de 1 a 4. Uma soma de pontos maior que 5 é considerada inaceitável e a dor deve ser tratada. Esta escala, no entanto, serve apenas para pacientes em ventilação mecânica.
- Expressão facial:
  - Relaxada: 1
  - Parcialmente contraída (p. ex., levantamento de sobrancelhas): 2
  - Totalmente contraída (p. ex., fechamento de olhos): 3
  - Com caretas: 4
- Membros superiores:
  - Sem movimento: 1
  - Parcialmente fletidos: 2
  - Totalmente fletidos com flexão dos dedos: 3
  - Permanentemente retraídos: 4
- Sincronia com ventilador:
  - Tolerância com movimento: 1
  - Tosse, mas com tolerância na maior parte do tempo: 2
  - "Briga" com o ventilador: 3
  - Incapacidade de controlar a ventilação: 4

Critical Care Pain Observation Tool

- A *Critical Care Pain Observation Tool* (COPT) é outra escala comportamental, mas que também pode ser usada em pacientes fora da ventilação mecânica.
- Ela quantifica a dor do paciente avaliando-se expressão facial, movimentos corporais, tensão muscular e sincronia com o ventilador (em pacientes em ventilação mecânica) ou vocalização (em pacientes fora da ventilação mecânica) (Tabela 1). Uma pontuação maior que é 2 é indicativa de dor.

TABELA 1 Escala CPOT.

Indicador	Descrição	Escore
Expressão facial	Sem tensão muscular Contração facial, rebaixamento de sobrancelhas, olhos cerrados, contração do elevador Todos os movimentos faciais citados acima e fechamento intenso de pálpebras	Relaxado: 0 Tenso: 1 Caretas: 2
Movimentos corporais	Não se mexe Movimentos lentos, cuidadosos, tocando a área de dor, buscando atenção pelos movimentos Puxando o tubo, tentando se sentar, movimentando os membros, tentando agredir, tentando descer da cama	Ausência: 0 Proteção: 1 Inquietação: 2
Tensão muscular (flexão passiva e extensão de MMII)	Sem resistência Resistência Resistência importante, impossibilitando movimentação	Relaxado: 0 Tenso, rígido: 1 Muito tenso, rígido: 2
Sincronia com o ventilador OU Vocalização	Alarmes sem tocar, VM sincrônica Alarmes param espontaneamente Assincronia Falando no tom normal, silêncio Suspirando, gemendo Chorando, soluçando	Tolerando: 0 Tosse: 1 Brigando: 2 Falando no tom normal, silêncio: 0 Suspirando, gemendo: 1 Chorando, soluçando: 2
Total		0-8

CPOT: *Critical Care Pain Observation Tool*; MMII: membros inferiores; VM: ventilação mecânica.

TRATAMENTO DA DOR

- Medidas não farmacológicas devem sempre ser realizadas com o objetivo de prevenir ou tratar a dor. Posicionamento adequado, cuidado com dobras de lençóis, impedimento de tração de sonda vesical e tubo orotraqueal, além da retirada de estímulos físicos, são importantes para o conforto do paciente.

- O simples fato de explicar ao paciente sobre um procedimento potencialmente doloroso que será realizado é capaz de reduzir em um ponto a intensidade da dor pela escala numérica.
- Sempre que se utilizar a terapia farmacológica para tratamento da dor em pacientes críticos, deve-se preferir a via endovenosa, e a medicação deve ser administrada com horários programados e não apenas "se necessário".
- O tratamento farmacológico da dor envolve analgésicos "comuns" e opioides. No Brasil, a dipirona é uma ótima opção para tratamento de dor aguda em pacientes graves e seu uso permite redução do consumo de opioides. As doses sugeridas de cada analgésico estão na Tabela 2.

TABELA 2 Doses dos principais analgésicos usados em terapia intensiva.

Droga	Dose em *bolus*	Manutenção
Morfina	2-5 mg	2-4 mg a cada 4 horas ou 2-25 mg/h
Fentanila	25-100 μg	0,5-3 μg/kg/h
Remifentanila	0,5-1,5 mcg/kg	0,5-5 mcg/kg/h
Dipirona	2 g	1-2 g até 4/4h

- Os opioides são fármacos que promovem uma analgesia efetiva e devem ser usados sempre que o paciente revelar dor intensa.
- Os efeitos mais comuns dos opioides são depressão respiratória, redução da motilidade gastrointestinal, prurido e retenção urinária. Em pacientes hipovolêmicos, a perda do tônus simpático que se segue à infusão de opioides pode levar à hipotensão.
- A morfina tem um início de ação rápido (cerca de 1-2 minutos), com pico de ação em 15 a 20 minutos e duração de 2 a 4 horas. Apresenta metabolização hepática e excreção renal. Seu metabólito é ativo e, assim, seu efeito prolonga-se em pacientes com insuficiência renal.
- Infusões de morfina em *bolus* causam vasodilatação e liberação de histamina, podendo levar à instabilidade hemodinâmica. A morfina pode ser administrada na forma contínua ou intermitente.
- A fentanila é um opioide mais potente que a morfina. Também tem início de ação rápido (cerca de 5 minutos), mas sua duração é curta (cerca de 30 a 60 minutos), sendo útil para a administração em procedimentos ou em episódios agudos de dor, mas, quando indicada para analgesia em situações nas quais

o estímulo é permanente, como em pós-operatórios, deve ser administrada de forma contínua. Em relação à morfina, apresenta a vantagem de não ter um metabólito ativo que se acumula em situações de disfunção renal.

- Remifentanila tem a vantagem teórica de não se acumular em pacientes com disfunções orgânicas, mas seu benefício em relação à fentanila ainda não foi provado e seu custo é mais elevado. O início da ação é de 1 a 3 minutos e sua duração, de apenas 10 minutos após a suspensão. Em virtude do risco de hiperalgesia ao suspender-se sua infusão, devem-se sempre prescrever outros opioides antes de suspendê-la.
- Para dor neuropática, os sintomas localizados, como neuralgia pós-herpética ou neuropatia diabética, podem ser tratados com agentes tópicos, como o creme de capsaicina ou lidocaína gel. Os fármacos anticonvulsivantes gabapentina e pregabalina são considerados agentes de primeira linha para terapia sistêmica, são bem tolerados e têm menos efeitos colaterais e interações medicamentosas.

PRESCRIÇÃO NA PRÁTICA

Exemplo de prescrição (cada caso deve ser avaliado individualmente e a decisão deve ser tomada pelo médico responsável pelo caso).

- Dependente da intensidade da dor:
  - Para dor intensa: morfina 2 mg EV em *bolus*, ajuste posterior.

REFERÊNCIAS

1. Azevedo-Santos IF, Alves IGN, Cerqueira Neto ML, Badauê-Passos D, Santana-Filho VJ, Santana JM. [Validation of the Brazilian version of Behavioral Pain Scale in adult sedated and mechanically ventilated patients]. Rev Bras Anestesiol. 2017;67(3):271-7.
2. Besen BAMP, Nassar AP, Lacerda FH, Silva CMD, Souza VT, Martins EVN, et al. Implantação de um protocolo de manejo de dor e redução do consumo de opioides na unidade de terapia intensiva: análise de série temporal interrompida. Rev Bras Ter Intensiva. 2019;31(4):447-55.
3. Devlin JW, Skrobik Y, Gélinas C, Needham DM, Slooter AJC, Pandharipande PP, et al. Clinical practice guidelines for the prevention and management of pain, agitation/

sedation, delirium, immobility, and sleep disruption in adult patients in the ICU. Crit Care Med. 2018;46:e825-e873.

4. Gélinas C, Fillion L, Puntillo KA, Viens C, Fortier M. Validation of the critical-care pain observation tool in adult patients. Am J Crit Care. 2006;15(4):420-7.
5. Puntillo KA, Arai S, Cohen NH, Gropper MA, Neuhaus J, Paul SM, et al. Symptoms experienced by intensive care unit patients at high risk of dying. Crit Care Med. 2010;38(11):2155-60.
6. Puntillo KA, Max A, Timsit JF, Ruckly S, Chanques G, Robleda G, et al. Pain distress: the negative emotion associated with procedures in ICU patients. Intensive Care Med. 2018;44(9):1493-501.
7. Puntillo KA, Max A, Timsit JF, Vignoud L, Chanques G, Robleda G, et al. Determinants of procedural pain intensity in the intensive care unit: The Europain® study. Am J Respir Crit Care Med. 2014;189(1):39-47.

26

Choque refratário: diagnóstico e tratamento

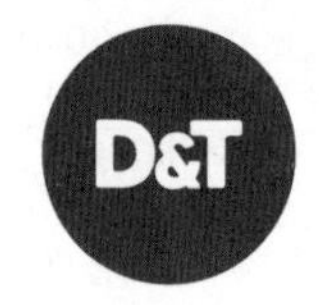

Leandro Utino Taniguchi

Rodrigo Antonio Brandão Neto

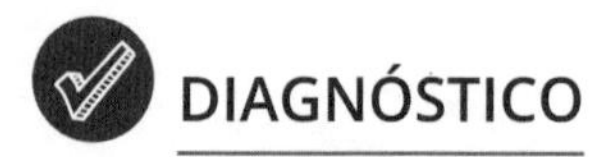

- Não existe um consenso na literatura sobre a definição de choque refratário.
- Tal condição frequentemente é definida como o uso de elevadas doses de vasopressores para suporte hemodinâmico, o que está associado a alto risco de óbito.
- Uma definição sugerida é a necessidade de doses de noradrenalina (já que é o vasopressor mais frequentemente usado na atualidade) maiores que 0,5 mcg/kg/min.
- A mortalidade associada a essa condição chega a 80%.
- O diagnóstico de choque é sindrômico, ou seja, desencadeado por diversas etiologias. A identificação dos possíveis diagnósticos etiológicos diferenciais é essencial para o tratamento.

MONITORIZAÇÃO

- Os pacientes em choque refratário devem ser monitorizados com acesso venoso central e pressão arterial invasiva, além de sondagem vesical de demora para avaliação da diurese.
- Como a avaliação propedêutica é limitada para predizer situações de baixo débito cardíaco, sugere-se que nesses casos de choque refratário haja alguma monitorização de débito cardíaco (por exemplo, ecocardiografia *point of care*).

- A avaliação do débito cardíaco pode auxiliar na identificação de etiologias, na determinação de terapias e na avaliação da resposta terapêutica no paciente.

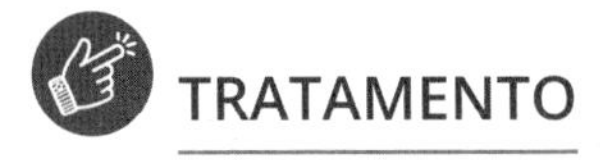

TRATAMENTO

- O diagnóstico etiológico da causa do choque é prioritário, assim como o seu tratamento específico.
- O alvo de pressão arterial média (PAM) de no mínimo 65 mmHg é sugerido para fins de titulação das intervenções.
- Também é sugerida correção de hipovolemia por meio de expansões volêmicas tituladas por métodos de responsividade a volume.
- A normalização dos níveis de cálcio iônico sérico também é sugerida.
- Uma abordagem escalonada (das terapias com maior embasamento da literatura quanto a eficácia e segurança para as de menor evidência) é sugerida (Figura 1).

Primeira linha

- Objetivar valores de PAM ≥ 65 mmHg.
- Iniciar hidrocortisona intravenosa 50 mg a cada 6 horas, por sete dias.
- O uso de fludrocortisona adjuvante é discutível, e a sua absorção enteral em casos de choque refratário é duvidosa.
- Sugere-se iniciar um segundo vasopressor em paralelo à noradrenalina.
- Se função cardíaca adequada, iniciar vasopressina (0,01-0,04 UI/min).
- Se função cardíaca prejudicada, iniciar adrenalina (1-10 mcg/min).

Segunda linha

- Se hipotensão refratária a dois vasopressores e corticoides, cogitar suporte metabólico.
- Correção de acidemia grave (para pH > 7,25) com bicarbonato de sódio ou mesmo terapia substitutiva renal.
- Em caso de hipertermia, controle ativo de temperatura com objetivo de normotermia (temperatura central de 37°C).
- Se choque cardiogênico, avaliar colocação de suporte cardiovascular extracorpóreo (por exemplo, balão intra-aórtico ou circulação extracorpórea).

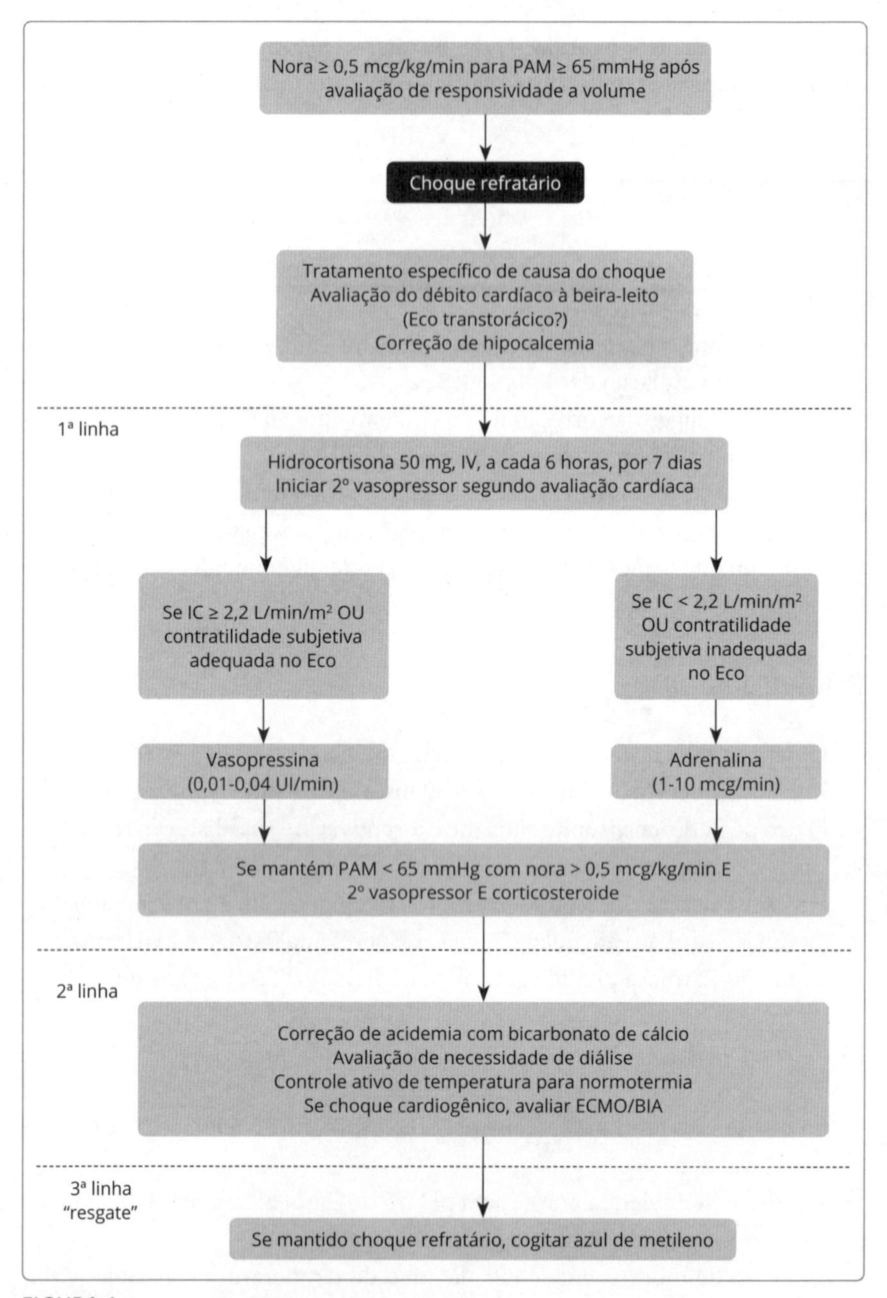

FIGURA 1

Tratamento do choque refratário.

BIA: bioimpedância; ECMO: oxigenação por membrana extracorpórea; Eco: ecocardiograma; IC: insuficiência cardíaca; IV: intravenosa; Nora: noradrenalina; PAM: pressão arterial média.

Terceira linha ("resgate")

- Discussão clara sobre a gravidade com familiares.
- O azul de metileno pode ser cogitado. Sugere-se uma dose de ataque (2 mg/kg intravenoso em infusão de 15 minutos) seguida de infusão contínua (0,25 a 2 mg/kg/hora).

PRESCRIÇÃO NA PRÁTICA

Exemplo de prescrição (cada caso deve ser avaliado individualmente e a decisão deve ser tomada pelo médico responsável pelo caso).

- Noradrenalina 4 ampolas em 250 mL de soro glicosado 5%, titulação a critério médico.
- Hidrocortisona 50 mg EV a cada 6 horas.
- Vasopressina 100 U em 100 mL de soro glicosado 5%, dose de 0,01 a 0,04 U/min.

REFERÊNCIAS

1. Bassi E, Park M, Azevedo LC. Therapeutic strategies for high-dose vasopressor-dependent shock. Crit Care Res Pract. 2013;2013:654708.
2. Brown SM, Lanspa MJ, Jones JP, Kuttler KG, Li Y, Carlson R, et al. Survival after shock requiring high-dose vasopressor therapy. Chest. 2013;143(3):664-71.
3. Jentzer JC, Vallabhajosyula S, Khanna AK, Chawla LS, Busse LW, Kashani KB. Management of refractory vasodilatory shock. Chest. 2018;154(2):416-26.
4. Vincent JL, De Backer D. Circulatory shock. N Engl J Med. 2013 Oct 31;369(18):1726-34.

27

Delirium: diagnóstico e tratamento

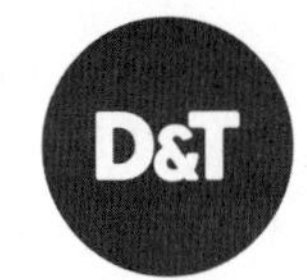

Antonio Paulo Nassar Junior

Rodrigo Antonio Brandão Neto

DEFINIÇÃO

- *Delirium* é uma síndrome clínica caracterizada por distúrbio de consciência e da cognição, caracterizado por desatenção e pensamento desorganizado. É uma alteração aguda, que se desenvolve em horas ou dias e tem caráter flutuante ao longo do dia.
- O *delirium* representa uma disfunção cerebral. É um evento comum em pacientes idosos e hospitalizados, principalmente naqueles internados em unidade de terapia intensiva (UTI), e que se associa a um prognóstico ruim em curto e em longo prazo.
- O *delirium* é evitável em 30-40% dos casos e pode ocorrer em até um terço dos pacientes internados devido a problemas médicos gerais.
- Alguns estudos sugerem que até 60% dos casos de *delirium* não são diagnosticados.

EPIDEMIOLOGIA

- A prevalência do *delirium* em pacientes internados varia de 20% a 40%, dependendo do perfil de paciente. Na UTI, a incidência é ainda maior, podendo chegar a 80%.

- O *delirium* está associado ao aumento da mortalidade de forma consistente em todas as populações de pacientes não cirúrgicos (aumento de duas a quatro vezes na mortalidade).
- Os fatores de risco para *delirium* podem ser classificados como inerentes ao paciente, associados à doença ou iatrogênicos. Os fatores de risco com mais forte associação à ocorrência de *delirium* estão relacionados no Quadro 1.

QUADRO 1 Fatores de risco para *delirium*.

Inerentes ao paciente	Relacionados à gravidade	Iatrogênicos
▪ Idade (> 70 anos) ▪ Demência ▪ Hipertensão arterial	▪ Coma ▪ Gravidade ▪ Cirurgia de emergência ▪ Ventilação mecânica ▪ Politrauma ▪ Acidose metabólica ▪ Disfunções orgânicas	▪ Níveis de sedação profundos ▪ Uso de múltiplas medicações

FISIOPATOLOGIA

- A fisiopatologia do *delirium* não é bem conhecida, mas parece ser multifatorial. Basicamente, quatro fatores parecem estar associados:
  - Alterações de neurotransmissores: há um aumento da função dopaminérgica e uma deficiência colinérgica. A dopamina é um neurotransmissor responsável por maior excitabilidade neuronal. A acetilcolina, por sua vez, causa menor excitabilidade neuronal. A deficiência de acetilcolina é encontrada também na doença de Alzheimer.
  - Inflamação: muitas citocinas, como o TNF-alfa, atravessam a barreira hematoencefálica e associam-se a alterações eletroencefalográficas encontradas no *delirium*. Além disso, podem causar uma redução do fluxo cerebral pela geração de microtrombos e pela vasoconstrição que podem causar. As citocinas também interferem na neurotransmissão.
  - Resposta aguda ao estresse: a ativação do sistema hipotalâmico-hipofisário-adrenal, com a liberação de cortisol, é uma resposta comum do organismo diante de situações de estresse, como sepse, trauma ou cirurgias. A associação de cortisol com comprometimento cognitivo também já é bastante conhecida.

  - Lesão neuronal: pode ocorrer por insultos metabólicos, como hipoglicemia e hipoxemia, e por insultos isquêmicos decorrentes das alterações de perfusão.
- O *delirium* pode ser um marcador de fragilidade e baixa reserva funcional em pacientes idosos.
- Alterações em diferentes órgãos e sistemas em idosos podem se manifestar de forma inespecífica, usualmente com descompensação em órgãos de menor reserva. No caso de idosos com demência, o *delirium* é uma manifestação comum.

QUADRO CLÍNICO

- Clinicamente, o *delirium* pode ser dividido em hipoativo e hiperativo:
  - O *delirium* hipoativo é mais comum e apresenta-se com letargia, desatenção, redução da mobilidade e pensamento desorganizado. A forma hipoativa é comumente despercebida e não valorizada, porém associada a piores prognósticos.
  - O *delirium* hiperativo manifesta-se com agitação, desatenção e combatividade.
- Achados considerados fundamentais para o diagnóstico incluem um início agudo e flutuante curso dos sintomas, falta de atenção, alterações da consciência e a perturbação da cognição.

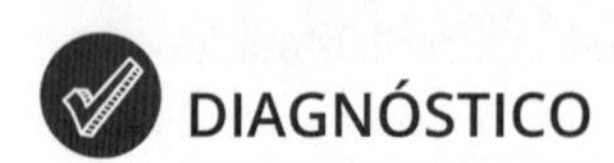

DIAGNÓSTICO

- O diagnóstico de *delirium* é clínico. No entanto, a simples observação clínica parece subdiagnosticar a real dimensão do problema. A pesquisa do *delirium* baseia-se, então, em ferramentas especialmente desenvolvidas para esse fim.
- O *Confusion Assessment Method for the Intensive Care Unit* (CAM-ICU) é a ferramenta mais usada para a identificação do *delirium* (Quadro 2).

QUADRO 2 CAM-ICU.

- Início agudo ou curso flutuante.
- Há uma mudança aguda no *status* mental de base?
- O *status* mental do paciente "flutuou" nas últimas 24 horas, conforme evidenciado por uma "flutuação" em uma escala de sedação?
- A característica é presente se a resposta é "sim" para qualquer uma dessas duas questões.

Desatenção

- O paciente faz 8 ou menos pontos no exame de rastreamento de atenção?

Observação: podem ser realizados tanto o teste auditivo quanto o visual. O teste auditivo consiste em solicitar ao paciente que aperte a mão do examinador cada vez que ouvir a letra "A". Então, são soletradas pausadamente as seguintes letras: SAVEAHAART. Considera-se acerto quando o paciente aperta a mão corretamente na letra "A" e não a aperta nas demais. O teste visual consiste em mostrar 5 figuras para o paciente e solicitar que ele as memorize. Em seguida, mostram-se 10 figuras, incluindo as 5 iniciais, e solicita-se a ele que diga quais foram as 5 mostradas inicialmente.

Pensamento desorganizado

- O paciente acerta 3 ou menos respostas das 4 perguntas formuladas e é incapaz de seguir os comandos?

Questões:

- Deve-se escolher uma questão de cada um dos 4 pares e perguntá-la ao paciente:
  1. As pedras flutuam na água? As folhas flutuam na água?
  2. Existem peixes no mar? Existem elefantes no mar?
  3. Um quilograma pesa mais do que dois quilogramas? Dois quilogramas pesam mais do que um quilograma?
  4. Pode-se utilizar um martelo para bater um prego? Pode-se utilizar um martelo para cortar madeira?

Comandos:

- O examinador mostra dois dedos de uma mão ao paciente e pede a ele que faça o mesmo. Em seguida, sem deixar de mostrar os dedos, solicita ao paciente que faça o mesmo com a outra mão. O paciente é considerado incapaz de seguir o comando se errar em qualquer uma das duas solicitações.

Nível de consciência alterado

- O paciente encontra-se letárgico e/ou agitado (escala de agitação e sedação de Richmond – RASS ≠ 0 ou SAS ≠ 4).

(continua)

QUADRO 2 CAM-ICU. (*continuação*)

Observações:

- Antes de iniciar a avaliação, deve-se proceder à avaliação do nível de consciência. Pacientes em coma (RASS < -4 ou SAS < 2) não podem ser avaliados. Considera-se um teste positivo quando o paciente tem presentes as características I (início agudo ou curso flutuante) e II (desatenção), associadas às características III (pensamento desorganizado) e/ou IV (nível de consciência alterado).
- Embora, tradicionalmente, se recomende que o paciente apresente um RASS > -3 para proceder-se à avaliação do *delirium*, pacientes com RASS de -2 ou -3 podem estar sob efeito de sedação residual e apresentar CAM-ICU falsamente positivo.

CAM-ICU: *confusion assessment method for the intensive care unit.*

- Exames laboratoriais devem ser solicitados de acordo com a suspeita da causa ou dos fatores relacionados com o *delirium*. A exclusão de infecção deve ser sempre o primeiro passo. Assim, coleta de culturas, urinálise com urocultura, radiografia de tórax e liquor devem ser realizados de acordo com a suspeita clínica. A avaliação metabólica, com glicemia capilar, eletrólitos, incluindo cálcio e funções renal e hepática, também deve ser feita de acordo com a suspeita clínica. Um hemograma é fundamental na exclusão de anemia.
- Exames de neuroimagem só devem ser pedidos para descartar diagnósticos diferenciais ou avaliar a presença de complicações. São obrigatórios em casos de alterações agudas de consciência e sinais focais.
- O eletroencefalograma mostra um alentecimento difuso de ondas, comum em encefalopatias metabólicas, mas não deve ser solicitado de forma rotineira, apenas na suspeita de crises epilépticas não convulsivas.

COMPLICAÇÕES

- A agitação psicomotora do *delirium* hiperativo pode causar dissincronia com o ventilador, aumento do consumo de oxigênio e risco de extubação acidental e remoção de cateteres.
- O *delirium* também se associa a maior incidência de falha de extubação, maior tempo de ventilação mecânica e de internação.
- O *delirium* persistente é um fator independentemente associado a maior mortalidade hospitalar, em 6 meses e em 1 ano. A mortalidade em 1 ano dos sobreviventes à internação hospitalar pode chegar a 40%.

QUADRO 3 Diagnóstico diferencial do *delirium*.

Característica	*Delirium*	Demência	Doença psiquiátrica
Instalação	Abrupta	Lenta	Abrupta
Evolução em 24 horas	Flutuante	Estável	Estável
Atenção	Reduzida	Sem alterações	Pode estar alterada
Consciência	Flutuante: reduzida a hiperalerta	Normal	Pode estar alterada
Orientação	Alterada	Alterada	Pode estar alterada
Memória	Alterada	Alterada	Normal
Percepção	Alucinações visuais e raramente auditivas	Intacta	Alucinações auditivas
Pensamento	Desorganizado	Vago	Pode estar alterado e delirante
Linguagem	Lentificada	Dificuldade em achar palavras	Pode estar alterada
Alteração de movimento	Pode ter *flapping*	Usualmente sem alterações	Sem alterações

QUADRO 4 Critérios diagnósticos para o *delirium* (DSM-5).

Distúrbio da atenção (reduzida capacidade de direcionar, focar, manter e desviar a atenção) e consciência
Desenvolvido ao longo de um curto período de tempo (geralmente horas a dias), representa uma mudança ao habitual do paciente e tende a flutuar durante o decorrer do dia
Associado a um distúrbio adicional na cognição (déficit de memória, desorientação, linguagem, habilidade visuoespacial ou percepção)
As alterações não são mais bem explicadas por um transtorno neurocognitivo preexistente, em evolução ou já praticado, e não ocorrem no contexto de um nível neurológico gravemente limitado, como coma
Há evidências a partir da história, do exame físico ou de achados laboratoriais de que o distúrbio é causado por uma condição médica, intoxicação ou retirada de substância, ou efeito colateral de medicamentos

Fonte: Associação Americana de Psiquiatria, 2013.

- Muitos pacientes com *delirium* que sobrevivem à internação cursam com declínio funcional e cognitivo. O declínio funcional é mais acentuado do que o de outros pacientes de UTI, e esses pacientes têm chance maior de necessitarem de hospitais de retaguarda ou *home care* após a reversão da doença aguda que os levou à UTI. A duração do *delirium* associa-se com declínio cognitivo até 1 ano após a alta hospitalar. A incidência de demência também é maior nos pacientes que tiveram *delirium*, corroborando a tese de que este é um "acelerador" do processo de demência.

PREVENÇÃO

- Algumas intervenções não farmacológicas associam-se à redução de *delirium* em ambiente hospitalar:
  - Orientação: crachá com o nome dos membros da equipe multidisciplinar de saúde e seu horário na escala – manhã, tarde ou noite – e comunicação para reorientar sobre o ambiente, além de atividades dirigidas para estimular a cognição (discussão de eventos recentes, jogos de palavras).
  - Redução da privação do sono: bebida quente (leite ou chá) à noite, antes do horário de dormir, música e massagem para relaxar, redução do barulho e ajuste do horário das medicações para evitar despertares.
  - Mobilização precoce: deambulação ou exercícios ativos três vezes ao dia, redução do uso de dispositivos que limitam a mobilidade, como restrições e sondas vesicais.
  - Redução do comprometimento visual: uso de óculos ou lentes de aumento e equipamento adaptado (teclados do telefone maiores e iluminados, livros com letras maiores, fita fluorescente na campainha).
  - Redução do comprometimento auditivo: aparelhos auditivos, retirada de cerume e técnicas de comunicação especiais.
  - Reconhecimento precoce e tratamento da desidratação.
  - Outros protocolos, com foco em outros fatores associados ao *delirium*, como tratamento da dor, oxigenação adequada, correção de distúrbios eletrolíticos e evitar retenção urinária e constipação também obtiveram resultados positivos.
  - Especialmente para pacientes internados na UTI, a mobilização precoce e evitar o uso de benzodiazepínicos são estratégias que se associam a menor incidência de *delirium*.

  - Um estudo brasileiro mostrou que pacientes admitidos em unidades em que haja separação física dos leitos, com paredes e portas, apresentam uma prevalência menor de *delirium* do que aqueles que são admitidos em salões com vários leitos separados apenas por divisórias.
- O programa HELP (*Hospital Elder Life Program*), que demonstrou redução superior a 50% na incidência de *delirium*, sistematiza a sua prevenção não farmacológica com medidas razoavelmente simples, como:
  - Reorientação.
  - Estímulo às funções cognitivas.
  - Restabelecimento do ciclo sono-vigília.
  - Redução no uso de medicamentos psicoativos.
  - Maximização da mobilidade.
  - Hidratação e nutrição adequadas.
  - Atenção e auxílio direcionado a pacientes com deficiência auditiva e visual.

TRATAMENTO

- É fundamental manter o paciente bem hidratado, sem dor, com a oxigenação adequada e os distúrbios eletrolíticos corrigidos.
- Em pacientes com apresentação na emergência com estado confusional agudo, é importante avaliar a glicemia capilar e garantir que os sinais vitais estejam estáveis com suporte circulatório e respiratório.
- A suplementação de tiamina também é recomendada em todos os pacientes etilistas com *delirium*.
- Causas infecciosas devem ser sempre as primeiras a serem lembradas, e sua exclusão ou tratamento é fundamental.
- A abordagem não farmacológica é a primeira linha de tratamento. Deve-se sempre tentar manter o ambiente calmo e confortável, fatores de orientação, como a presença de familiares, relógio e calendário, evitar mudanças desnecessárias de leito e da equipe assistente, coordenar os horários das medicações e intervenções para tentar manter um período ininterrupto de sono noturno e manter estímulos durante o dia, como a mobilização física e atividades intelectuais.
- O tratamento farmacológico não parece reduzir a duração do *delirium*.
- O uso de medicamentos só está indicado em casos de *delirium* hiperativo, para que se controle a agitação e se reduza o risco de o paciente remover dispositivos ou se machucar.

- Os antipsicóticos são os medicamentos de escolha. Pode-se optar pelo haloperidol ou pelos antipsicóticos atípicos (quetiapina, olanzapina, ziprasidona, risperidona) (Tabela 1). Porém, essa recomendação baseia-se em estudos pequenos e metodologicamente fracos e na experiência clínica.

TABELA 1 Sugestão de doses dos principais antipsicóticos por via oral ou enteral.

Droga	Posologia
Haloperidol	0,5-1 mg, a cada 12 horas (doses adicionais a cada 4 horas, se necessário)
Risperidona	0,5-1 mg, a cada 12 horas
Quetiapina	12,5-50 mg, a cada 12 horas
Olanzapina	2,5-5 mg/dia

- Os antipsicóticos atípicos atuam bloqueando os receptores dopaminérgicos (como o haloperidol) e os receptores de serotonina, histamina e alfa-adrenérgicos. A grande desvantagem dos antipsicóticos atípicos é a sua via de administração, oral ou enteral. Apenas a ziprasidona apresenta uma formulação intramuscular, que também não é adequada à maioria dos pacientes em UTI.
- Todos os antipsicóticos apresentam risco de reações extrapiramidais, síndrome neuroléptica maligna, prolongamento do intervalo QT e, consequentemente, torsades de pointes. Assim, as monitorações do quadro neurológico, eletrocardiográfica e do nível sérico de eletrólitos, em especial o magnésio, deve ser rotina em pacientes recebendo antipsicóticos.
- O haloperidol pode ser administrado por via intravenosa em ambiente monitorado, em *bolus* de 2,5-5 mg a cada 15 minutos até o controle da agitação. Um grande problema é que o tempo de ação do haloperidol pode não ser suficientemente rápido em pacientes com agitação grave. Nesses casos, para controle agudo da agitação, podem-se usar benzodiazepínicos, como o midazolam (3-10 mg) ou o propofol (5-10 mg) e, depois, iniciar um antipsicótico.
- O uso de benzodiazepínicos deve ser reservado aos quadros de abstinência a álcool e a benzodiazepínicos, pois está intimamente relacionado à piora do *delirium*.
- O uso da dexmedetomidina para o controle de agitação associou-se a um aumento do tempo livre de ventilação mecânica.

- Em 2019, foi publicado um algoritmo que ajuda e orienta o manejo desses pacientes, funcionando como uma ferramenta para guiar o manejo do *delirium*. O algoritmo se resume à sigla ADEPT:
  - *Assess* – avaliar o paciente através da história clínica completa e exame físico.
  - *Diagnose* – rastrear o *delirium* em qualquer paciente idoso agitado ou confuso e pesquisar outro distúrbio neurocognitivo.
  - *Evaluate* – avaliação focada na queixa de agitação/confusão.
  - *Prevent* – levantar fatores para prevenção do *delirium*.
  - *Treat* – tratamento não farmacológico e medicamentoso.

PRESCRIÇÃO NA PRÁTICA

Exemplo de prescrição (cada caso deve ser avaliado individualmente e a decisão deve ser tomada pelo médico responsável pelo caso).

- 1. Medidas não farmacológicas.
- 2. Caso agitação uso de neurolépticos, exemplo: quetiapina 25 mg VO a cada 12 horas.

REFERÊNCIAS

1. Associação Americana de Psiquiatria. Manual diagnóstico e estatístico de transtornos mentais: DSM-5. 5ª ed. Arlington: American Psychiatric Association; 2013.
2. Devlin JW, Skrobik Y, Gélinas C, Needham DM, Slooter AJC, Pandharipande PP, et al. Clinical Practice Guidelines for the Prevention and Management of Pain, Agitation/Sedation, *Delirium*, Immobility, and Sleep Disruption in Adult Patients in the ICU. Crit Care Med. 2018;46(9):e825-e73.
3. Girard TD, Exline MC, Carson SS, Hough CL, Rock P, Gong MN, et al. Haloperidol and Ziprasidone for Treatment of *Delirium* in Critical Illness. N Engl J Med. 2018;379(26):2506-16.
4. Lee S, Chen H, Hibino S, Miller D, Healy H, Lee JS, et al. Can we improve delirium prevention and treatment in the emergency department? A systematic review. J Am Geriatr Soc. 2022;70(6):1838-49.
5. Lee S, Howard MA 3rd, Han JH. Delirium and Delirium Prevention in the Emergency Department. Clin Geriatr Med. 2023;39(4):535-51.

6. Reade MC, Eastwood GM, Bellomo R, Bailey M, Bersten A, Cheung B, et al. Effect of Dexmedetomidine Added to Standard Care on Ventilator-Free Time in Patients With Agitated *Delirium*: A Randomized Clinical Trial. JAMA. 2016;315(14):1460-8.
7. Reade MC, Finfer S. Sedation and *delirium* in the intensive care unit. N Engl J Med. 2014;370(5):444-54.
8. Shenvi C, Kennedy M, Austin CA, Wilson MP, Gerardi M, Schneider S, et al. Managing *delirium* and agitation in the older people emergency department patient: the ADEPT tool. Ann Emerg Med. 2020;75(2):136-45.

28

Hemorragia digestiva alta não varicosa: diagnóstico e tratamento

Leandro Utino Taniguchi

Rodrigo Antonio Brandão Neto

DEFINIÇÕES

- A hemorragia digestiva alta (HDA) é definida como sangramentos do trato gastrointestinal (TGI), desde o esôfago até o ângulo de Treitz.
- Na população geral, as causas mais frequentes são não varicosas (85-90% dos casos).
- Nos pacientes cirróticos ou com diagnóstico prévio de hipertensão portal, a HDA varicosa é mais comum que a não varicosa.
- Ocorrem de 48 a 160 casos a cada 100 mil habitantes ao ano aproximadamente, sendo responsável por cerca de 1 internação a cada 10 mil adultos/ano e ocorrendo 2 vezes mais frequentemente em homens comparado a mulheres.
- As úlceras pépticas correspondem a 25% a 35% das hemorragias digestivas altas, representando a maior causa de HDA.
- A esofagite erosiva representa 15% dos episódios de HDA, com uma incidência rapidamente crescente.
- Principais etiologias de HDA:
  - Úlcera péptica.
  - Varizes esofagogástricas.
  - Mallory-Weiss (laceração mucosa de esôfago pelo esforço ao vomitar).
  - Úlceras de estresse.
  - Gastropatia portal hipertensiva.
  - Esofagite.
  - Lesão de Dieulafoy.

- Angiodisplasias e telangiectasias.
- Ectasia vascular gástrica.
- Fístula aortoentérica.
- Doença de Crohn.

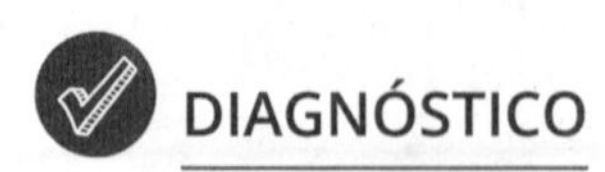

DIAGNÓSTICO

- O diagnóstico de hemorragia digestiva alta (HDA) é feito pela história compatível e/ou pelo exame físico (inclusive com toque retal).
- A apresentação inicial costuma ser na forma de hematêmese ou melena, sendo a melena a forma mais comum, embora a coloração das fezes não consiga diferenciar de forma fidedigna a fonte do sangramento.
- Na fase aguda da HDA, pode não haver quedas do hematócrito sanguíneo nas primeiras horas.
- Elevações excessivas de ureia sérica de forma desproporcional à creatinina sérica juntamente com anemia progressiva podem sugerir sangramentos de TGI.
- A endoscopia digestiva alta é o exame de escolha para o diagnóstico e deve ser realizada o mais precocemente possível (em menos de 24 horas), assim que o paciente se encontrar estabilizado.

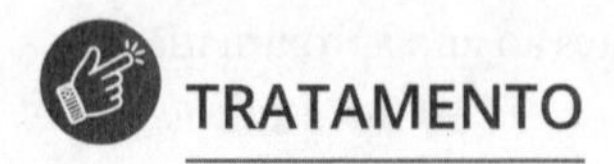

TRATAMENTO

Manejo pré-endoscópico

- Como em qualquer situação de risco, a avaliação hemodinâmica e mnemônica ABCD é sugerida (avaliação das vias aéreas [A], respiração e oxigenação [B], circulação [C] e neurológico [D]).
- Recomendam-se, nos casos com sangramento pronunciado, comorbidades significativas ou instabilidade em que se proceda a monitorização com cardioscopia de pulso, pressão arterial e oximetria de pulso, além da obtenção de dois acessos venosos periféricos e tipagem sanguínea.
- Em casos de alteração de consciência ou choque, intubação traqueal pode ser necessária (especialmente para realização segura de endoscopia digestiva).
- Recomenda-se uma estratégia transfusional com limiar entre 7,0 e 8,0 g/dL.

- A administração de medicações procinéticas (como eritromicina intravenosa 250 mg) e inibidores de bomba de prótons (80 mg de omeprazol ou equivalente) antes da endoscopia pode ser considerada, mas não deve atrasar a endoscopia.
- A escala de Glasgow-Blatchford ≤ 1 permite identificar pacientes com baixo risco de desfechos desfavoráveis (sensibilidade de 99%, Tabela 1). Tais pacientes poderiam não necessitar de hospitalização.

TABELA 1 Escala de Glasgow-Blatchford.

Valores na admissão	Pontos
Ureia sérica (mg/dL)	
< 39	0
39 a 48	2
48 a 60	3
60 a 150	4
≥ 150	6
Hemoglobina (g/dL)	
≥ 13,0 (homem); ≥ 12,0 (mulher)	0
12,0 a 13,0 (homem); 10,0 a 12,0 (mulher)	1
10,0 a 12,0 (homem)	3
< 10,0 (ambos os sexos)	6
Pressão arterial sistólica (mmHg)	
≥ 110	0
100-109	1
90-99	2
< 90	3
Frequência cardíaca (bpm)	
< 100	0
≥ 100	1
Outras variáveis	
Melena	1
Síncope	2
Doença hepática conforme a história ou dados clínicos ou laboratoriais	2
Doença cardíaca conforme a história ou dados clínicos ou laboratoriais	2

- Recomenda-se interromper o uso de medicações anticoagulantes ou antiplaquetárias até a realização da endoscopia.
- Em pacientes que fazem uso de antiplaquetários, não se recomenda a transfusão profilática de plaquetas.
- Na maioria dos pacientes, 1 a 2 litros de solução salina corrigem o volume perdido. O objetivo é manter uma pressão arterial sistólica por volta de 100 mmHg. Reposições volêmicas muito agressivas podem aumentar o sangramento e devem ser evitadas.
- Não se recomenda o uso de agentes antifibrinolíticos como o ácido tranexâmico.
- Em caso de uso de dicumarínicos (como varfarina), sugere-se manter razão normalizada internacional < 2,5 para endoscopia, desde que isso não atrase a realização do exame. Se for necessário correção, sugere-se o uso de complexo protrombínico em vez de plasma fresco congelado.
- Pacientes com sangramento ativo e coagulopatia (tempo de protrombina prolongado com INR > 1,5) e/ou com plaquetas inferiores a $50.000/mm^3$ devem receber plasma fresco congelado e plaquetas, respectivamente. A utilização do fator VII recombinante, por sua vez, não mostrou benefícios significativos.
- Não se recomenda passagem rotineira de sonda nasogástrica ou lavagem gástrica.
- Pode-se considerar o uso da tromboelastografia para dirigir reposição de fatores de coagulação ou outras terapias nesses pacientes.

Manejo endoscópico

- Pacientes admitidos por hemorragia digestiva alta devem realizar o exame em, no máximo, 24 horas. Nos casos em que há instabilidade hemodinâmica, hematêmese ou impossibilidade de interrupção dos anticoagulantes, recomenda-se a realização com menos de 12 horas.
- Sugere-se que, na identificação de úlcera péptica, além da localização, se utilize a classificação de Forrest (Tabela 2).
- Nas úlceras com sangramento ativo ou com vaso visível sem sangramento, recomenda-se tratamento endoscópico.
- Nas úlceras IIb (coágulo aderido), sugere-se a remoção do coágulo com lavagem e tratamento da lesão subjacente.

TABELA 2 Escala de Forrest.

Descrição	Classificação
Sangramento ativo	
Sangramento em jato da úlcera	Ia
Sangramento porejando da úlcera	Ib
Sangramento recente (não sangra ativamente)	
Vaso visível	IIa
Coágulo aderido	IIb
Manchas de hematina na úlcera	IIc
Sem sinais de sangramento	
Úlcera de fundo limpo	III

São consideradas lesões de alto risco: Ia, Ib, IIa e IIb.

- Para o tratamento endoscópico, recomendam-se clips hemostáticos, eletrocoagulação ou injeção de agente esclerosante (álcool absoluto, polidocanol ou etanolamina). A injeção de epinefrina local não deve ser usada isoladamente.
- Uma segunda endoscopia de rotina após hemostasia endoscópica inicial não é recomendada. Porém, é necessária ambulatorialmente a confirmação de cura em todos os pacientes com úlcera péptica complicada, como por hemorragias, perfuração ou estenose.

Tratamento pós-endoscópico

Manejo farmacológico

- Não se recomenda somatostatina ou octreotida nos casos de sangramento por úlcera péptica.
- O uso de bloqueadores de bomba de prótons é recomendado após o tratamento de úlceras pépticas.
- Nos casos de úlcera de alto risco (Ia, Ib, IIa e IIb), recomenda-se iniciar inibidor de bomba de prótons intravenoso no esquema de alta dose por 72 horas:
  - Omeprazol 80 mg intravenoso em *bolus*, seguido de infusão contínua de 8 mg/h por 72 horas.
  - Omeprazol 80 mg intravenoso em *bolus*, seguido de 160 mg/dia (fracionada 2 a 4 x/dia) intravenoso por 72 horas.

- Nas lesões de alto risco, sugere-se, após o esquema de alta dose, manter o inibidor de bomba de prótons 40 mg 2 x/dia em vez de 1 x/dia por 14 dias. Depois, manter 1 x/dia por 4 a 8 semanas.
- Nos casos associados a *H. pylori*, sugere-se tratamento antibiótico.
- Dieta líquida pode ser iniciada logo após endoscopia caso não haja contraindicações por pelo menos 2 dias. Caso não haja tratamento endoscópico, dieta líquida por 1 dia.
- Nos casos de lesão de alto risco, sugere-se hospitalização por pelo menos 72 horas.
- Caso haja ressangramento, recomenda-se nova endoscopia com retratamento caso necessário. Se houver novo sangramento (isto é, terceiro sangramento) ou caso a endoscopia não consiga realizar hemostasia, sugere-se embolização angiográfica arterial ou cirurgia.

Reintrodução de antitrombóticos

- Nos casos de uso de antiplaquetários para profilaxia primária, não se recomenda reintrodução na internação. Na alta hospitalar, deve-se reavaliar indicação e riscos associados.
- Nos casos de achado endoscópico de baixo risco (Forrest IIc e III) e profilaxia secundária, reiniciar ácido acetilsalicílico ou dupla antiagregação plaquetária imediatamente.
- Nos casos de achado endoscópico de alto risco (Forrest Ia, Ib, IIa e IIb) e profilaxia secundária com ácido acetilsalicílico, reiniciá-lo após 3 dias se não houver novos sangramentos.
- Nos casos de achado endoscópico de alto risco (Forrest Ia, Ib, IIa e IIb) e profilaxia secundária com dupla antiagregação plaquetária, reiniciar somente ácido acetilsalicílico após 3 dias se não houver novos sangramentos e discutir com consulta cardiológica sobre risco-benefício de manter segundo antiplaquetário.
- Anticoagulação oral plena pode ser reiniciada após 1 a 2 semanas do evento.
- Em todos os casos, sugere-se manter o uso de inibidor de bomba de prótons.

ALGORITMO PARA MANEJO

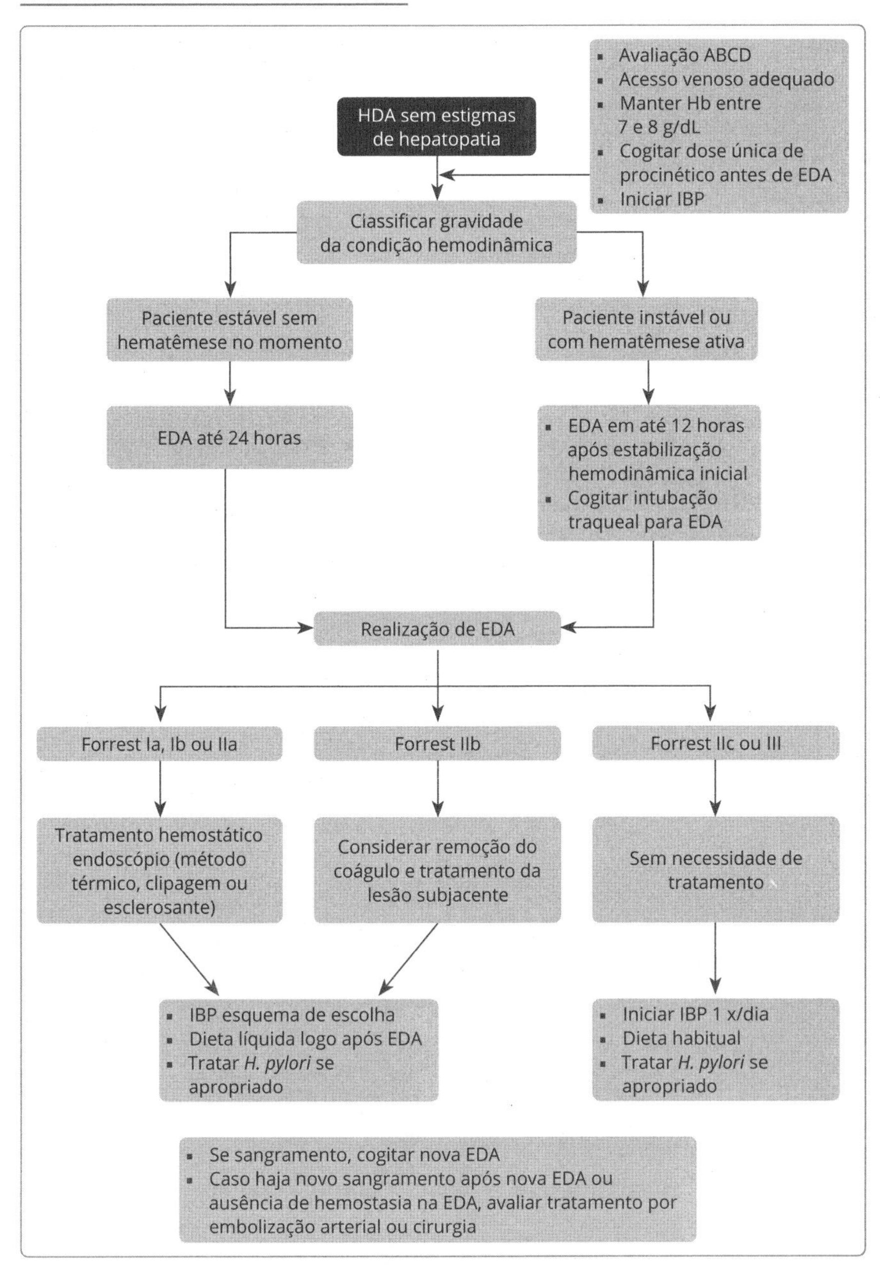

ABCD: A: avaliação das vias aéreas, B: respiração e oxigenação, C: circulação e D: neurológico; EDA: endoscopia digestiva alta; Hb: hemoglobina; HDA: hemorragia digestiva alta; IBP: inibidor da bomba de prótons.

PRESCRIÇÃO NA PRÁTICA

Exemplo de prescrição (cada caso deve ser avaliado individualmente e a decisão deve ser tomada pelo médico responsável pelo caso).

- 1. Jejum.
- 2. Omeprazol 80 mg intravenoso em *bolus*, seguido de infusão contínua de 8 mg/h por 72 horas.

REFERÊNCIAS

1. Gralnek IM, Dumonceau JM, Kuipers EJ, Lanas A, Sanders DS, Kurien M, et al. Diagnosis and management of nonvariceal upper gastrointestinal hemorrhage: European Society of Gastrointestinal Endoscopy (ESGE) Guideline. Endoscopy. 2015;47(10):a1-46.
2. Stanley AJ, Laine L. Management of acute upper gastrointestinal bleeding. BMJ. 2019;364:l536.

29

Nutrição enteral na UTI: o que saber, indicações e contraindicações

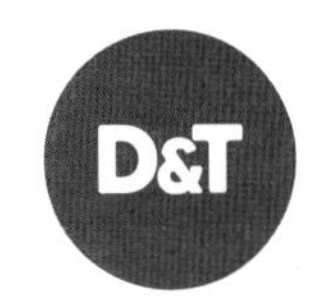

Paulo César Ribeiro

Rodrigo Antonio Brandão Neto

INTRODUÇÃO

- O Inquérito Brasileiro de Avaliação Nutricional Hospitalar (Ibranutri) identificou uma porcentagem de 48,6% de indivíduos desnutridos, dos quais 12,7% eram desnutridos graves e 35,5% eram portadores de desnutrição moderada.
- A desnutrição associou-se a maiores índices de complicações infecciosas e não infecciosas hospitalares, a maior tempo de permanência internado e, consequentemente, maior custo.
- Em diversos estudos, a permanência hospitalar é um fator independente de piora do estado nutricional.
- Entre os fatores hospitalares geradores de desnutrição, podemos citar a negligência na avaliação nutricional e na intervenção nutricional, a programação aleatória de exames e procedimentos que exijam jejum, desrespeitando-se os horários de alimentação, a suspensão sumária da nutrição enteral, mesmo aos primeiros sinais de complicações como diarreia ou aumento do volume do resíduo gástrico.
- Frequentemente, as vítimas de inflamação generalizada, associada ou não à sepse, desenvolvem uma desnutrição "metabólica" aguda, devastadora, com características distintas da desnutrição consumptiva crônica, carencial. A abordagem nutricional do paciente grave, inflamado, de unidade de terapia intensiva (UTI) guarda características próprias que devem ser reconhecidas e respeitadas.

- Nas UTI, 80% dos pacientes não atingem a meta calórica pretendida, e a carga proteica efetivamente administrada gira em torno de 60% do prescrito.

IMPORTÂNCIA DA QUANTIDADE

- O déficit calórico na UTI é diretamente proporcional à incidência de infecções, e a carga proteica atingida guarda relação com melhores desfechos, como redução da mortalidade e proteção da massa muscular.
- A quantidade de nutrientes que o paciente recebe na UTI pode influenciar o seu prognóstico, ou seja, adequar a meta nutricional ao momento metabólico melhora desfechos.
- Pacientes que apresentaram balanços energéticos mais positivos durante a internação na UTI cursaram com menos complicações infecciosas. Da mesma forma, cargas proteicas mais altas recebidas durante a internação na UTI relacionam-se a melhor desfecho.
- Na UTI, a carga calórica que mais se relaciona com menor mortalidade é a que fica entre 70% e 80% do calculado. Quanto maior a carga proteica, maior a chance de sobrevida.
- Uma carga nutricional calórica alta nos primeiros 3 a 7 dias de internação na UTI leva a um desfecho pior, enquanto uma carga proteica alta no mesmo período leva a aumento do catabolismo proteico e da mortalidade em longo prazo.
- Na fase aguda da sepse, a própria resposta inflamatória determina a formação de substratos endógenos, não mensuráveis na prática clínica, que obrigatoriamente vão dar suporte nutricional ao indivíduo. Tal formação endógena não é bloqueada pela administração exógena de nutrientes.
- Devemos lembrar, ainda, que nos primeiros dias de UTI o paciente grave recebe muitas calorias não intencionalmente nutricionais, por meio do soro glicosado para diluição de drogas, propofol para sedação e citrato nas terapias de substituição renal.
- Um excesso de nutrientes se associa a pior desfecho, provavelmente através da sobrecarga metabólica, do aumento do estresse oxidativo na mitocôndria, do bloqueio de mecanismos de preservação celular como a autofagia e por predispor à síndrome de realimentação, muitas vezes subclínica.
- A recomendação atual é que se inicie a terapia nutricional, enteral ou parenteral, com uma carga proteica e calórica baixa, correspondendo a 20% ou

25% da meta pretendida, e se aumente gradativamente a quantidade, para atingir a meta determinada apenas após o quarto ou sétimo dia.

- Considera-se a nutrição trófica aquela que fornece de 15% a 20% da meta pretendida, hipocalórica quando o ofertado corresponde a 30% a 60% da meta, e normocalórica quando se ofertam de 70% a 100% da meta pretendida. A nutrição enteral trófica é capaz de manter o trofismo da barreira epitelial.

IMPORTÂNCIA DO TIPO DE NUTRIÇÃO E DO MOMENTO A SER UTILIZADA

- Quando um paciente grave é internado na UTI, nas primeiras 6 horas de internação toda a fisiologia normal do trato gastrointestinal (TGI) se modifica. A flora intestinal, antes numerosa e diversificada, se reduz a 4 ou 5 cepas de microrganismos potencialmente patogênicos, como *Pseudomonas*, *Klebsiella*, *E. coli* enteropatogênica, *Staphylococcus* e *Candida*.
- Essas alterações são precoces e dependem da doença aguda que levou o paciente à UTI. No entanto, a interferência terapêutica também contribui para as distorções da microbiota ao longo da permanência na UTI.
- A translocação bacteriana é considerada um fator causal de ativação endotelial e de manutenção da resposta inflamatória sistêmica.
- A integridade anatômica e funcional do TGI garante a imunidade local (do TGI) e sistêmica, e que a integridade funcional e da microbiota dependem da passagem de alimento pelo TGI. O uso de nutrição enteral e a precocidade da interferência nutricional, dentro das primeiras 48 horas de internação, são fundamentais para minimizar as distorções da barreira epitelial e da microbiota intestinal.
- Estudos clínicos que avaliam o impacto da nutrição enteral precoce mostram redução da morbidade infecciosa e mortalidade.

DEFINIÇÃO DE NUTRIÇÃO ENTERAL

- Define-se como nutrição enteral o fornecimento de nutrição completa ou módulos nutricionais individualizados através de um acesso enteral locado em estômago, duodeno ou jejuno. A nutrição gástrica é mais comum, mas também pode ser pós-pilórica, principalmente em pacientes com esvaziamento gástrico diminuído. A via pós-pilórica é recomendada em pacientes com alto risco de aspiração.

COMPOSIÇÃO DAS FÓRMULAS DE NUTRIÇÃO ENTERAL

Carboidratos

- Representados principalmente pela maltodextrina e pelo amido de milho, correspondem geralmente a 49% a 53%% e, em alguns casos, até 60% do valor calórico da fórmula. Carboidratos como o amido de tapioca têm absorção mais lenta e índice glicêmico mais baixo.

Fibras

- Polissacarídeo de soja, fibra de aveia, goma guar e inulina são exemplos de fibras utilizadas nas fórmulas enterais.
- As fibras podem ser solúveis e insolúveis.
- As fibras solúveis são benéficas ao paciente hemodinamicamente estável, uma vez que sofrem a ação da flora intestinal, formando ácidos graxos de cadeia ultracurta. Tais nutrientes são importantes na manutenção de um pH mais ácido na luz do cólon, dificultando a emergência de germes como *Clostridium difficile*. Além disso, ajudam a manter o trofismo dos colonócitos, aumentando a absorção de água e sódio.
- As fibras insolúveis são úteis no auxílio ao trânsito intestinal, agindo tanto na obstipação intestinal quanto na diarreia, dependendo da quantidade de água em que forem diluídas.
- Na UTI, as recomendações de fibras ainda não são claras. Para indivíduos saudáveis, a ingestão adequada de fibras alimentares é de 15 a 30 g/dia, 75% das fibras insolúveis e 25% solúveis.

Proteínas

- As proteínas correspondem de 15% a 20% ou mais do valor energético total (VET) da dieta, e as fontes mais frequentes são o caseinato de cálcio, proteína isolada de soja e proteína do soro do leite. A maioria das diretrizes recomenda de 1,2 a 2,0 g/kg de peso ideal.

- Outras proteínas, como a da ervilha, têm chegado ao mercado das fórmulas enterais.

Lipídios

- Os lipídios correspondem de 30% a 46% do VET (usualmente 30%). Um dos principais aspectos do fornecimento de lipídios na nutrição enteral é a oferta adequada de ácidos graxos essenciais (AGE) como o linoleico (ômega-6) e o linolênico (ômega-3).
- De maneira geral, as dietas enterais utilizam óleos de soja, açafrão, milho ou girassol como fontes de ômega-6 e óleo de peixe como fonte de ácidos graxos ômega-3, em especial os ácidos eicosapentaenoico (EPA) e docosaexaenoico (DHA). Os ácidos graxos não essenciais, como os monoinsaturados e os ácidos graxos de cadeia média, também são importantes.

Água

- A quantidade de água das fórmulas enterais está relacionada à densidade calórica, ou seja:
  - Fórmulas enterais com 0,9 a 1,2 kcal/mL têm 800 a 860 mL de água/L (aproximadamente 80% do seu volume em água).
  - Fórmulas enterais com 1,5 kcal/mL têm 760 a 780 mL de água/L (aproximadamente 70% do seu volume em água).
  - Fórmulas enterais com 2 kcal/mL têm 690 a 710 mL de água/L (aproximadamente 60% do seu volume em água).

Vitaminas e elementos-traço

- De forma geral, as fórmulas enterais fornecem as necessidades diárias recomendadas de vitaminas e elementos-traço quando atingem volume suficiente para 1.500 kcal.
- Uma meta-análise mostrou benefício com vitaminas antioxidantes e oligoelementos em pacientes na UTI em ventilação mecânica, mas sem efeito na população geral da UTI, nem em tempo de permanência hospitalar.

CARACTERÍSTICAS FÍSICAS DAS FÓRMULAS ENTERAIS

Densidade calórica

- A densidade calórica da fórmula enteral é definida pela quantidade de calorias fornecida por mL de dieta, e a taxa de esvaziamento gástrico tende a ser mais lenta para fórmulas com alta densidade calórica. Desse modo, a classificação consiste em:
  - Fórmula hipocalórica: 0,6 a 0,8 kcal/mL.
  - Fórmula normocalórica: 0,9 a 1,2 kcal/mL.
  - Fórmula hipercalórica: 1,3 a 1,5 kcal/mL.
  - Fórmula acentuadamente hipercalórica: > 1,5 kcal/mL.

Osmolaridade

- Osmolaridade refere-se à concentração molar de todas as moléculas osmoticamente ativas em 1 L de solução.
- A osmolaridade (mOsm/L) da fórmula enteral está relacionada ao tamanho e à quantidade de partículas iônicas e moleculares (proteínas/carboidratos/minerais) em determinado volume.
- Os fatores que interferem são:
  - Minerais/eletrólitos: pela capacidade de dissociação.
  - Proteínas: aminoácidos e peptídeos têm maior efeito osmótico do que proteínas intactas.
  - Carboidratos: a glicose (componente hidrolisado) tem maior efeito osmótico que o amido.
  - Fórmulas com grande quantidade de componentes hidrolisados possuem maior osmolaridade.
- Classificação das fórmulas enterais quanto aos valores de osmolaridade da solução (mOsm/L de água):
  - Hipotônica: < 300.
  - ≥ 300 isotônica < 350.
  - ≥ 350 levemente hipertônica < 550.
  - ≥ 550 hipertônica < 750.
  - ≥ 750 acentuadamente hipertônica.

- Na prática clínica, essas medidas de grandeza estão relacionadas com a tolerância digestiva da nutrição enteral. Dietas administradas no estômago podem apresentar osmolaridade mais elevada, enquanto dietas administradas nas porções proximais, como o duodeno ou jejuno, devem ser menos osmolares.

Tipos de fórmulas quanto ao grau de hidrólise

- Com relação ao grau de hidrólise, as fórmulas enterais são classificadas como:
  - Elementar:
    - Macronutrientes em forma totalmente hidrolisada.
    - Glicose, aminoácidos cristalinos, triglicerídeos de cadeia média.
  - Oligomérica:
    - Macronutrientes parcialmente hidrolisados. Aqui o grau de hidrólise influencia diretamente a osmolaridade da fórmula. Quanto menor a osmolaridade da dieta oligomérica, menor o grau de hidrólise. A osmolaridade dessas dietas varia de 270 a 550 mOsm/L. Quanto maior a osmolaridade, maior o tempo de esvaziamento gástrico e o risco de diarreia.
  - Polimérica:
    - Macronutrientes em sua forma intacta. Essas fórmulas têm osmolaridade mais baixa que as oligoméricas e são indicadas para paciente sem alterações na capacidade absortiva.

Tipos de fórmulas quanto a nutrientes especiais ou desenhos especiais

Insuficiência renal aguda

- De forma geral, todas as fórmulas contêm maior densidade energética (1,3 a 2 kcal/mL), de forma a permitir restrição de volume hídrico. Dependendo da indicação, se tratamento dialítico ou conservador, a oferta proteica sofre grandes variações (30 a 74 g proteína/L), e algumas dietas têm adição de aminoácidos essenciais. No paciente com insuficiência renal aguda (IRA) sem terapia de substituição renal, o emprego de uma fórmula com baixo teor proteico ou mesmo com baixo teor proteico representado por aminoácidos essenciais retarda o aumento da ureia plasmática, mas em contrapartida acelera a desnutrição.

Imunonutrição

- As fórmulas especializadas contêm nutrientes imunomoduladores como os aminoácidos arginina e glutamina, ácidos graxos ômega-3 e nucleotídeos em doses supranormais. Seu emprego na UTI é bastante controverso.
- De acordo com as diretrizes nacionais e internacionais atuais, as fórmulas imunomoduladoras podem ser usadas para pacientes cirúrgicos eletivos, traumas, queimados e câncer de cabeça e pescoço.

Intolerância à glicose

- As fórmulas especializadas para pacientes diabéticos ou com intolerância à glicose se caracterizam por aumento do teor de lípides (> 40% do VET) e redução do teor de carboidratos. Do total de lípides, 20% ou mais são de ácidos graxos monoinsaturados.
- As formulações especializadas aparentemente permitem melhor controle glicêmico em curto e longo prazos, com redução da glicemia. Carboidratos de liberação mais lenta, como o amido de tapioca, permitem melhor controle da glicemia e menor índice glicêmico.

TIPOS DE ADMINISTRAÇÃO

- Quanto à administração da nutrição enteral, pode ser:
  - Contínua: quando infundida continuamente por 24 horas por meio de bomba de infusão. É mandatória quando o paciente recebe insulina em infusão contínua. Aumenta o grau de tolerância digestiva.
  - Cíclica: quando é infundida continuamente através de bomba de infusão por um período mais curto do que 24 horas, ou seja, quando há pausa alimentar. É mais fisiológica, pois mantém o jejum por um intervalo de tempo definido. Nesse intervalo, podem-se concentrar atividades como banho e a administração de medicamentos que exigem jejum.
  - Intermitente: quando a dieta é administrada em 1 a 1 hora e 30 minutos a intervalos regulares, como a cada 3, 4 ou 6 horas. Discute-se se a dieta administrada de forma intermitente favorece a incorporação de proteína na massa muscular.
  - Em *bolus*: quando a dieta é administrada por seringa, de forma rápida, em intervalos definidos como a cada 3, 4 ou 6 horas. Não é usualmente indicada, porque aumenta o grau de intolerância.

INDICAÇÕES E CONTRAINDICAÇÕES PARA A NUTRIÇÃO ENTERAL

Indicações

- Qualquer situação que impeça a alimentação por via oral, desde que o TGI esteja pelo menos parcialmente viável:
  - Rebaixamento do nível de consciência.
  - Disfagia.
  - Episódios repetitivos de broncoaspiração ou pneumonia aspirativa.
  - Tumores de cabeça e pescoço.
  - Tumores de esôfago ou estômago que permitam a passagem de acesso enteral.
  - Mucosites e outras lesões de boca, estômago ou duodeno.
  - Alterações anatômicas causadas por tumores ou cirurgias que dificultem a dinâmica da alimentação oral.
  - Distúrbios da alimentação, como na anorexia nervosa ou inapetência refratária.

Contraindicações

- Qualquer situação relacionada com a impossibilidade de usar o TGI:
  - Obstrução ou suboclusão intestinal.
  - Vômitos e diarreia incoercíveis e de difícil controle (> 500 mL/dia).
  - Hemorragia digestiva baixa ou alta.
  - Impossibilidade de acesso enteral.
  - Instabilidade hemodinâmica.
  - Distúrbios grosseiros do equilíbrio acidobásico e hidroeletrolítico.
  - Hipóxia grave: $paO_2/FiO_2 < 100$.
  - Hipercapnia não permissiva grave, geralmente $paCO_2 > 70$ mmHg.
- Observação: em pacientes com insuficiência respiratória grave, como os portadores de covid-19 grave, que permanecem muito tempo com hipóxia e hipercapnia consideráveis, esta é uma contraindicação relativa.
- A posição prona ou o uso de oxigenação por membrana extracorporal não são contraindicações formais para a nutrição enteral.

COMPLICAÇÕES DA TERAPIA NUTRICIONAL ENTERAL

- Três são as dificuldades que mais frequentemente se impõem contra a terapia nutricional enteral na UTI: a hiperglicemia, a diarreia e o volume aumentado do resíduo gástrico.

Hiperglicemia

- O número de pacientes na UTI que desenvolvem hiperglicemia é alto porque apresentam diabete ou porque apresentam uma intolerância temporária à glicose secundária a resposta inflamatória sistêmica ou pelo uso de drogas hiperglicemiantes.
- Os níveis aceitáveis de glicemia hoje em UTI são de 140 a 180 mg/dL.
- Os protocolos de infusão agressiva de insulina para controle da glicemia são úteis e devem ser usados, mas requerem atenção constante, pois implicam risco maior ou menor de hipoglicemia.
- Fórmulas enterais desenhadas especificamente para a intolerância à glicose geram redução dos níveis glicêmicos e da necessidade de insulina.
- Em indivíduos recebendo terapia insulínica por infusão contínua endovenosa e nutrição enteral como a principal fonte calórica, a infusão de dieta deve se manter também contínua, por 24 horas ao dia.

Diarreia

- Considera-se diarreia nessas circunstâncias como um número de evacuações superior a três ao dia, com fezes líquidas ou semilíquidas.
- Apenas 20% das diarreias podem ser imputadas exclusivamente à nutrição enteral. No entanto, na imensa maioria das vezes a diarreia é produto da interação entre as condições clínicas do paciente, dos medicamentos usados e da nutrição enteral.
- Um passo diagnóstico importante é definir a causa da diarreia.

Tipos mais frequentes

- Diarreia osmótica:
  - É causada por solutos osmoticamente ativos na luz intestinal. Várias situações podem estar associadas à diarreia osmótica:

    - Medicamentos osmóticos ou em veículos osmóticos, como xaropes contendo sorbitol, lactulose e laxantes osmóticos como o manitol.
    - Atrofia da mucosa intestinal, levando à redução da absorção, e fazendo com que "sobrem" nutrientes osmóticos na luz intestinal.
    - Superalimentação ou velocidade de infusão acima da capacidade absortiva.
- Diarreia secretora:
  - É causada pela secreção ativa de eletrólitos e água pelo epitélio intestinal. Está mais comumente relacionada a enterotoxinas, infecção por microrganismos patogênicos como o *Clostridium difficile*, laxantes irritantes e excesso de sais biliares na luz intestinal.
  - Embora o ajuste da fórmula enteral possa auxiliar no controle da diarreia secretora, as atitudes mais efetivas são aquelas que visam à causa-base da diarreia.
- Diarreia relacionada ao uso de antibióticos:
  - Os antibióticos podem levar à diarreia por diferentes motivos:
    - Reduzem a flora bacteriana autóctone e favorecem a superinfecção por bactérias patogênicas. Dentre estas, é muito importante a proliferação do *Clostridium difficile*, que em situações de desequilíbrio de flora produz grandes quantidades de toxinas, as quais provocam na mucosa intestinal graus variáveis de inflamação. Muitos antibióticos e quimioterápicos podem favorecer a superinfecção pelo Clostridium difficile. O abuso de inibidores de bomba de prótons tem sido associado a índices crescentes de colite pseudomembranosa. O diagnóstico etiológico se faz geralmente pela pesquisa nas fezes das toxinas A e B da bactéria ou determinação da presença do patógeno por PCR, e o tratamento implica a administração de antibióticos específicos, como o metronidazol por via enteral ou endovenosa ou a vancomicina por via enteral.
    - Quando a redução da flora bacteriana local é muito intensa, as fibras polissacarídeas da dieta não são metabolizadas a ácidos graxos de cadeia curta pelas bactérias. As fibras, portanto, mantêm-se na luz intestinal e passam a ter efeito osmótico intraluminar, predispondo à diarreia.
- Diarreia causada por nutrição enteral:
  - A diarreia geralmente de natureza osmótica pode ser corrigida selecionando-se uma fórmula mais apropriada (menos osmótica, sem lactose, que contenha fibras solúveis e insolúveis, menor teor lipídico), diminuindo

a velocidade de infusão ou mudando a maneira de infundir, passando de intermitente para contínua com o auxílio de uma bomba de infusão.
- A utilização de antidiarreicos deve ser evitada até que se tenha certeza de que não estamos frente a uma diarreia infecciosa. Não é ainda consensual se o uso de probióticos possa beneficiar pacientes com antibioticoterapia de longa duração.
- A suspensão da dieta como primeira medida não é recomendável, uma vez que ela não é a causa determinante em 80% dos casos.

Diagnóstico

- Checar condições abdominais. Afastar pseudodiarreia por fecaloma através de um toque retal e palpação abdominal, e, se necessário for, por meio de radiografia simples de abdômen ou outro exame de imagem factível.
- Checar a prescrição em busca de medicamentos osmóticos ou que possam causar diarreia, como laxativos e xaropes.
- Avaliar a quantidade e a qualidade dos antibióticos usados e por quanto tempo.
- Checar a composição da fórmula enteral, assim como a via e o modo de administração.
- Afastar infecção por microrganismos patogênicos, com especial atenção para a pesquisa do *Clostridium difficile* nas fezes.
- Checar hipoalbuminemia que pode ser causa de diarreia, por edema da parede intestinal, dificultando a absorção.
- *Checklist* simples para o diagnóstico da causa de diarreia em pacientes que recebem nutrição enteral:
  - Checar história clínica.
  - Checar exame físico (abdominal).
  - Checar fecaloma (toque retal e raio x simples de abdômen, se necessário).
  - Checar drogas associadas.
  - Checar antibioticoterapia.
  - Checar diarreia infecciosa (pesquisa de bactérias patogênicas, fungos, com especial atenção para as toxinas do *Clostridium difficile*).
  - Checar tipo de dieta (considerar tipo de nutrientes, fibras, osmolaridade).
  - Checar tipo de administração (considerar redução da velocidade e administração contínua).
  - Checar via de administração (avaliar a possibilidade de usar a via gástrica em vez da via pós-pilórica).

Volume de resíduo gástrico aumentado

- O volume de resíduo gástrico aumentado (VRGA) é um dos obstáculos que dificultam a administração de nutrição enteral.
- A grande preocupação em um paciente que apresenta VRGA é o desenvolvimento de pneumonia por aspiração de conteúdo gástrico.
- No cenário da UTI, vários mecanismos de defesa, normalmente presentes no sistema aerodigestivo superior, estão comprometidos.
- A posição prona pode favorecer o refluxo, embora a aspiração seja menos frequente, uma vez que o paciente está em decúbito ventral.
- Do ponto de vista prático, é muito difícil definir o VRGA. São vários os valores que encontramos na literatura, o que dificulta a interpretação dos estudos.
- Valores entre 250 e 500 mL são considerados mais frequentemente como "patológicos". Estudos recentes mostram que não há correlação entre o VRG e a ocorrência de aspiração.
- O Consenso Norte-Americano sobre Aspiração no Paciente Crítico concluiu que volumes progressivamente mais altos de resíduo gástrico são preditivos de risco de aspiração e que o controle sistemático do VRG durante a nutrição enteral deve ser feito nos pacientes com fatores de risco como redução do nível de consciência, uso de aminas vasopressoras, episódios prévios de aspiração, intubação endotraqueal.
- O diagnóstico do VRGA geralmente é feito através do controle sistemático do volume que reflui pelo acesso enteral. A verificação é feita imediatamente antes da administração de cada dieta, no caso da administração intermitente ou a cada 6 ou 8 horas, quando da administração contínua.
- Pode-se ainda realizar avaliação do volume de conteúdo gástrico feito através da ultrassonografia à beira do leito.
- Algumas medidas têm se mostrado efetivas no controle do VRGA: manutenção do decúbito elevado a 45°, uso de procinéticos, uso racional de sedativos, principalmente opioides, checagem sistemática da posição do acesso enteral, infusão contínua de dieta através de bombas infusoras e o uso de sonda enteral locada no ângulo de Treitz ou além dele.
- O uso de sonda nasoduodenal rotineiramente é altamente controverso, pois a literatura vigente não consegue provar que essa estratégia reduz os índices de pneumonia aspirativa.
- Da mesma forma que para a diarreia, a presença de VRGA exige a avaliação criteriosa do paciente. Sugerimos o seguinte *checklist*:

  - Checar condições clínicas e laboratoriais (hiperglicemia, alterações hidroeletrolíticas, condições que predisponham à paresia gástrica, como diabete melito, trauma cranioencefálico etc.).
  - Checar medicações vigentes (sedativos, opioides, medicações que retardem o esvaziamento gástrico).
  - Checar condições abdominais (fecaloma, estase fecal no reto, íleo adinâmico etc.).
  - Checar a via, o modo e a velocidade de administração da dieta.
  - Checar a fórmula enteral (excesso de lipídios e, eventualmente, fibras).
- A simples suspensão da dieta é a maneira menos adequada de resolver o problema, pois impinge ao paciente os malefícios da desnutrição hospitalar.

Isquemia intestinal

- Em pacientes com estado hemodinâmico limítrofe, há uma redistribuição do fluxo sanguíneo para áreas mais nobres. O território esplâncnico é um doador de sangue para órgãos prioritários em situações de instabilidade hemodinâmica.
- O alimento, quando entra no TGI, exige um fluxo sanguíneo mínimo para ser digerido e absorvido. Quando o fluxo esplâncnico é limítrofe, a nutrição enteral pode acarretar um desequilíbrio entre oferta e demanda de sangue que culmina no que chamamos de necrose intestinal não oclusiva. Essa é uma entidade rara, com prevalência de 3% a 8%, mas com uma taxa de mortalidade de 40% a 100%, pela dificuldade de se fazer o diagnóstico precoce, uma vez que os sinais e sintomas se confundem com os da intolerância digestiva à nutrição.
- Um alto índice de suspeita ajuda no diagnóstico precoce. Alguns cuidados são fundamentais:
  - Não usar nutrição enteral em situações de instabilidade hemodinâmica, com necessidade crescente de drogas vasoativas (DVA) ou piora da perfusão tecidual.
  - Em pacientes recentemente ressuscitados, inicia-se a nutrição enteral com fórmula em uma velocidade baixa (10 a 20 mL/hora) e checa-se a tolerância digestiva.
  - Manter atenção em pacientes já estabilizados recebendo mais de uma DVA, principalmente adrenalina e vasopressina.

- Não há um ponto de corte na quantidade de DVA usada, indicando a interrupção da nutrição enteral, uma vez que os parâmetros de perfusão tecidual são os mais sensíveis. No entanto, doses altas de norepinefrina, superiores a 0,3 mcg/kg/min, exigem observação atenta, assim como a associação de DVA como epinefrina e vasopressina ou mesmo norepinefrina e vasopressina.

Síndrome de realimentação

- Na desnutrição crônica, o organismo se adapta para trabalhar com níveis muito baixos de energia. Íons habitualmente intracelulares, como K, Mg e P, saem da célula, enquanto íons extracelulares, como o Na, ficam dentro da célula.
- Com o início da dieta, a concentração de glicose repentinamente aumenta e a secreção de insulina estimula os processos anabólicos, além de aumentar os níveis de energia nas bombas de membrana celular. Ocorre fluxo intracelular de glicose e eletrólitos (fósforo, potássio, magnésio), levando à queda, às vezes crítica, nos seus níveis séricos, o que pode causar complicações mortais como arritmias cardíacas sérias.
- Em pacientes desnutridos ou em jejum ou se alimentando mal por tempo prolongado, a introdução de nutrição enteral ou nutrição parenteral pode desencadear a síndrome de realimentação (SR).
- Um alto índice de suspeita é necessário. Deve-se iniciar o suporte nutricional lentamente, em pequenas quantidades diárias. Eletrólitos como P, K e Mg devem ser repostos, se necessário, antes de se iniciar a terapia nutricional e monitorados, no mínimo, diariamente.
- A SR geralmente dura por 72 horas. A progressão da dieta deve ser lenta e cuidadosa, não ultrapassando a meta de 50% do VET.

PONTOS-CHAVE

- Há inegáveis fatores hospitalares geradores de desnutrição. São eles: negligência na avaliação nutricional e na intervenção nutricional, programação aleatória de exames e procedimentos que exijam jejum, suspensão sumária da nutrição enteral, realização de procedimentos cirúrgicos eletivos em pacientes desnutridos sem antes submetê-los a um período de terapia nutricional que os prepare melhor para a cirurgia.

- Instituir terapia nutricional adequada respeitando o momento metabólico do paciente durante a jornada hospitalar associa-se a melhor desfecho.
- A precocidade com que se institui a nutrição enteral na UTI é fundamental para preservar a função da barreira epitelial e consequentemente a imunidade local e sistêmica. O conceito de ressuscitação intestinal precoce advoga o uso bastante precoce de nutrição enteral assim que o paciente estiver ressuscitado do ponto de vista hemodinâmico.
- A qualidade da fórmula enteral é primordial, tentando amenizar distorções causadas pela doença aguda e crônica, dar suporte metabólico ao indivíduo e influenciar o seu prognóstico.
- Dentre os obstáculos mais frequentes para o uso da nutrição enteral em UTI, citamos a hiperglicemia, a diarreia e o VRGA. A compreensão racional desses fenômenos permite que sejam tratados adequadamente, sem prejuízo desnecessário da nutrição enteral do paciente na UTI.

REFERÊNCIAS

1. Alberda C, Gramlich L, Jones N, Jeejeebhoy KN, Day AG, Dhaliwal R, et al. The relationship between nutritional intake and clinical outcomes in critically ill patients: results of an international multicenter observational study. Intensive Care Med. 2009;35(10):1728-37.
2. Allingstrup MJ, Kondrup J, Wijs J, Claudius C, Pedersen UG, Hein-Rasmussen R, et al. Early goal-directed nutrition versus standard of care in adult intensive care patients: the single centre, randomised, outcome assessor-blinded EAT-ICU trial. Intensive Care Med. 2017;43(11):1637-47.
3. Bousie E, van Blokland D, Lammers HJW, van Zanten ARH. Relevance of non-nutritional calories in mechanically ventilated critically ill patients. Eur J Clin Nutr. 2016;70(12): 1443-50.
4. Braunschweig CA, Sheean PM, Peterson SJ, Gomez Perez S, Freels S, Lateef O, et al. Intensive nutrition in acute lung injury: a clinical trial (INTACT). JPEN J Parenter Enteral Nutr. 2015;39(1):13-20.
5. Casaer MP, Wilmer A, Hermans G, Wouters PJ, Mesotten D, Van den Berghe G. Role of Disease and Macronutrient Dose in the Randomized Controlled EPaNIC Trial A Post Hoc Analysis. Am J Respir Crit Care Med. 2013;187(3):247-55.
6. Castro MG, Ribeiro PC, Souza IAO, Cunha HFR, Silva MHN, Rocha EEM, et al. Diretriz brasileira de terapia nutricional no paciente grave. Braspen Journal. 2018;33(Supl 1):2-36.
7. Coppini LZ, Sampaio H, Marco D, Martini C. Recomendações Nutricionais para Adultos em Terapia Nutricional Enteral e Parenteral. Projeto Diretrizes – Associação Médica Brasileira e Conselho Federal de Medicina; 2011.
8. Doig GS, Simpson F, Heighes PT, Bellomo R, Chesher D, Caterson ID, et al. Restricted versus continued standard caloric intake during the management of refeeding syn-

drome in critically ill adults: a randomised, parallel-group, multicentre, single-blind controlled trial. Lancet Respir Med. 2015;3(12):943-52.
9. Fivez T, Kerklaan D, Mesotten D, Verbruggen S, Wouters PJ, Vanhorebeek I, et al. Early versus Late Parenteral Nutrition in Critically Ill Children. N Engl J Med. 2016;374(12):1111-22.
10. Jacobs A, Verlinden I, Vanhorebeek I, Van den Berghe G. Early Supplemental Parenteral Nutrition in Critically Ill Children: An Update. J Clin Med. 2019;8(6):830.
11. Koekkoek KWAC, van Zanten ARH. Nutrition in the ICU: new trends versus old-fashioned standard enteral feeding? Curr Opin Anaesthesiol. 2018;31(2):136-43.
12. Kreymann KG, Berger MM, Deutz NE, Hiesmayr M, Jolliet P, Kazandjiev G, et al. ESPEN Guidelines on Enteral Nutrition: Intensive care. Clin Nutr. 2006;25(2):210-23.
13. McClave SA, Taylor BE, Martindale RG, Warren MM, Johnson DR, Braunschweig C, et al. Guidelines for the Provision and Assessment of Nutrition Support Therapy in the Adult Critically Ill Patient: Society of Critical Care Medicine (SCCM) and American Society for Parenteral and Enteral Nutrition (A.S.P.E.N.). JPEN J Parenter Enteral Nutr. 2016;40(2):159-211.
14. Nicolo M, Heyland DK, Chittams J, Sammarco T, Compher C. Clinical Outcomes Related to Protein Delivery in a Critically Ill Population: A Multicenter, Multinational Observation Study. JPEN J Parenter Enteral Nutr. 2016;40(1):45-51.
15. Olthof LE, Koekkoek WACK, van Setten C, Kars JCN, van Blokland D, van Zanten ARH. Impact of caloric intake in critically ill patients with, and without, refeeding syndrome: A retrospective study. Clin Nutr. 2018;37(5):1609-17.
16. Singer P, Blaser AR, Berger MM, Alhazzani W, Calder PC, Casaer M, et al. ESPEN guideline on clinical nutrition in the intensive care unit. Clin Nutr. 2019;38(1):48-79.
17. Villet S, Chiolero RL, Berger M, Revelly J-P, Cayeux M-C, Delarue J, et al. Negative impact of hypocaloric feeding and energy balance on clinical outcome in ICU patients. Clin Nutr. 2005;24(4):502-9.
18. Waitzberg DL, Caiaffa W, Correia MITD. Inquérito Brasileiro de Avaliação Nutricional Hospitalar (IBRANUTRI). Rev Bras Nutr Clin. 1999;14:124-34.
19. Wei X, Day AG, Ouellette-Kuntz H, Heyland DK. The Association Between Nutritional Adequacy and Long-Term Outcomes in Critically Ill Patients Requiring Prolonged Mechanical Ventilation: A Multicenter Cohort Study. Crit Care Med. 2015;43(8):1569-79.
20. Wiesen P, Van Gossum A, Preiser JC. Diarrhoea in the critically ill. Curr Opin Crit Care. 2006;12(2):149-54.
21. Wischmeyer PE. Enteral Nutrition Can Be Given to Patients on Vasopressors. Crit Care Med. 2020;48(1):122-5.

30

Pneumonia associada à ventilação mecânica em UTI: diagnóstico e tratamento

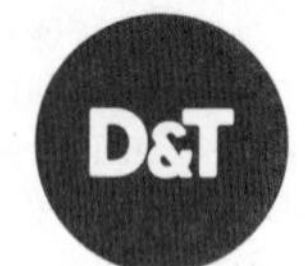

Antonio Paulo Nassar Junior

Rodrigo Antonio Brandão Neto

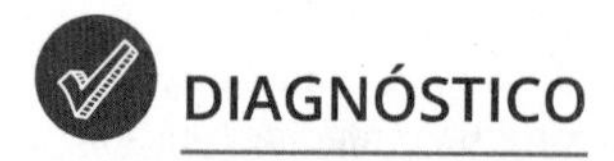

DIAGNÓSTICO

- A pneumonia associada à ventilação mecânica (PAV) é definida como pneumonia que ocorre após 48 horas ou mais do início da ventilação mecânica, ou em paciente que já estava em ventilação mecânica por mais de 48 horas.
- A ventilação mecânica aumenta em 10 vezes o risco de desenvolver pneumonia nosocomial.
- Os achados clínicos são inespecíficos, incluindo secreção respiratória purulenta, febre e taquipneia.
- Laboratorialmente, pode ocorrer leucocitose (> 12.000/mm^3) ou leucopenia (< 4.000/mm^3).
- Durante o curso da ventilação mecânica, podem ocorrer piora da troca gasosa, redução do volume corrente e aumento das pressões inspiratórias.
- O diagnóstico de PAV deve obrigatoriamente incluir um novo infiltrado radiológico ou a piora de um infiltrado prévio, avaliados pela radiografia ou pela tomografia computadorizada (TC) de tórax.
- A PAV deve então ser suspeitada na presença de um novo infiltrado radiológico ou piora de um infiltrado prévio e pelo menos 2 de 3 sinais clínicos de infecção respiratória (secreção purulenta, febre > 38 °C, leucocitose/leucopenia). Esses achados apresentam sensibilidade de 69% e especificidade de 75% para o diagnóstico de PAV.

- A partir da suspeita de PAV, deve-se proceder à coleta de culturas para a identificação do agente etiológico. Devemos lembrar que amostras de aspirando traqueal apresentam sensibilidade de apenas 48% e valor preditivo de 81%
- Amostras do trato respiratório inferior devem ser coletadas e enviadas para cultura. Idealmente, devemos realizar a coleta de culturas, antes da introdução de antibióticos.
- Essas amostras podem ser coletadas por aspiração traqueal, lavado broncoalveolar, minilavado broncoalveolar ou técnica do escovado protegido.
- Não há evidências de que um método de coleta de amostras de trato inferior seja superior ao outro. No entanto, havendo disponibilidade e em pacientes cujo diagnóstico diferencial importa, a coleta por métodos invasivos (lavado broncoalveolar e escovado protegido) é preferida, pois é possível a visualização da árvore respiratória e a coleta de material de regiões específicas. As amostras de lavado broncoalveolar costumam ser maiores, por isso vários autores preferem seu uso.
- O minilavado broncoalveolar é realizado inserindo-se um cateter específico até sua impactação, às cegas. Em seguida, infundem-se três alíquotas de 50 mL de solução salina e realiza-se a aspiração com uma seringa.
- As culturas decorrentes do aspirado traqueal têm sensibilidade maior e especificidade menor do que as coletadas por técnicas broncoscópicas, o que pode levar a um maior número de falsos positivos e, consequentemente, maior uso indevido de antibióticos.
- Como a disponibilidade de broncoscopia na maioria dos serviços é bastante limitada e esperar sua realização atrasaria o início do tratamento, recomenda-se que se colete um aspirado traqueal para o diagnóstico microbiológico da PAV.
- Devem-se realizar culturas quantitativas das amostras coletadas do trato respiratório inferior. O limiar para o diagnóstico microbiológico varia de acordo com a técnica usada:
  - Aspirado traqueal: ≥ 1.000.000 unidades formadoras de colônia (UFC)/mL.
  - Lavado broncoalveolar ou minilavado broncoalveolar: ≥ 10.000 UFC/mL.
  - Escovado brônquico protegido: ≥ 1.000 UFC/mL.
- A biópsia pulmonar não é realizada rotineiramente em pacientes com suspeita de PAV. A biópsia pulmonar pode ser reservada para pacientes nos quais os infiltrados são progressivos apesar da antibioticoterapia ou pacientes nos quais há suspeita de etiologia não infecciosa.

- O Centro de Controle e Prevenção de Doenças dos Estados Unidos (CDC) criou novas definições para eventos associados à ventilação mecânica que devem ser usadas apenas para fins epidemiológicos, a seguir:
  - Complicação associada à ventilação mecânica: aumento da fração inspirada de oxigênio (FiO_2) ≥ 20% ou aumento da pressão expiratória positiva final (PEEP) ≥ 3 cmH_2O que permanecem por ≥ 2 dias.
  - Infecção relacionada a complicação associada à ventilação mecânica: quando há a piora de parâmetros respiratórios descritos anteriormente e o paciente tem uma temperatura anormal (< 36 ou > 38 °C), leucocitose (> 12.000/mm^3) ou leucopenia (< 4.000/mm^3) e inicia-se antibioticoterapia, que se mantém por 4 ou mais dias.
  - PAV possível: infecção relacionada a complicação associada à ventilação mecânica em paciente com secreção respiratória purulenta e uma cultura positiva de amostra do trato respiratório inferior (qualitativa ou quantitativa).
  - PAV provável: mesmos critérios de PAV possível e uma cultura quantitativa (aspirado traqueal: ≥ 1.000.000 UFC/mL; lavado broncoalveolar ou minilavado broncoalveolar: ≥ 10.000 UFC/mL; escovado brônquico protegido: ≥ 1.000 UFC/mL) ou cultura de líquido pleural, teste positivo de vírus respiratórios (influenza, parainfluenza, vírus sincicial respiratório, adenovírus) ou teste urinário positivo para Legionella.
- A etiologia da PAV depende da microbiologia de cada UTI. De forma geral, os principais agentes são *Staphylococcus aureus*, *Pseudomonas aeruginosa* e outros bacilos Gram-negativos.
- Alguns diagnósticos diferenciais devem ser considerados quando da suspeita de PAV: embolia pulmonar com infarto, hemorragia alveolar, congestão pulmonar, atelectasia, tumor e pneumonia em organização.

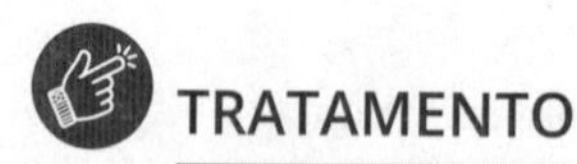

TRATAMENTO

- A antibioticoterapia empírica inicial deve levar em conta os fatores de risco do paciente para microrganismos resistentes, os agentes mais comuns e o perfil de resistência da UTI em que o paciente está internado.
- Principais fatores de risco do paciente para microrganismos resistentes: uso de antibioticoterapia endovenosa nos últimos 90 dias, hospitalização ≥ 5 dias antes da ocorrência da pneumonia associada à ventilação mecânica

(PAV), terapia de substituição renal antes da ocorrência de PAV, síndrome do desconforto respiratório agudo previamente à PAV e apresentação da PAV com choque séptico.

- Em pacientes que estão estáveis, ou seja, não apresentam sepse ou choque séptico, é seguro esperar os resultados das culturas. Caso o paciente esteja instável, a antibioticoterapia empírica deve ser iniciada imediatamente após a coleta das culturas.
- Como dito anteriormente, a antibioticoterapia empírica deve ser guiada de acordo com a flora local.
- De forma geral, em pacientes sem fatores de risco para multirresistência e em unidades com baixa prevalência de Gram-negativos resistentes, opções iniciais de tratamento são:
  - Piperacilina-tazobactam (4,5 g a cada 6 horas).
  - Cefepima (2 g EV a cada 8 horas).
  - Levofloxacino (dose de 750 mg IV por 5 dias).
- Caso o paciente apresente fatores de rico para multirresistência ou a unidade tenha alta prevalência de Gram-negativos resistentes, deve-se iniciar a terapia empírica combinada:
  - Um antibiótico antipseudomonas: piperacilina-tazobactam, carbapenêmico (meropeném ou imipeném), cefepima ou ceftazidima.
  - Um aminoglicosídeo (amicacina, gentamicina) ou polimixina (polimixina B ou colistina).
- Em qualquer situação em que a unidade tenha uma prevalência superior a 10-20% de *Staphylococcus aureus* resistentes à oxacilina (MRSA), deve-se usar vancomicina como parte do esquema inicial.
- Assim que um patógeno é identificado nas culturas (cerca de 48 a 72 horas), o esquema antimicrobiano deve ser ajustado para a cobertura desse agente. O descalonamento de antimicrobiano (ou seja, retirada ou mudança para um antimicrobiano de menor espectro) é seguro, não se associa a piores desfechos clínicos e potencialmente reduz a ocorrência de novos microrganismos resistentes na unidade.
- Pacientes que não apresentam melhora após as 72 horas iniciais devem ser avaliados quanto a complicações (abscesso pulmonar, empiema pleural etc.), outros sítios de infecção ou diagnósticos alternativos. Novas culturas devem ser sempre coletadas antes de associar novos antibióticos ou expandir o espectro antimicrobiano.

- De forma geral, 7 dias de antibioticoterapia são suficientes para tratamento de PAV. Cursos maiores devem ser individualizados na ocorrência de complicações (abscesso, empiema) ou em pacientes imunossuprimidos.
- O uso de procalcitonina para guiar o tempo de antibioticoterapia em PAV ainda não está bem estabelecido, mas valores baixos (< 0,25 ng/mL ou queda de 80% do pico) em pacientes com melhora clínica importante podem assegurar a suspensão do tratamento.
- Algumas considerações importantes devem ser realizadas quando da escolha da terapia antimicrobiana:
  - Betalactâmicos (piperacilina-tazobactam, carbapenêmicos, cefalosporinas) devem ser administrados em infusões prolongadas (3-4 horas) para que a eficácia desses antibióticos seja otimizada, ao manter-se a sua concentração inibitória mínima por mais tempo.
  - Aminoglicosídeos têm baixa penetração pulmonar, alto risco de nefrotoxicidade e ototoxicidade. Assim, devem ser mantidos após a terapia inicial apenas se os agentes isolados só forem sensíveis a esta classe.
  - O uso de vancomicina implica uma "dose de ataque" inicial (20-30 mg/kg) e monitoração de seu nível sérico para que se garanta sua máxima eficácia e mínimo risco de nefrotoxicidade.
  - Polimixinas são opções para Pseudomonas, Acinetobacter e enterobactérias resistentes a carbapenêmicos, mas também são bastante nefrotóxicas.
  - A combinação vancomicina e piperacilina-tazobactam está associada a lesão renal aguda e deve ser evitada quando possível.
  - Ceftazidima-avibactam deve ser reservada para o tratamento de Gram-negativos produtores de carbapenemase.
  - Em pacientes com bacilos Gram-negativos multirresistentes, pode-se tentar terapia inalatória, via nebulizadores ultrassônicos, com aminoglicosídeos, colistina ou polimixina associados à antibioticoterapia endovenosa, embora não haja evidências convincentes do benefício dessa terapia.
  - Os pacientes podem iniciar terapia oral quando estiverem hemodinamicamente estáveis, melhorando clinicamente e capazes de tolerar medicamentos orais. Se um patógeno for identificado, a escolha do antibiótico para terapia oral deve ser baseada no padrão de suscetibilidade do organismo. Se um patógeno não tiver sido identificado, o antibiótico oral selecionado deve ter cobertura antimicrobiana semelhante à do agente intravenoso e deve ter boa penetração nos pulmões.

PRESCRIÇÃO NA PRÁTICA

Exemplo de prescrição (cada caso deve ser avaliado individualmente e a decisão deve ser tomada pelo médico responsável pelo caso).

- Piperacilina + tazobactam 4,5 g EV a cada 6 horas ou cefepima 2 g EV a cada 8 horas.
- Se instabilidade hemodinâmica acrescentar vancomicina 1 g EV a cada 12 horas.

REFERÊNCIAS

1. Berton DC, Kalil AC, Teixeira PJ. Quantitative versus qualitative cultures of respiratory secretions for clinical outcomes in patients with ventilator-associated pneumonia. Cochrane Database Syst Rev. 2014;(10):CD006482.
2. Canadian Critical Care Trials Group. A randomized trial of diagnostic techniques for ventilator-associated pneumonia. N Engl J Med. 2006;355:2619-30.
3. De Bus L, Depuydt P, Steen J, Dhaese S, De Smet K, Tabah A, et al. Antimicrobial de-escalation in the critically ill patient and assessment of clinical cure: the DIANA study. Intensive Care Med. 2020;46:1404-17.
4. de Jong E, van Oers JA, Beishuizen A, Vos P, Vermeijden WJ, Haas LE, et al. Efficacy and safety of procalcitonin guidance in reducing the duration of antibiotic treatment in critically ill patients: a randomised, controlled, open-label trial. Lancet Infect Dis. 2016;16(7):819-27.
5. Hranjec T, Rosenberger LH, Swenson B, Metzger R, Flohr TR, Politano AD, et al. Aggressive versus conservative initiation of antimicrobial treatment in critically ill surgical patients with suspected intensive-care-unit-acquired infection: a quasi-experimental, before and after observational cohort study. Lancet Infect Dis. 2012;12:774-80.
6. Kalil AC, Metersky ML, Klompas M, Muscedere J, Sweeney DA, Palmer LB, et al. Management of adults with hospital-acquired and ventilator-associated pneumonia: 2016 Clinical Practice Guidelines by the Infectious Diseases Society of America and the American Thoracic Society. Clin Infect Dis. 2016;63(5):e61-e111.
7. Klompas M. Complications of mechanical ventilation--the CDC's new surveillance paradigm. N Engl J Med. 2013;368(16):1472-5.
8. Kuti EL, Patel AA, Coleman CI. Impact of inappropriate antibiotic therapy on mortality in patients with ventilator-associated pneumonia and blood stream infection: a meta-analysis. J Crit Care. 2008;23(1):91-100.
9. Leone M, Bechis C, Baumstarck K, Lefrant JY, Albanèse J, Jaber S, et al. De-escalation versus continuation of empirical antimicrobial treatment in severe sepsis: a multicenter non-blinded randomized noninferiority trial. Intensive Care Med. 2014;40(10):1399-408.
10. Luther MK, Timbrook TT, Caffrey AR, Dosa D, Lodise TP, LaPlante KL. Vancomycin plus piperacillin-tazobactam and acute kidney injury in adults: A systematic review and meta-analysis. Crit Care Med. 2018;46(1):12-20.

11. Maruyama T, Fujisawa T, Okuno M, Toyoshima H, Tsutsui K, Maeda H, et al. A new strategy for healthcare-associated pneumonia: a 2-year prospective multicenter cohort study using risk factors for multidrug-resistant pathogens to select initial empiric therapy. Clin Infect Dis. 2013;57(10):1373-83.
12. Niederman MS, Alder J, Bassetti M, Boateng F, Cao B, Corkery K, et al. Inhaled amikacin adjunctive to intravenous standard-of-care antibiotics in mechanically ventilated patients with Gram-negative pneumonia (INHALE): a double-blind, randomised, placebo-controlled, phase 3, superiority trial. Lancet Infect Dis. 2020;20(3):330-40.
13. Pugh R, Grant C, Cooke RP, Dempsey G. Short-course versus prolonged-course antibiotic therapy for hospital-acquired pneumonia in critically ill adults. Cochrane Database Syst Rev. 2015(8):CD007577.
14. Stolz D, Smyrnios N, Eggimann P, Pargger H, Thakkar N, Siegemund M, et al. Procalcitonin for reduced antibiotic exposure in ventilator-associated pneumonia: a randomised study. Eur Respir J. 2009;34(6):1364-75.
15. Torres A, Niederman MS, Chastre J, Ewig S, Fernandez-Vandellos P, Hanberger H, et al. International ERS/ESICM/ESCMID/ALAT guidelines for the management of hospital-acquired pneumonia and ventilator-associated pneumonia: Guidelines for the management of hospital-acquired pneumonia (HAP)/ventilator-associated pneumonia (VAP) of the European Respiratory Society (ERS), European Society of Intensive Care Medicine (ESICM), European Society of Clinical Microbiology and Infectious Diseases (ESCMID) and Asociación Latinoamericana del Tórax (ALAT). Eur Respir J. 2017;50(3):1700582.
16. Vardakas KZ, Voulgaris GL, Maliaros A, Samonis G, Falagas ME. Prolonged versus short-term intravenous infusion of antipseudomonal β-lactams for patients with sepsis: a systematic review and meta-analysis of randomised trials. Lancet Infect Dis. 2018;18(1):108-20.
17. Yoshimura J, Yamakawa K, Ohta Y, Nakamura K, Hashimoto H, Kawada M, et al. Effect of Gram Stain-Guided Initial Antibiotic Therapy on Clinical Response in Patients With Ventilator-Associated Pneumonia: The GRACE-VAP Randomized Clinical Trial. JAMA Netw Open. 2022;5(4):e226136.

31
Sedação em terapia intensiva: estratégias e sedativos

D&T

Antonio Paulo Nassar Junior

Rodrigo Antonio Brandão Neto

ESTRATÉGIAS DE SEDAÇÃO

- Diversos estudos, nos últimos anos, têm demonstrado que minimizar o uso de sedativos é benéfico e estratégias de sedação que permitem que o paciente fique desperto são factíveis e benéficas. Além disso, a sedação profunda associa-se a maior tempo de ventilação mecânica e de internação, dissincronia paciente-ventilador, maior incidência de *delirium* e maior mortalidade. Interessantemente, esses malefícios aparecem mesmo quando a sedação profunda ocorre nas primeiras 48 horas de ventilação mecânica.
- A maior parte dos pacientes em ventilação mecânica beneficia-se de níveis mais superficiais de sedação, ou seja, um paciente desperto, calmo e colaborativo ou que desperta facilmente ao ter seu nome chamado.
- O grande desafio é fazer com que as experiências dos pacientes sejam o mínimo traumáticas possíveis, porém ainda seguras.
- As exceções a essa regra são pacientes com síndrome do desconforto respiratório agudo grave, em que o volume-corrente e a pressão de platô devem ser controlados rigorosamente, ventilação em pacientes com exacerbações graves de asma e controle da pressão intracraniana em pacientes com hipertensão intracraniana.
- A sedação deve objetivar o conforto do paciente e a prevenção de complicações relacionadas a uma sedação prolongada. Deve-se realizar uma avaliação rotineira e objetiva com o uso de escalas validadas para este fim.

- As escalas SAS (*Sedation-Agitation Scale*) e RASS (*Richmond Agitation-Sedation Scale*) são as que passaram por um processo melhor de validação, apresentam maior concordância interobservador quando usadas por diversos profissionais de terapia intensiva e, portanto, são as mais recomendadas para o uso na prática clínica (Quadros 1 e 2).
- Estratégias que minimizem o uso de sedativos são eficazes na redução do tempo de ventilação mecânica, de internação em UTI e hospitalar. Para esse fim, podem-se utilizar protocolos de sedação ou a interrupção diária da sedação.
- Os protocolos de sedação são algoritmos desenhados para o ajuste de sedativos pela equipe de enfermagem, com um alvo específico, normalmente para deixar o paciente desperto ou com um nível superficial de sedação (isto é, SAS 3 ou 4, RASS -2 a 0). Diversos estudos têm mostrado sua utilidade na redução do tempo de ventilação mecânica.

QUADRO 1 Escala SAS.

	Descrição
7	Perigosamente agitado: tentativa de retirar o tubo orotraqueal ou cateter ou de sair da cama, de agredir a equipe, movimento de um a outro lado da cama
6	Muito agitado: morde o tubo, necessidade de restrições, não se acalma com orientação verbal para estabelecimento de limites
5	Agitado: ansioso ou levemente agitado, tentando se levantar, se acalma após orientação verbal
4	Calmo e cooperativo: calmo, acorda fácil, obedece a comandos
3	Sedado: difícil de acordar, acorda com estímulo verbal ou gentil chacoalhar, mas volta a dormir. Obedece a comandos simples
2	Muito sedado: acorda com estímulo físico, mas não responde ordens. Move-se espontaneamente
1	Não despertável: responde minimamente ou não responde a estímulos ou ordens. Não se comunica

SAS: *Sedation-Agitation Scale.*

QUADRO 2 Escala RASS.

Pontos	Termo	Descrição
+4	Combativo	Claramente combativo, violento, representando risco para a equipe
+3	Muito agitado	Puxa ou remove tubos ou cateteres, agressivo verbalmente
+2	Agitado	Movimentos despropositados frequentes, briga com o ventilador
+1	Inquieto	Apresenta movimentos, mas que não são agressivos ou vigorosos
0	Alerta e calmo	
-1	Sonolento	Adormecido, mas acorda ao ser chamado (estímulo verbal) e mantém os olhos abertos por mais de 10 segundos
-2	Sedação leve	Desperta precocemente ao estímulo verbal, mantém contato visual por menos de 10 segundos
-3	Sedação moderada	Há movimentação ou abertura ocular ao estímulo verbal (mas sem contato visual)
-4	Sedação intensa	Não responde ao ser chamado pelo nome, mas apresenta movimentação ou abertura ocular ao toque (estímulo físico)
-5	Não desperta	Não responde ao estímulo verbal ou físico

RASS: *Richmond Agitation-Sedation Scale.*

- A interrupção diária da sedação é uma intervenção em que os pacientes têm a infusão de sedativos suspensa e mantida até acordarem e serem capazes de obedecer a ordens simples ou até ficarem agitados e desconfortáveis, quando a sedação então é religada em metade da dose anterior e titulada para atingir o conforto do paciente. Seu uso tem sido associado à redução da ventilação mecânica e dos tempos de internação na UTI e no hospital.
- Os estudos que compararam protocolos de sedação e interrupção diária de sedativos sugeriram que não há superioridade de uma estratégia em relação à outra quanto à duração da ventilação mecânica, da internação na UTI ou internação hospitalar.
- Uma estratégia de analgesia com morfina e sedação apenas se necessário (a chamada "não sedação") também não se mostrou superior a uma estratégia de sedação com alvo de RASS -2 a -3.

- No entanto, apesar de todas as evidências favoráveis à minimização da sedação, a minoria dos pacientes apresenta níveis superficiais de sedação nos primeiros dias de ventilação mecânica.

SEDATIVOS

- Os fármacos mais comumente usados como sedativos são midazolam, propofol e dexmedetomidina. A cetamina tem surgido cada vez mais como opção (Tabela 1).

TABELA 1 Doses de sedativo.

Droga	Dose em *bolus*	Manutenção
Midazolam	2-5 mg	0,02-0,5 mg/kg/h
Propofol	0,5-2 mg/kg	0,5-5 mg/kg/h
Dexmedetomidina	–	0,2-1,5 µg/kg/h
Cetamina	0,2-0,5 mg/kg	1-20 µg/kg/min

- O midazolam é um benzodiazepínico e age ao ligar-se a receptores do ácido gama-aminobutírico (GABA) no sistema nervoso central, o que leva à inibição dos impulsos neuronais. Tem atividade sedativa, ansiolítica, anticonvulsivante e de relaxamento muscular. Os benzodiazepínicos impedem a aquisição de novas informações (amnésia anterógrada). Podem ocasionar reações paradoxais, com agitação e agressividade, especialmente em idosos, doença neurológica prévia, casos de abuso e doenças psiquiátricas.
- O uso prolongado do midazolam (por mais de 48 horas) leva a um acúmulo da droga em tecidos periféricos, gerando um despertar imprevisível quando a infusão contínua é desligada. Tal fato é mais importante em pacientes com insuficiência renal crônica, obesos e hipoalbuminêmicos. Assim, seu uso é recomendado apenas para sedação de curta duração.
- O propofol é um fármaco cujo mecanismo de ação também parece envolver a recepção de receptores GABA no sistema nervoso central. Apresenta propriedades ansiolíticas, sedativas, hipnóticas e anticonvulsivantes. Não apresenta efeito amnésico como os benzodiazepínicos. Por ser lipossolúvel, apresenta início rápido e efeito de curta duração, sendo recomendado para situações que exijam despertar rápido, como avaliação neurológica rotineira.

- O propofol é um derivado fenólico lipofílico que ultrapassa a barreira hematoencefálica rapidamente, com efeito sedativo amnésico sem atividade analgésica com efeito inotrópico negativo e reduz a resistência vascular periférica, causando vasodilatação e, consequentemente, hipotensão. Tem um papel importante no neurointensivismo, pois reduz o metabolismo cerebral e a pressão intracraniana.
- Quando usado em altas doses (maiores que 5 mg/kg/h) e em infusões prolongadas (superiores a 72 horas), o propofol pode ocasionar um quadro conhecido como "síndrome da infusão do propofol", que se manifesta por acidose metabólica, hiperlipidemia, arritmias e parada cardiorrespiratória. É um quadro grave, irreversível e sem tratamento disponível.
- O propofol vem diluído em uma emulsão lipídica. Assim, deve-se atentar para o risco de hipertrigliceridemia e infecções. Quanto à primeira, deve-se limitar ao mínimo a dose necessária para sedação do paciente e monitorar os níveis de triglicérides. O uso de frascos fechados e os cuidados na manipulação de cateteres reduzem muito o risco de infecção.
- A dexmedetomidina é um agonista alfa-2 central. Apresenta potencial sedativo e analgésico, com a vantagem de não causar depressão respiratória e permitir um despertar rápido do paciente para avaliação neurológica. Também apresenta distribuição rápida e meia-vida de 2 horas, o que permite rápida titulação para que se alcancem os objetivos de sedação. Por inibir a atividade simpática, a droga se associa à hipotensão e bradicardia.
- Estudos mais antigos e grandes estudos observacionais sugerem que o propofol reduz o tempo de ventilação mecânica em comparação com o midazolam.
- A dexmedetomidina relaciona-se a um menor tempo até a extubação quando comparada com o midazolam e, possivelmente, a uma menor incidência de *delirium*. Porém, está ligada a uma maior ocorrência de bradicardia. Em comparação com o propofol, a dexmedetomidina não traz importantes reduções no tempo de ventilação mecânica, mas causa mais bradicardia e hipotensão.
- A cetamina é um derivado da fenciclidina com o efeito peculiar de sedação dissociativa, ou seja, produz um estado de transe. É uma droga única, capaz de prover sedação, analgesia, amnésia e, mesmo assim, preservar os reflexos de proteção das vias aéreas e a respiração espontânea. Apesar de ser um sedativo mais antigo, o interesse em seu uso tem crescido nos últimos anos por sua ação em diversos receptores: opioides (efeito analgésico), anticolinérgico (efeito sedativo), GABA (efeito sedativo), NMDA (efeito antinociceptivo) e liberação de noradrenalina, dopamina e serotonina (efeito adrenérgico).

- O uso da cetamina está associado a menor ocorrência de hipotensão e redução do consumo de outros sedativos e opioides e, possivelmente, menor ocorrência de *delirium*. A reação adversa mais frequente, que acomete até 20% dos indivíduos, são manifestações neuropsiquiátricas (desorientação, alucinações).

PRESCRIÇÃO NA PRÁTICA

Exemplo de prescrição (cada caso deve ser avaliado individualmente e a decisão deve ser tomada pelo médico responsável pelo caso).

- Midazolam: sedação contínua administrada em doses de 0,05 a 0,1 mg/kg/h. Sugestão de diluição: 10 ampolas (150 mg) de midazolam em 120 mL de soro glicosado (solução com 1 mg/mL de midazolam).
- Propofol: dose de ataque de 1 a 1,5 mg/kg, seguido de dose de manutenção titulável entre 1 e 3 mg/kg/h. Como se apresenta em veículo lipídico, não há necessidade de diluição, devendo ser administrado de maneira endovenosa.
- Fentanila: dose de ataque de 0,05 a 0,1 mg/kg e manutenção de 50 a 500 mcg/h.

REFERÊNCIAS

1. Chanques G, Conseil M, Roger C, Constantin JM, Prades A, Carr J, et al. Immediate interruption of sedation compared with usual sedation care in critically ill postoperative patients (SOS-Ventilation): a randomised, parallel-group clinical trial. Lancet Respir Med. 2017;5(10):795-805.
2. Devlin JW, Skrobik Y, Gélinas C, Needham DM, Slooter AJC, Pandharipande PP, et al. Clinical practice guidelines for the prevention and management of pain, agitation/sedation, *delirium*, immobility, and sleep disruption in adult patients in the ICU. Crit Care Med. 2018;46:e825.
3. Hurth KP, Jaworski A, Thomas KB, Kirsch WB, Rudoni MA, Wohlfarth KM. The reemergence of ketamine for treatment in critically ill adults. Crit Care Med. 2020;48(6):899-911.
4. Jakob SM, Ruokonen E, Grounds RM, Sarapohja T, Garratt C, Pocock SJ, et al. Dexmedetomidine vs midazolam or propofol for sedation during prolonged mechanical ventilation: two randomized controlled trials. JAMA. 2012;307(11):1151-60.

5. Kress JP, Pohlman AS, O'Connor MF, Hall JB. Daily interruption of sedative infusions in critically ill patients undergoing mechanical ventilation. N Engl J Med. 2000;342(20):1471-7.
6. Mehta S, Burry L, Cook D, Fergusson D, Steinberg M, Granton J, et al. Daily sedation interruption in mechanically ventilated critically ill patients cared for with a sedation protocol: a randomized controlled trial. JAMA. 2012;308(19):1985-92.
7. Nassar Junior AP, Park M. Sedation protocols versus daily sedation interruption: a systematic review and meta-analysis. Rev Bras Ter Intensiva. 2016;28(4):444-51.
8. Olsen HT, Nedergaard HK, Strøm T, Oxlund J, Wian KA, Ytrebø LM, et al. Nonsedation or light sedation in critically ill, mechanically ventilated patients. N Engl J Med. 2020;382(12):1103-11.
9. Shehabi Y, Howe BD, Bellomo R, Arabi YM, Bailey M, Bass FE, et al. Early sedation with dexmedetomidine in critically ill patients. N Engl J Med. 2019;380(26):2506-17.
10. Strom T, Martinussen T, Toft P. A protocol of no sedation for critically ill patients receiving mechanical ventilation: a randomised trial. Lancet. 2010;375(9713):475-80.

32

Síndrome compartimental abdominal: diagnóstico e tratamento

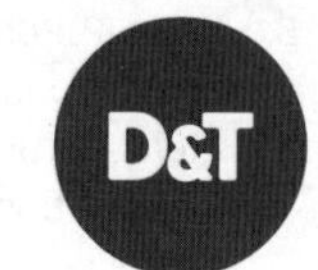

Luciano César Pontes de Azevedo

Rodrigo Antonio Brandão Neto

DEFINIÇÕES

- A hipertensão intra-abdominal (HIA) e a síndrome compartimental abdominal (SCA) são condições recorrentes em unidades de terapia intensiva (UTI) e fatores preditivos de mortalidade no paciente crítico.
- A incidência de HIA varia entre 30% e 80%, dependendo da população estudada, da doença de base e da sua gravidade.
- A pressão intra-abdominal (PIA) é definida como a pressão de estado estacionário na cavidade abdominal. Uma PIA de 5 a 7 mmHg é considerada normal.
  - Em um estudo de coorte prospectivo com 77 pacientes hospitalizados em posição supina, a PIA foi em média de 6,5 mmHg e estava diretamente relacionada ao índice de massa corporal.
- Certas situações fisiológicas, no entanto, podem estar associadas à elevação crônica da PIA para valores que atingem de 10 a 15 mmHg, estando o paciente totalmente adaptado a essas pressões sem causar processos fisiopatológicos (obesidade, gravidez).
- A PIA deve ser expressa em mmHg (1 mmHg = 1,36 cmH_2O) e medida no final da expiração, com o paciente em posição supina, sem ação dos músculos abdominais. O transdutor deve ser zerado no nível da linha axilar média. A elevação da cabeceira do paciente leva ao aumento da PIA.
- Em pacientes críticos, é frequente encontrar uma elevação da PIA. Condições como cirurgias abdominais recentes, sepse, disfunção orgânica, necessidade de ventilação mecânica e mudanças de posicionamento estão associadas a esse aumento.

- Um valor de PIA considerado patológico, mas que não causa efeitos adversos significativos e graves consequências nos sistemas orgânicos, é chamado de HIA, a qual consiste no aumento sustentado e repetido da PIA ≥ 12 mmHg.
- Quanto mais grave for a HIA, mais urgente será a necessidade de descompressão do abdome, com resolução da causa da elevação da pressão. A HIA pode ser classificada em quatro grupos, conforme seu valor. Essa classificação tem importância prognóstica.
- Graus de classificação da HIA:
  - Grau I: 12-15 mmHg.
  - Grau II: 16-20 mmHg.
  - Grau III: 21-25 mmHg.
  - Grau IV: > 25 mmHg.
- A SCA é definida como um estado patológico causado por um aumento agudo e sustentado na PIA, alcançando pressões acima de 20 mmHg, associado a novas disfunções orgânicas de pelo menos um órgão, precisando dos dois critérios para seu diagnóstico. A SCA pode ainda ser definida por um critério de tempo. A pressão de perfusão abdominal (PPA) nesses pacientes é usualmente < 60 mmHg.
- Qualquer insulto que cause um aumento da pressão abdominal pode levar à SCA, como trauma abdominal, pancreatite, hemorragia, ruptura de aneurisma de aorta abdominal, ressuscitação maciça e queimaduras.
- Nesse estágio, ocorrem efeitos adversos no funcionamento do organismo (por exemplo, redução do fluxo sanguíneo na microcirculação) que podem causar sérias complicações. É comum encontrar, nesses pacientes, acidose, instabilidade hemodinâmica, diminuição do débito cardíaco, taquicardia com ou sem hipotensão e oligúria. Mesmo com correção precoce da HIA, por meio de intervenção cirúrgica por descompressão, a SCA tem alta taxa de mortalidade, particularmente em pacientes com trauma abdominal direto.
- A SCA primária caracteriza-se por HIA aguda ou subaguda de duração relativamente curta e como resultado de lesões ao abdome de origem traumática ou cirúrgica, como trauma abdominal, ruptura de aneurisma de aorta abdominal, pancreatite aguda.
- A SCA secundária ocorre pela presença de HIA subaguda ou crônica, causada por injúrias extra-abdominais. Geralmente ocorre em casos de sepse, grandes queimados e após reposição volêmica excessiva.
- A SCA terciária ou recorrente ocorre em pacientes que já apresentaram sintomas pregressos de HIA primária ou secundária com resolução da causa.

- O Quadro 1 mostra as principais definições relacionadas à HIA.

QUADRO 1 Definições da hipertensão intra-abdominal.

Variáveis	Definições
PIA	Pressão localizada no interior da cavidade abdominal
Pressão de perfusão abdominal	Diferença entre a pressão arterial média e a PIA
PIA normal	O valor normal da PIA é de 5 a 7 mmHg em pacientes críticos adultos
HIA	Definida a partir de valores sustentados de PIA > 12 mmHg
SCA	PIA sustentada > 20 mmHg associada ao surgimento de nova disfunção orgânica

PIA: pressão intra-abdominal; HIA: hipertensão intra-abdominal; SCA: síndrome compartimental abdominal.

- A duração da HIA, em conjunto com a gravidade do quadro, costuma estar associada a um pior prognóstico em comparação ao valor da PIA isolado.
- Elevações prolongadas e não tratadas da PIA geram perfusão inadequada e subsequente disfunção orgânica. Comorbidades preexistentes, como insuficiência renal crônica, doença pulmonar ou cardiomiopatia, desempenham um importante papel no agravamento dos efeitos da HIA.
- Um preditor com boa acurácia na avaliação da gravidade da HIA é a PPA.
- A PPA é calculada da seguinte forma: pressão arterial média (PAM) menos a PIA. PPA = PAM – PIA.
  - A PIA elevada reduz o fluxo sanguíneo para as vísceras abdominais.
  - Uma PPA alvo de ao menos 60 mmHg está correlacionada com melhores desfechos na SCA.
  - A PPA é superior a outros parâmetros isolados como preditora de sobrevida de pacientes com HIA ou SCA.
- Fatores de risco para SCA incluem trauma, queimaduras, transplante hepático, grandes ascites e grandes cirurgias intra-abdominais.

DIAGNÓSTICO E MONITORIZAÇÃO

- O diagnóstico de hipertensão intra-abdominal (HIA) depende da mensuração acurada e frequente da pressão intra-abdominal (PIA). Recomenda-se a mensuração seriada a intervalos de tempos regulares da PIA em pacientes com doença crítica e fatores de risco já mencionados.

- Uma das técnicas possíveis para medir a PIA encontra-se no Quadro 2.

QUADRO 2 Técnica de mensuração da pressão intra-abdominal.

▪ Medida expressa em mmHg (1 mmHg = 1,36 cmH_2O)
▪ Medida realizada no final da expiração
▪ Medida realizada em posição supina
▪ "Zero" do sistema no nível da linha axilar média
▪ Medida realizada com instilação intravesical de no máximo 25 mL de solução salina
▪ Mensuração realizada 1 minuto após a instilação para permitir o relaxamento do músculo detrusor da bexiga

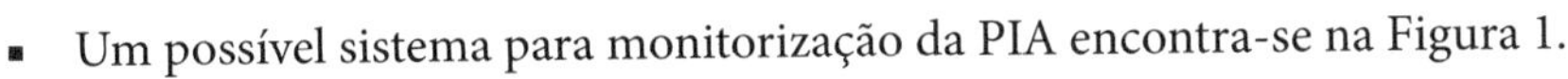

- Um possível sistema para monitorização da PIA encontra-se na Figura 1.

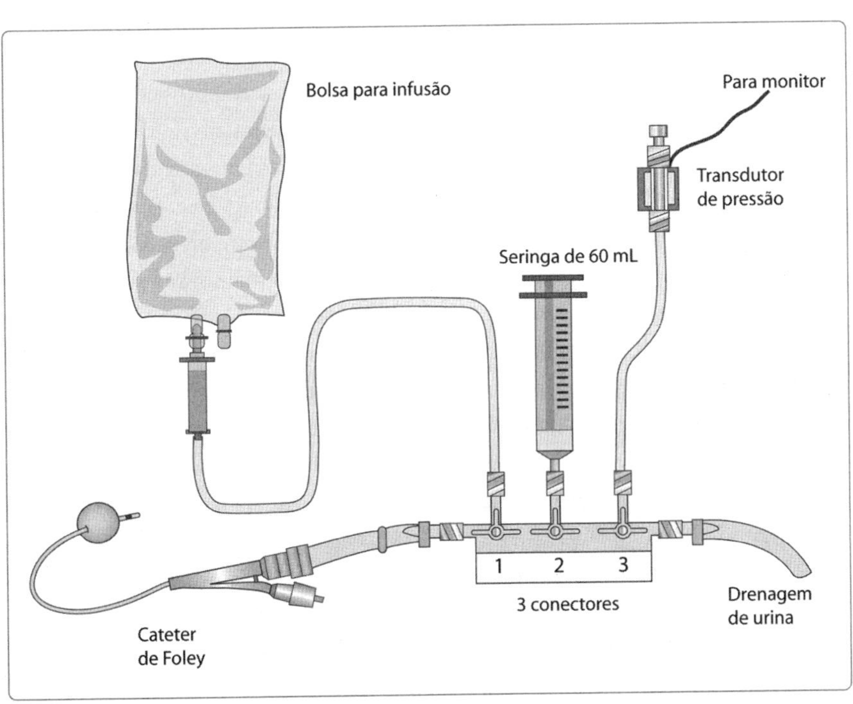

FIGURA 1
Sistema para mensuração da pressão intra-abdominal.

- O intervalo sugerido para monitorização é de pelo menos 4 horas em pacientes com HIA, porém, naqueles com síndrome compartimental abdominal e evolução da disfunção de órgãos, intervalos de até 1 hora podem ser utilizados para mensuração.
- Mais recentemente, técnicas contínuas de medidas da PIA têm sido descritas. Embora pareçam promissoras, necessitam de validação em estudos prospectivos.
- A maioria dos pacientes se encontra criticamente doente e não consegue comunicar sintomas. A maioria dos pacientes apresenta abdome distendido e pode ter hipotensão, taquicardia e aumento da pressão jugular.

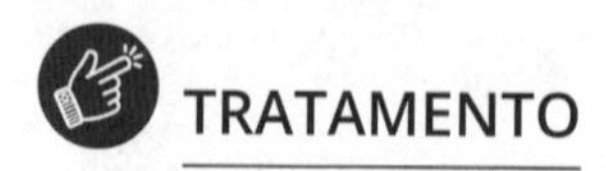

TRATAMENTO

- O tratamento apropriado da hipertensão intra-abdominal (HIA) e da síndrome compartimental abdominal (SCA) é baseado em quatro princípios gerais: monitorização da pressão intra-abdominal (PIA), otimização da perfusão sistêmica e da função orgânica em pacientes com HIA, procedimentos clínicos específicos para reduzir a hipertensão no abdome e suas consequências, e descompressão cirúrgica em casos refratários aos tratamentos conservadores.
- Dor, agitação e assincronia com o ventilador podem contribuir para o aumento da atividade muscular, aumentando a PIA. Sedação e analgesia adequadas são imprescindíveis nesse contexto.
- A melhora do posicionamento do paciente, controle da dor, sedação ou paralisia (em pacientes em ventilação mecânica) podem melhorar a complacência abdominal e aliviar sintomas.
- Drenagem nasogástrica ou retal, enemas ou descompressão endoscópica são importantes para reduzir o íleo gastrointestinal que pacientes com HIA podem apresentar, mas em casos graves são medidas de efeito apenas temporário.
- Evitar reposição volêmica excessiva, visto que esta se associa a surgimento de HIA e SCA, especialmente após trauma abdominal ou cirurgia abdominal de grande porte.
- A descompressão cirúrgica é o tratamento de escolha para pacientes com SCA, principalmente com HIA refratária aos tratamentos conservadores, e a disfunção orgânica está em progressão. Pacientes com PIA > 25 mmHg devem ser submetidos a cirurgia de urgência.

- A laparotomia descompressiva, porém, deixa o paciente com o abdome aberto, com risco de perda de fluidos, infecções, fístulas enterocutâneas e outras complicações.
- A laparotomia descompressiva deve ser realizada com cobertura com camada protetora, ou fechamento temporário, com tela, permitindo melhor cicatrização, seguida de reconstrução após normalização da PIA.

ALGORITMO PARA ABORDAGEM DA HIPERTENSÃO INTRA--ABDOMINAL E SÍNDROME COMPARTIMENTAL ABDOMINAL

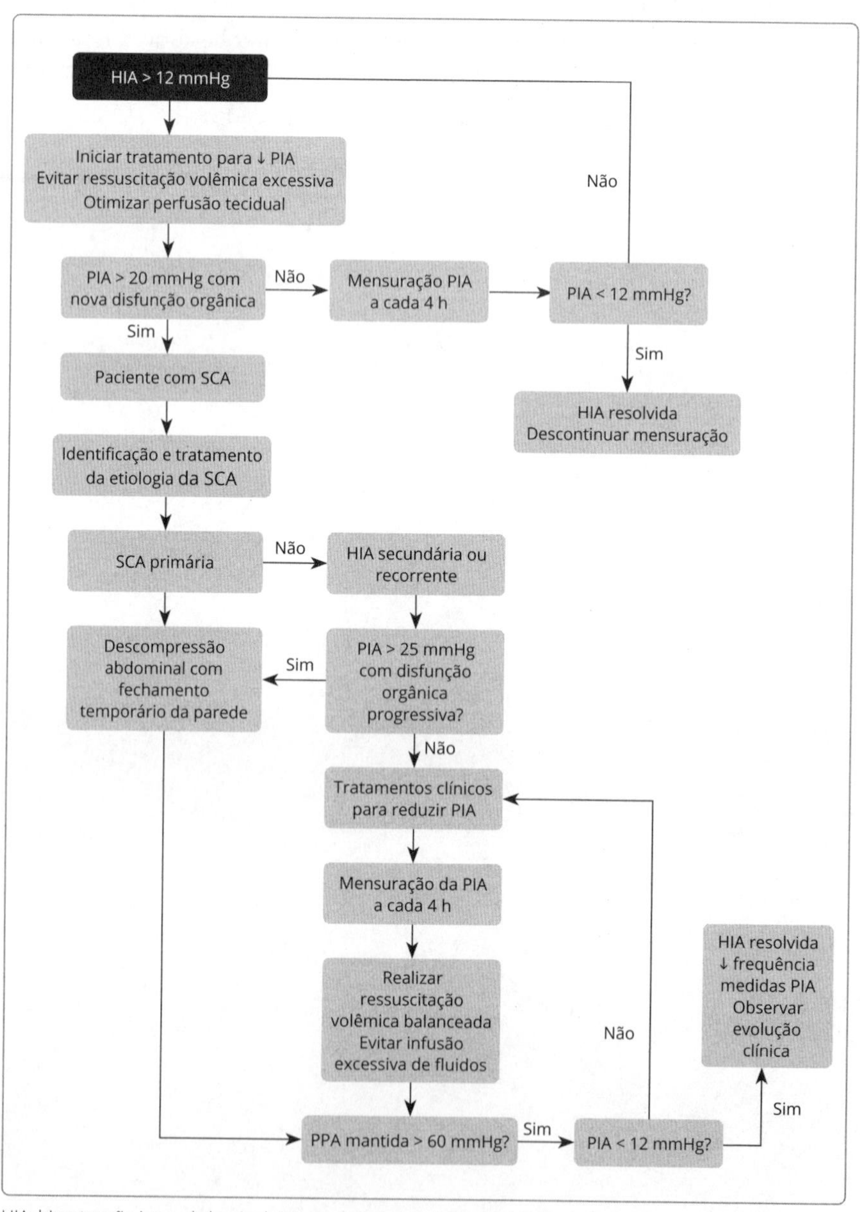

HIA: hipertensão intra-abdominal; PIA: pressão intra-abdominal; SCA: síndrome compartimental abdominal; PPA: pressão de perfusão abdominal.

REFERÊNCIAS

1. Allen R, Sarani B. Evaluation and management of intraabdominal hypertension. Curr Opin Crit Care. 2020;26(2):192-6.
2. De Laet IE, Malbrain MLNG, De Waele JJ. A Clinician's Guide to Management of Intra-abdominal Hypertension and Abdominal Compartment Syndrome in Critically Ill Patients. Crit Care. 2020;24(1):97.
3. Kirkpatrick AW, Roberts DJ, De Waele J, Jaeschke R, Malbrain MLNG, Keulenaer B, et al. Intra-abdominal hypertension and the abdominal compartment syndrome: updated consensus definitions and clinical practice guidelines from the World Society of the Abdominal Compartment Syndrome. Intensive Care Med. 2013;39(7):1190-206.
4. Malbrain ML, Cheatham ML, Kirkpatrick A, Sugrue M, Parr M, Waele J, et al. Results from the International Conference of Experts on Intra-abdominal Hypertension and Abdominal Compartment Syndrome. I. Definitions. Intensive Care Med. 2006;32(11):1722-32.

33

Síndrome do desconforto respiratório agudo: diagnóstico e tratamento

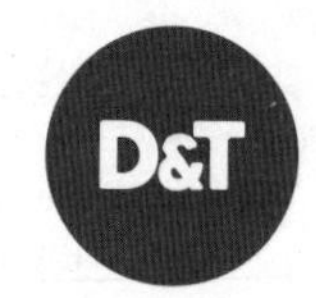

Antonio Paulo Nassar Junior

Rodrigo Antonio Brandão Neto

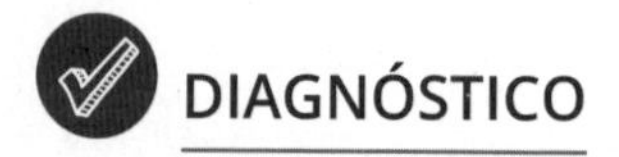

DIAGNÓSTICO

- A síndrome do desconforto respiratório agudo (SDRA) caracteriza-se por lesão pulmonar, aguda, difusa, de caráter inflamatório caracterizada por um quadro de insuficiência respiratória hipoxêmica aguda, refratária ao uso de oxigênio suplementar, redução da complacência pulmonar, infiltrados difusos bilaterais evidenciados na radiografia de tórax e dano alveolar difuso ao exame anatomopatológico.
- As manifestações clínicas principais são dispneia e queda da saturação de oxigênio, com outros achados sendo dependentes da etiologia da SDRA.
- O diagnóstico de SDRA baseia-se nos critérios de Berlim, que consideram o tempo decorrente entre o insulto e o quadro respiratório (que deve ser de até 7 dias) e a presença de opacidades bilaterais não explicadas por outras causas.
- Os insultos, ou eventos causadores, podem ser tanto pulmonares (p. ex., pneumonia, aspiração, afogamento) quanto extrapulmonares (p. ex., sepse, trauma, pancreatite). Em geral os pacientes começam os sintomas de 6 a 72 horas após o insulto inicial.
- Exames de imagem podem confirmar a presença de infiltrados difusos e gasometria arterial ajuda a calcular a relação PaO_2/FiO_2 necessária para o diagnóstico. Recentemente a ultrassonografia á beira do leito tem se mostrado útil ao verificar linhas B regulares com outros sinais de congestão, das linhas B irregulares características da SDRA.

- Além disso, os critérios de Berlim classificam o paciente quanto à gravidade em leve, moderada e grave de acordo com o grau de hipoxemia (Tabela 1).

TABELA 1 Critérios de Berlim para síndrome do desconforto respiratório agudo.

Critérios diagnósticos	
Tempo de evolução	Início de sintomas respiratórios até 7 dias após o evento causador
Radiografia ou tomografia computadorizada de tórax	Opacidades bilaterais não explicadas por derrame, atelectasias, nódulos ou massas pulmonares
Origem do edema pulmonar	Não é secundário a quadro de sobrecarga hídrica ou insuficiência cardíaca. Se houver dúvidas, realizar avaliação objetiva, como ecocardiografia
Oxigenação (PaO_2/FiO_2)	
Leve	201-300 mmHg com PEEP ≥ 5 cmH_2O
Moderada	101-200 mmHg com PEEP ≥ 5 cmH_2O
Grave	≤ 100 mmHg com PEEP ≥ 5 cmH_2O

- Um consenso publicado em 2023 pela American Thoracic Society para amplificação dos critérios de Berlim apresenta as seguintes recomendações principais:
  - Incluir o CNAF com fluxo mínimo 30 L/min, ou ventilação não invasiva/CPAP com pressão expiratória mínima de 5 cmH_2O.
  - Uso tanto da relação $PaO_2/FiO_2 \leq 300$ mmHg quanto a $SpO_2/FiO_2 \leq 315$ mmHg ou $SpO_2 \leq 97\%$ para identificação de hipoxemia.
  - Inclusão da ultrassonografia (nas mãos de operador treinado) para diagnóstico de opacidades bilaterais.
  - Em cenários de poucos recursos, o não requerimento da PEEP, fluxo de oxigênio ou dispositivos específicos de suporte ventilatório para o diagnóstico.

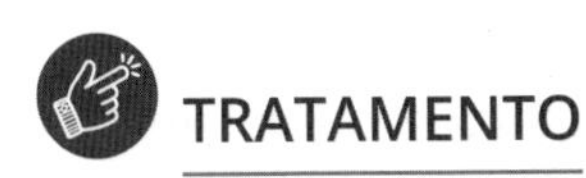

TRATAMENTO

- O tratamento da síndrome do desconforto respiratório agudo (SDRA) baseia-se em impedir piora da lesão pulmonar, estabelecendo metas para a ventilação mecânica e evitando novas agressões.

- Os objetivos da ventilação mecânica devem ser:
  - Manter a oxigenação adequada (saturação periférica de oxigênio entre 88 e 95% ou pressão arterial de oxigênio entre 55 e 80 mmHg).
  - Evitar insultos adicionais ao parênquima pulmonar, limitando o volume corrente a 6 mL/kg de peso ideal e a pressão de platô abaixo de 30 cmH_2O.
  - Cálculo do peso ideal:
    - Masculino: 50 + [0,91 × (altura – 152,4 cm)]
    - Feminino: 45,5 + [0,91 × (altura – 152,4 cm)]
  - A pressão de platô deve permanecer < 30 cmH_2O, também para evitar danos adicionais ao pulmão.
  - A hipercapnia pode ser tolerada ("permissiva") desde que o pH permaneça ≥ 7,2.
  - O volume corrente pode ser reduzido até 4 mL/kg de peso ideal caso a pressão de platô permaneça > 30 cmH_2O.
  - O volume corrente pode ser aumentado até 8 mL/kg caso a $PaCO_2$ permaneça elevada após aumento da frequência respiratória, desde que o limite da pressão de platô seja respeitado.
  - Os modos ventilatórios controlados a pressão (PCV) e a volume (VCV) são adequados para o suporte ventilatório inicial do paciente com SDRA.
  - A pressão expiratória final (PEEP) deve ser titulada usando-se uma tabela de PEEP/FiO_2 (Tabela 2) ou ajustada para manter pressão de platô < 30 cmH_2O.
  - Níveis mais altos de PEEP (sempre respeitando o limite da pressão de platô) parecem associar-se a melhores desfechos em pacientes com SDRA moderada e grave.

TABELA 2 Relação PEEP/FiO_2.

FiO_2	0,3	0,4	0,4	0,5	0,5	0,6	0,7	0,7	0,7	0,8	0,9	0,9	0,9	1
PEEP	5	5	8	8	10	10	10	12	14	14	14	16	18	18-24

- Uma análise de dados de diversos estudos realizados em SDRA sugeriu que a *driving pressure*, ou pressão de distensão (ΔP = pressão de platô – PEEP), é um mediador entre a redução do volume corrente e a melhora da sobrevida na SDRA. Assim, manter a *driving pressure* < 15 cmH_2O também seria recomendado até estudos prospectivos apresentarem seus resultados.

- A ventilação espontânea, como ocorre no modo pressão de suporte (PSV), associa-se a melhor oxigenação e menor atrofia diafragmática. No entanto, na fase inicial da SDRA, pode levar a assincronias e volumes correntes elevados, que podem levar a uma piora da lesão pulmonar. Após a melhora do paciente, modos espontâneos podem e devem ser usados.
- Outro modo ventilatório que pode ser usado após a fase inicial é o *airway pressure release ventilation* (APRV), um modo ciclado a tempo em que o paciente é submetido a dois níveis de pressão que se intercalam, com as respirações espontâneas podendo ocorrer em ambas as fases do ciclo. Apenas um estudo, de centro único, mostrou bons resultados com esse modo ventilatório até o momento.
- Em casos de SDRA moderada/grave ($PaO_2/FiO_2 < 150$), manter o paciente em ventilação mecânica em posição prona por pelo menos 16 horas/dia melhora a sobrevida.
- A posição prona deve ser considerada como terapia de primeira linha em pacientes com relação $PaO_2/FiO_2 < 150$ e continuada diariamente até o paciente ter uma relação $PaO_2/FiO_2 > 150$ em posição supina.
- O uso de bloqueio neuromuscular de forma rotineira em pacientes com SDRA não é recomendado.
- Bloqueadores neuromusculares devem ser reservados para pacientes que mantiverem assincronias, drive ventilatório elevado ou *driving pressure* elevados ao serem mantidos em ventilação protetora, isto é, com volume corrente baixo e pressão de platô limitada e com fracasso em melhorar a hipoxemia com o tratamento utilizado.
- O uso de manobras de recrutamento alveolar de forma rotineira em pacientes com SDRA não é recomendado.
- Não há benefício comprovado no uso de óxido nítrico inalatório, um vasodilatador pulmonar, em pacientes com SDRA.
- A oxigenação por membrana extracorpórea (ECMO) venovenosa permite oxigenação adequada e redução dos parâmetros de ventilação mecânica e, consequentemente, o potencial de lesão pulmonar induzida pela ventilação.
- A ECMO é recomendada e deve ser realizada em centros especializados em pacientes com relação $PaO_2/FiO_2 < 80$ a despeito da otimização da ventilação mecânica e uso da posição prona. No entanto, ela é contraindicada em pacientes com lesão neurológica grave e neoplasias avançadas.
- O uso de corticoide (dexametasona 6 mg/dia) é recomendado apenas em SDRA secundária a quadros de covid-19. Seu uso ainda não está estabelecido

em SDRA secundária a outras etiologias. Pode-se utilizar em pacientes que apresentam indicação de reposição de glicocorticoides independete da SDRA.

- Glicocorticoides podem ser usados em pacientes com SDRA grave com relação $PaO_2/FiO_2 < 200$ refratários a outras medidas.
- Todos os pacientes com SDRA não chocados devem receber uma estratégia restritiva de fluidos, idealmente com um balanço hídrico negativo de 500 a 1.000 mL/dia, com o uso de diuréticos, se necessário.
- Vários medicamentos (surfactante, estatinas, antioxidantes, beta-2-agonistas) já foram testados em ensaios clínicos em pacientes com SDRA, mas nenhum deles mostrou-se efetivo até o momento.
- Deve-se evitar sedação excessiva nestes pacientes, utilizando escalas habituais como a de Richmond para monitorar sedação nesses pacientes.
- Profilaxia de úlcera de estresse é indicada em pacientes em ventilação mecânica invasiva, usualmente com inibidores de bomba de prótons.

Manejo na prática

- Volume corrente de 6 (4-8) mL/kg.
- Pressão de platô < 30 cmH_2O.
- Ajuste da PEEP de acordo com tabela $PEEP/FiO_2$ ou para manter Pplat < 30 cmH_2O.
- *Driving pressure* (pressão de distensão) < 15 cmH_2O.
- Posição prona por 16 h/dia em pacientes com relação $PaO_2/FiO_2 < 150$.
- Bloqueio neuromuscular se assincronias, drive ventilatório alto ou dificuldade de manter ventilação com volume corrente e pressão de platô adequadas.
- ECMO venovenosa se $PaO_2/FiO_2 < 80$ a despeito de otimização da ventilação mecânica e posição prona.
- Estratégia conservadora de fluidos em pacientes sem choque.
- A American Thoracic Society fez as seguintes recomendações em 2023 para o manejo desses pacientes:
  - Limitar o volume corrente (4-8 mL/kg de peso corporal predito) e as IPAP (Pplatô < 30 cmH_2O).
  - Evitar o uso de ventilação oscilatória de alta frequência em pacientes com SDRA moderada ou grave.
  - Utilizar a posição prona por mais de 12 horas em SDRA grave.
  - Considerar manobras de recrutamento alveolar.

- Otimização da VM:
  - Diminuição do espaço morto não fisiológico.
  - Pacientes inicialmente com relação $PaO_2/FiO_2 < 150$ apresentam benefícios em bloqueio neuromuscular para otimização da ventilação protetora durante 48 horas.

REFERÊNCIAS

1. Amato MBP, Meade MO, Slutsky AS, Brochard L, Costa ELV, Schoenfeld DA, et al. Driving pressure and survival in the acute respiratory distress syndrome. N Engl J Med. 2015;372:747-55.
2. Chiumello D, Umbrello M, Sferrazza Papa GF, Angileri A, Gurgitano M, Formenti P, et al. Global and Regional Diagnostic Accuracy of Lung Ultrasound Compared to CT in Patients With Acute Respiratory Distress Syndrome. Crit Care Med. 2019;47(11):1599-606.
3. Fan E, Sorbo LD, Goligher EC, Hodgson CL, Munshi L, WalkeyAJ, et al. An Official American Thoracic Society/European Society of Intensive Care Medicine/Society of Critical Care Medicine Clinical Practice Guideline: Mechanical Ventilation in Adult Patients with Acute Respiratory Distress Syndrome. Am J Respir Crit Care. 2017;195:1253-63.
4. Grasselli G, Calfee CS, Camporota L, Poole D, Amato MBP, Antonelli M, et al. ESICM guidelines on acute respiratory distress syndrome: definition, phenotyping and respiratory support strategies. Intensive Care Med. 2023;49(7):727-59.
5. Guérin C, Reignier J, Richard J-C, Beuret P, Gacouin A, Boulain T, et al. Prone positioning in severe acute respiratory distress syndrome. N Engl J Med. 2013;368:2159-68.
6. Menk M, Estenssoro E, Sahetya SK, Neto AS, Sinha P, Slutsky AS, Summers C, et al. Current and evolving standards of care for patients with ARDS. Intensive Care Med. 2020 Dec;46(12):2157-67.
7. Munshi L, Walkey A, Goligher E, Pham T, Uleryk EM, Fan E. Venovenous extracorporeal membrane oxygenation for acute respiratory distress syndrome: a systematic review and meta-analysis. Lancet Respir Med. 2019;7(2);163-72.
8. National Heart, Lung, and Blood Institute Acute Respiratory Distress Syndrome (ARDS) Clinical Trials Network, Wiedemann HP, Wheeler AP, Bernard GR, Thompson BT, HaydenD, et al. Comparison of two fluid-management strategies in acute lung injury. N Engl J Med. 2006;354(2564):2575.
9. National Heart, Lung, and Blood Institute PETAL Clinical Trials Network; Moss M, Huang DT, Brower RG, Ferguson ND, et al. Early Neuromuscular Blockade in the Acute Respiratory Distress Syndrome. N Engl J Med. 2019;380(21):1997-2008.
10. Qadir N, Sahetya S, Munshi L, Summers C, Abrams D, Beitler J, et al. An Update on Management of Adult Patients with Acute Respiratory Distress Syndrome: An Official American Thoracic Society Clinical Practice Guideline. Am J Respir Crit Care Med. 2024;209(1):24-36.
11. The Acute Respiratory Distress Syndrome Network; Brower RG, Matthay MA, Morris A, Schoenfeld D, Thompson BT, et al. Ventilation with lower tidal volumes as compared with traditional tidal volumes for acute lung injury and the acute respiratory distress syndrome. N Engl J Med. 2000;342(1301):1308.

12. The ARDS Definition Task Force; Ranieri VM, Rubenfeld GD, Thompson BT, Ferguson ND, Caldwell E, et al. Acute respiratory distress syndrome: the berlin definition. JAMA. 2012;307:2526-33.

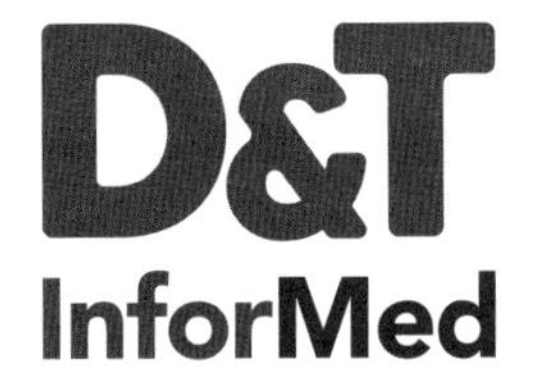

SEÇÃO III

Pediatria

34

Bronquiolite em Pediatria: diagnóstico e tratamento

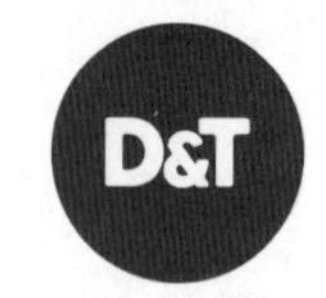

Rayra Maia Alvarez

Filumena Maria da Silva Gomes

Maria Helena Valente

INTRODUÇÃO

- A bronquiolite é uma doença comum nos lactentes, com altas morbidade e internação hospitalar, sobretudo no primeiro ano de vida.
- Leva à inflamação das vias aéreas de pequeno calibre e é causada por vírus respiratórios, sendo o vírus sincicial respiratório (VSR) o agente etiológico mais importante (50% a 80% dos casos).
- Outros agentes importantes incluem rinovírus, metapneumovírus humano, parainfluenza tipo 3, influenza, adenovírus, coronavírus e bocavirus humano. A coinfecção por mais de um agente pode ocorrer em cerca de 30% dos casos.
- Apresenta sazonalidade marcada, acometendo crianças principalmente nos meses de outono e inverno.
- Pacientes prematuros, portadores de cardiopatia congênita e de doença pulmonar crônica da prematuridade (displasia broncopulmonar) são considerados grupos de maior risco para o desenvolvimento de infecção respiratória grave, levando à internação em 10% a 15% desses casos.
- Importante lembrar que 70 a 80% das hospitalizações e mortes associadas ao VSR ocorrem em crianças nascidas a termo, e previamente saudáveis. O principal fator de risco preditivo de maior gravidade na bronquiolite é a idade, isto é, os menores de seis meses de idade, principalmente entre 1 e 3 meses de idade.

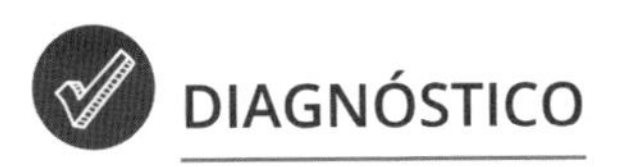

DIAGNÓSTICO

Diagnóstico clínico

- As manifestações clínicas podem variar de formas assintomáticas ou leves até formas graves, com comprometimento do estado geral e insuficiência respiratória.
- Caracteristicamente se apresenta com sinais e sintomas clínicos que ocorrem em crianças menores de 2 anos, incluindo um pródromo viral do trato respiratório superior por 2 a 5 dias (congestão nasal, rinorreia, tosse leve), seguido de acometimento do trato respiratório inferior (aumento do esforço respiratório, taquipneia e sibilância).
- A febre ocorre em cerca de 50% dos pacientes infectados.
- À propedêutica pulmonar, observam-se tempo expiratório prolongado, sinais de desconforto respiratório em graus variados, sibilos expiratórios e estertores grossos e finos, geralmente inspiratórios.
- Nos quadros graves, é possível observar tiragem subdiafragmática, intercostal, supraclavicular, batimento de asas nasais, gemência, cianose e sinais de hipoperfusão tecidual.
- Em lactentes jovens, principalmente com antecedente de prematuridade, a apneia pode ser uma manifestação precoce do quadro.
- É importante fazer o diagnóstico diferencial com coqueluche, que nessa faixa etária pode não ser característica, além de pneumonia, aspiração de corpo estranho, sibilância recorrente desencadeada por vírus, doenças cardíacas congênitas, insuficiência cardíaca, anéis vasculares etc.

Diagnóstico radiológico e laboratorial

- O diagnóstico é clínico, baseado nos dados de anamnese e do exame físico do paciente. De acordo com as últimas diretrizes da American Academy of Pediatrics (AAP), os exames complementares não têm indicação rotineira, principalmente nos casos típicos e sem evidências de complicação clínica.

Radiografia de tórax

- A realização rotineira de radiografia de tórax não está indicada, uma vez que a maioria dos pacientes com bronquiolite apresenta alteração radiológica, como hiperinsuflação, atelectasia ou infiltrados, sem correlação direta com a gravidade do quadro. Esses achados podem levar à prescrição de antibioticoterapia, sem uma pneumonia bacteriana verdadeira subjacente a aumentar o número de intervenções sem necessidade.

Testes específicos de detecção viral

- A identificação de um determinado vírus não altera o manejo do quadro, na maioria das vezes; portanto, a pesquisa viral não está indicada de rotina.
- Entretanto, deve ser considerada a identificação viral nas seguintes situações:
  - Pacientes imunocomprometidos.
  - Apresentações graves da doença com necessidade de internação hospitalar: estabelecimento de medidas de isolamento, redução do uso inapropriado de antibióticos.
  - Suspeita clínica e epidemiológica de infecção por influenza: guiar terapia antiviral específica.
  - Pacientes recebendo profilaxia com palivizumabe: se comprovada a infecção por VSR, a terapia pode ser descontinuada, dada a baixa probabilidade de uma segunda infecção pelo agente na mesma estação.
- O painel viral respiratório por PCR multiplex (reação em cadeia da polimerase em tempo real) possui alta sensibilidade na identificação viral.

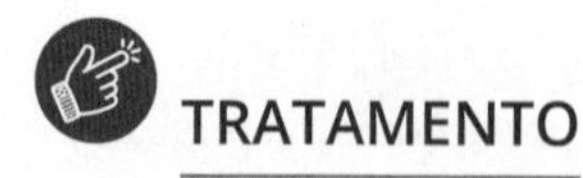

TRATAMENTO

- A evolução clínica da bronquiolite é dinâmica. Por isso, é de extrema importância que os pacientes sejam avaliados repetidamente, sobretudo se estiverem nos primeiros dias de evolução, uma vez que o curso típico da doença atinge o pico no terceiro ou quarto dias.
- O tratamento ambulatorial ou hospitalar está baseado na necessidade, ou não, de medidas de suporte, uma vez que nenhuma terapêutica medicamentosa se mostrou claramente benéfica em reduzir o curso da doença ou na resolução dos sintomas. Entretanto, é essencial identificar os pacientes com indicação de internação hospitalar.
- Critérios de internação hospitalar nos quadros de bronquiolite:
  - Episódios de apneia.
  - Estado geral comprometido (hipoatividade, prostração).

- Desconforto respiratório (gemência, retração torácica, frequência respiratória > 60 incursões respiratórias por minuto [irpm], cianose central, saturação de oxigênio < 92% persistente).
- Sinais de desidratação: mucosas secas, choro sem lágrimas, fontanela deprimida, aumento do tempo de enchimento capilar, pulso débil, sinal da prega lentificado.
- Recusa alimentar, ingestão reduzida de líquidos e/ou diminuição do débito urinário nas últimas 12 horas.
- Presença de comorbidades: displasia broncopulmonar, cardiopatia, imunodeficiência, doenças neuromusculares.
- Idade < 3 meses.
- Prematuridade, especialmente < 32 semanas de idade gestacional.
- Pais/cuidadores sem condições de fazerem a observação em casa.
- Incapacidade ou insegurança dos pais/cuidadores de identificar sinais de alerta/piora clínica.
- Dificuldade de acesso ao serviço de saúde, se piora clínica.

▪ Nos pacientes hospitalizados, é realizado suporte clínico: alimentação orientada, manutenção da hidratação, manipulação a menor possível, aspiração nasal cuidadosa e oxigenoterapia.
▪ No tratamento domiciliar, os cuidados a seguir são essenciais:
  - Higiene frequente das mãos com água e sabão e/ou álcool a 70%.
  - Evitar tabagismo passivo.
  - Manter alimentação adequada para idade da criança e observar aceitação.
  - Fazer higiene da cavidade nasal com solução salina frequente, antes das mamadas/refeições e antes de dormir.
  - Usar antitérmicos se necessário.
  - Orientação aos pais/cuidadores sobre os sinais de alarme para reavaliação de urgência: sinais de desconforto respiratório, cianose, apneia, hipoatividade, recusa alimentar, dificuldade para mamar ou ingerir líquidos, ou redução do débito urinário.
  - Reavaliação médica se houver dúvidas ou se sinais de alarme estiverem presentes.
▪ As recomendações para o tratamento da bronquiolite estão resumidas a seguir (Quadro 1).

QUADRO 1 Orientações para tratamento da bronquiolite baseadas nas diretrizes da American Academy of Pediatrics.

Intervenção	Recomendação	Comentário
Uso de broncodilatador	Não recomendado	ECR não mostraram efeito benéfico consistente na resolução da doença, necessidade de hospitalização ou tempo de internação
Inalação com adrenalina	Não recomendada	ECR multicêntricos não evidenciaram melhora; um teste terapêutico pode ser usado como resgate em casos graves
Uso de corticoides	Não recomendado	ECR multicêntricos não evidenciam benefícios; não diminui taxa de admissão hospitalar e tempo de internação
Inalação com solução hipertônica (solução salina a 3%): 1 mL de NaCl a 20% + 5 mL de água destilada	Considerar em pacientes hospitalizados	Pode melhorar os sintomas de bronquiolite leve a moderada se o tempo de internação for acima de 3 dias
Antibioticoterapia	Não recomendado o uso de rotina	O risco de infecção bacteriana grave é baixo
Hidratação e alimentação	Considerar	Para crianças que não conseguem manter a hidratação por via oral, recomenda-se solução isotônica
Oxigênio	Considerar	Não recomendado se saturação de oxigênio acima de 90% e sem acidose. Indicado se saturação de oxigênio entre 90 e 92% e presença de esforço respiratório e menor de 3 meses de idade
Oximetria de pulso	Considerar	Uso intermitente na fase aguda de crianças hospitalizadas; o uso contínuo apresentou correlação com internações prolongadas
Fisioterapia respiratória	Não recomendado	Recomendado se comorbidades; exemplo: amiotrofia espinhal

ECR: ensaios clínicos randomizados.
Fonte: adaptado da Sociedade Brasileira de Pediatria, 2017.

Considerações sobre oxigenoterapia

- Os *guidelines* norte-americanos recomendam o uso de oxigênio quando a saturação se encontra inferior a 90%.
- No Reino Unido, o valor de corte de saturação para indicação de oxigênio é de 92%.
- De maneira geral, em pacientes previamente hígidos, com boa aceitação alimentar e com sinais de desconforto leve, a instalação de oxigênio suplementar apresenta poucos benefícios quando a saturação é superior a 92%.
- Como a evolução clínica é dinâmica, torna-se mandatória a reavaliação constante do paciente com saturação limítrofe e sinais de desconforto respiratório.

Cânula nasal de alto fluxo

- A cânula nasal de alto fluxo é uma modalidade de apoio respiratório não invasiva que oferta mistura de gases aquecidos com alto fluxo (entre 1 e 2 litros/minuto) totalmente umidificada por meio de uma cânula nasal. Evidências sugerem que o uso desse dispositivo está associado à diminuição do trabalho respiratório e pode reduzir a necessidade de intubação orotraqueal. Embora promissor, mais estudos são necessários para recomendar seu uso no manejo da bronquiolite.

PROGNÓSTICO

- No geral, a doença é autolimitada com prognóstico relativamente bom.
- Lactentes com menos de 6 meses de idade, principalmente prematuros, crianças com doença pulmonar crônica da prematuridade e cardiopatias constituem grupo de maior risco para infecção grave, com necessidade de internação hospitalar em 10-15% dos casos.
- A sequela mais comum atribuída à bronquiolite é o desenvolvimento de hiper-reatividade das vias aéreas, com quadros de sibilância recorrentes ou asma mais tarde na infância.
- Os quadros de bronquiolite graves no início da vida estão associados a risco aumentado para asma, especialmente nas infecções causadas por rinovírus e VSR.

- A asma pode ocorrer com frequência aumentada em bebês com história pessoal ou familiar de atopia.
- Cerca de 10% dos pacientes evoluem com infecção bacteriana secundária. Dentre elas, a otite média aguda é a que mais frequentemente se associa aos quadros de bronquiolite e deve ser tratada de forma habitual.

PREVENÇÃO

Medidas gerais

- Incentivar o aleitamento materno.
- Evitar exposição ao tabagismo passivo.
- Higienizar frequentemente as mãos com água e sabão ou álcool a 70%.
- Evitar ou retardar, quando possível, a exposição da criança, principalmente lactentes jovens a ambientes com elevado risco de contágio e com aglomeração de pessoas, como creches, supermercados, shopping centers, clubes.
- Evitar o contato com pessoas com doença respiratória aguda.
- Incentivar a vacinação contra influenza nos lactentes e crianças acima de 6 meses de vida.

Imunoprofilaxia com palivizumabe e nirsevimabe

- O palivizumabe é um anticorpo monoclonal, IgG1 humanizado, que apresenta atividade neutralizante e inibitória da proteína de fusão do VSR no epitélio respiratório da criança, impedindo a replicação do vírus e a invasão de outras células.
- O nirsevimabe, anticorpo monoclonal específico contra o VSR, disponível no setor privado, é recomendado em dose única para todas as crianças menores de 12 meses.
  - Na segunda sazonalidade é recomendado para as crianças com maior risco: doença pulmonar crônica da prematuridade, imunocomprometido grave, fibrose cística etc. Usado na dose de 50 mg intramuscular (vasto lateral da coxa) nas crianças com menos de 5 kg, e de 100 mg nas crianças com mais de 5 kg.
- Outra medida de prevenção atual é a administração da imunização materna (24 a 36 semanas de gestação), com a vacina das proteínas F pré-fusão,

glicoproteínas do VSR A e VSR B, dose única, intramuscular, com eficácia na redução do risco de internação hospitalar por VSR nos primeiros 6 meses de vida.

Critérios para indicação do palivizumabe (Ministério da Saúde)

- Crianças prematuras nascidas com idade gestacional menor ou igual a 28 semanas (até 28 semanas e 6 dias), com idade inferior a 1 ano (até 11 meses e 29 dias).
- Crianças com idade inferior a 2 anos (até 1 ano, 11 meses e 29 dias) com doença pulmonar crônica da prematuridade (displasia broncopulmonar).
- Crianças com idade inferior a 2 anos (até 1 ano, 11 meses e 29 dias) com doença cardíaca congênita com repercussão hemodinâmica demonstrada.
- A Sociedade Brasileira de Pediatria preconiza também a profilaxia para, além dos pacientes contemplados pelo Ministério da saúde:
  - Bebês prematuros nascidos entre 29 semanas e 31 semanas e 6 dias de idade gestacional nos primeiros 6 meses de vida, durante a sazonalidade.

Sazonalidade

- A infecção pelo VSR caracteriza-se por sua sazonalidade que, no Brasil, é definida conforme a região do país (Quadro 2). Idealmente, a profilaxia com palivizumabe deve ser iniciada 1 mês antes do início da estação. As doses subsequentes devem ser administradas com intervalos de 30 dias, no total de até cinco doses. A posologia é de 15 mg/kg de peso corporal, via intramuscular.

QUADRO 2 Período de sazonalidade do vírus sincicial respiratório no Brasil e período de aplicação do palivizumabe de acordo com a região do país.

Região	Sazonalidade	Período de aplicação
Norte	Fevereiro a junho	Janeiro a junho
Nordeste	Março a julho	Fevereiro a julho
Centro-Oeste	Março a julho	Fevereiro a julho
Sudeste	Março a julho	Fevereiro a julho
Sul	Abril a agosto	Março a agosto

Fonte: Ministério da Saúde, 2015.

PRESCRIÇÃO NA PRÁTICA

Exemplo de prescrição (cada caso deve ser avaliado individualmente e a decisão deve ser tomada pelo médico responsável pelo caso).

- Menina, 7 meses, previamente hígida, foi trazida ao pronto-socorro, com quadro de congestão nasal, coriza hialina, tosse e espirros, há 4 dias e dificuldade para mamar hoje. Afebril durante a evolução. A mãe refere que a paciente convive com irmão mais velho que frequenta a escola e esteve "resfriado" nos últimos dias.
- Ao exame físico, encontra-se em bom estado geral, com importante obstrução nasal devido a secreção nasal esbranquiçada. A propedêutica pulmonar evidencia murmúrios vesiculares presentes bilateralmente e sibilos expiratórios esparsos; frequência respiratória de 45 incursões respiratórias por minuto, sem sinais de desconforto respiratório, saturação de oxigênio de 95% em ar ambiente. Otoscopia com membrana timpânica translúcida bilateralmente, sem abaulamentos e orofaringe sem lesões. Pulsos amplos e simétricos, boa perfusão periférica. Restante do exame físico sem alterações.
- Hipótese diagnóstica: bronquiolite viral aguda.
- Considerações: paciente previamente hígida, de 7 meses de idade, com quadro de bronquiolite viral aguda sem sinais de desconforto respiratório e sem hipoxemia. A dificuldade para mamar pode ser explicada pela obstrução nasal apresentada pela paciente. Após realização de lavagem nasal no pronto-socorro, apresentou boa aceitação de leite materno, sem sinais de desconforto respiratório ou queda de saturação durante a mamada. Mãe segura em receber alta hospitalar para manejo em casa. Refere ter compreendido os sinais que indicam retorno imediato.
- Prescrição:
  - Nome do paciente, 7 meses, 9 kg.
  - Uso nasal:
    - Soro fisiológico 0,9%: 1 frasco.
    - Realizar lavagem nasal com 5 mL de soro em cada narina, 6 x/dia, por 5 dias, com seringa (sem agulha).

(continua)

(continuação)

- Observação: a lavagem nasal pode ser realizada sempre que percebida a obstrução nasal, principalmente antes das mamadas e antes de dormir.
- Retorno imediato ao serviço se:
  - Recusa dos alimentos e redução da ingesta de líquidos e do leite materno, mesmo após lavagem nasal.
  - Sinais de dificuldade para respirar conforme mostrado na consulta.
  - Diminuição da urina em relação ao padrão da paciente.
  - Início de febre (no caso, paciente manteve-se afebril até o momento, e febre pode ser sinal de complicação.

REFERÊNCIAS

1. Associação de Obstetrícia e Ginecologia do Estado de São Paulo (SOGESP). Associado SOGESP: o que você precisa saber sobre a vacina para o Vírus Sincicial Respiratório. Disponível em: https://www.sogesp.com.br/media/ohtbbntg/associado-sogesp-o-que-voce-precisa-saber-sobre-a-vacina-para-virus-sincicial-respiratorio-vsr-1.pdf.
2. Bosco A. Emerging role for interferons in respiratory viral infections and childhood asthma. Front Immunol. 2023;14:1109001.
3. Brasil. Ministério da Saúde. Nota técnica conjunta nº 05/2015, de 09 de fevereiro de 2015. Estabelecer a sazonalidade do vírus sincicial respiratório no Brasil e oferecer esclarecimentos referentes ao protocolo de uso do palivizumabe. Brasília, DF: MS; 2015.
4. Brasil. Ministério da Saúde. Secretaria de Ciência, Tecnologia, Inovação e Insumos Estratégicos em Saúde. Departamento de Assistência Farmacêutica e Insumos Estratégicos. Uso do anticorpo monoclonal Palivizumabe durante a sazonalidade do Vírus Sincicial Respiratório – VSR. Brasília, DF: MS; 2022.
5. Buendía JA, Feliciano-Alfonso JE, Laverde MF. Systematic review and meta-analysis of efficacy and safety of continuous positive airways pressure versus high flow oxygen cannula in acute bronchiolitis. BMC Pediatr. 2022;22(1):696.
6. Dalziel SR, Haskell L, O'Brien S, Borland ML, Plint AC, Babl FE, et al. Bronchiolitis. Lancet. 2022;400(10349):392-406.
7. Giorno EP, Reis AG. Bronquiolite. In Silva CA, Gomes FM, Sampaio MC, editors. Schvartsman C, Farhat SC, Reis AG, Couto TB, coordinators. Pronto-Socorro. 4th ed. Santana de Parnaíba: Manole; 2023. p. 310-7.
8. Guarnieri V, Palmas G, Trapani S, Mollo A, Macucci C, et al. Exploring Risk Factors Associated With Intensive Care Unit Admission in a Retrospective Cohort of 631 Children With Bronchiolitis. Pediatr Pulmonol. 2025;60(1):e27394.

9. Jartti T, Smits HH, Bønnelykke K, Bircan O, Elenius V, Konradsen JR, et al. Bronchiolitis needs a revisit: distinguishing between virus entities and their treatments. Allergy. 2019;74(1):40-52.
10. Kirolos A, Manti S, Blacow R, Tse G, Wilson T, Lister M, et al. A Systematic Review of Clinical Practice Guidelines for the Diagnosis and Management of Bronchiolitis [published correction appears in J Infect Dis. 2020;221(7):1204]. J Infect Dis. 2020;222(Suppl 7):S672-S679.
11. Makrinioti H, Hasegawa K, Lakoumentas J, Xepapadaki P, Tsolia M, Castro-Rodriguez JA, et al. The role of respiratory syncytial virus- and rhinovirus-induced bronchiolitis in recurrent wheeze and asthma-A systematic review and meta-analysis. Pediatr Allergy Immunol. 2022;33(3):e13741.
12. Manti S, Staiano A, Orfeo L, Midulla F, Marseglia GL, Ghizzi C, et al. UPDATE - 2022 Italian guidelines on the management of bronchiolitis in infants. Ital J Pediatr. 2023;49(1):19.
13. Roqué-Figuls M, Giné-Garriga M, Granados Rugeles C, Perrotta C, Vilaró J. Chest physiotherapy for acute bronchiolitis in paediatric patients between 0 and 24 months old. Cochrane Database Syst Rev. 2023;4(4):CD004873.
14. Shi Q, Zhao Z, Lin J, Zhang Y, Dai J. A prediction model for the efficacy of continuous positive airway pressure on bronchiolitis. Front Pediatr. 2022;10:1033992.
15. Silver AH, Nazif JM. Bronchiolitis. Pediatr Rev. 2019;40(11):568-76.
16. Sociedade Brasileira de Pediatria. Departamentos Científicos de Cardiologia, Imunizações, Infectologia, Neonatologia e Pneumologia. Diretrizes para o Manejo da Infecção Causada pelo Vírus Sincicial Respiratório - 2017.
17. Sociedade Brasileira de Pediatria. Sociedade Brasileira de Imunizações. Imunização passiva com o nirsevimabe para a prevenção da doença pelo Vírus Sincicial Respiratório (VSR) em crianças. Posicionamento conjunto. nº 129, 18 de janeiro de 2024.
18. Zhang L, Mendoza-Sassi RA, Wainwright CE, Aregbesola A, Klassen TP. Nebulised hypertonic saline solution for acute bronchiolitis in infants. Cochrane Database Syst Rev. 2023;4(4):CD006458.

35

Parada cardiorrespiratória em Pediatria: diagnóstico e tratamento

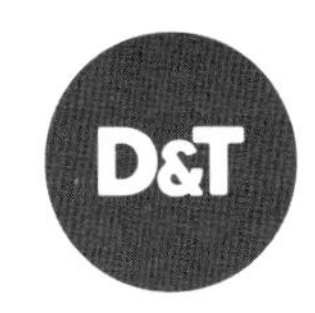

Gustavo Faria de Matos

Filumena Maria da Silva Gomes

Maria Helena Valente

INTRODUÇÃO

- A parada cardiorrespiratória (PCR) corresponde à situação clínica em que há a cessação da circulação sanguínea em consequência da ausência ou ineficiência da mecânica cardíaca. Clinicamente, é definida pela ausência de pulsos centrais.
- A parada respiratória ocorre quando a criança não respira, porém ainda apresenta pulsos palpáveis.
- O prognóstico da PCR em Pediatria ainda é ruim, apesar dos avanços tecnológicos e dos investimentos em treinamentos das equipes. Quando ocorre em ambiente extra-hospitalar, a sobrevida até a alta hospitalar é de cerca de 11% e, em casos de PCR intra-hospitalar, essa taxa é de cerca de 49%.
- A disponibilidade de oxigenação por membrana extracorpórea (ECMO) durante a ressuscitação e nos cuidados pós-PCR tem evidências de melhora no prognóstico.
- Equipes treinadas são essenciais para obter uma ressuscitação bem-sucedida, assim é importante que cada profissional da equipe esteja comprometido e treinado em desempenhar sua função com alta eficiência (Quadro 1).

QUADRO 1 Marcadores de equipes de alto desempenho durante uma ressuscitação cardiorrespiratória.

Tempo
Reconhecimento imediato da PCR
Ressuscitação cardiopulmonar imediata
Limitação de pausas nas compressões torácicas
Qualidade
Aplicação correta das técnicas de ressuscitação cardiopulmonar (frequência, profundidade, retorno e alternância de profissionais)
Uso constante de *feedback*
Coordenação
Dinâmica de equipe com eficiência
Administração
Liderança e planejamento

PCR: parada cardiorrespiratória.
Fonte: adaptada de American Heart Association, 2020.

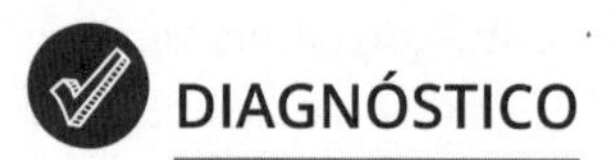

DIAGNÓSTICO

Etiologia de parada cardiorrespiratória

- Em Pediatria, na maior parte dos casos, a parada cardiorrespiratória (PCR) é consequência final da insuficiência respiratória e do choque devido à hipóxia progressiva (Quadro 2).
- Em comparação com o adulto, a PCR súbita é mais rara na Pediatria e em geral ocorre como consequência de situações que predisponham arritmias, como cardiomiopatia hipertrófica, miocardite, intoxicação e concussão cardíaca.

QUADRO 2 Principais causas de insuficiência respiratória e choque em Pediatria.

	Mecanismo fisiopatológico	Exemplos
Insuficiência respiratória	Obstrução de vias aéreas superiores	Obstrução por corpo estranho Anafilaxia Crupe viral
	Obstrução de vias aéreas inferiores	Bronquiolite viral aguda Crise de asma
	Doença do tecido pulmonar	Pneumonia Pneumonite química Edema pulmonar cardiogênico
	Distúrbio do controle da respiração	Hipertensão intracraniana Intoxicação exógena Crise convulsiva Doenças neuromusculares
Insuficiência circulatória	Choque hipovolêmico	Diarreia e vômito Quadros hemorrágicos Cetoacidose diabética Grandes queimados
	Choque distributivo	Choque séptico Choque anafilático Choque neurogênico
	Choque cardiogênico	Doença cardíaca congênita Miocardite Cardiomiopatia Arritmias Intoxicação
	Choque obstrutivo	Tamponamento cardíaco Pneumotórax hipertensivo Cardiopatias congênitas dependentes do canal arterial Tromboembolismo pulmonar

Fonte: adaptada de American Heart Association, 2020.

- Algumas causas de PCR são potencialmente reversíveis, sendo importante o seu rápido reconhecimento e estabelecimento de intervenções adequadas (Quadro 3).

QUADRO 3 Causas reversíveis de parada cardiorrespiratória em Pediatria ("H"s e "T"s).

Hipovolemia
Hipóxia
Hidrogênio (acidose)
Hipoglicemia
Hipo/hipercalemia
Hipotermia
Pneumo**T**órax hipertensivo
Tamponamento cardíaco
Toxinas
Trombose pulmonar
Trombose coronariana

Diagnóstico clínico: reconhecimento

- Embora as paradas cardiorrespiratórias (PCR) possam ocorrer de forma súbita e sem nenhum achado clínico prévio, na maioria dos casos, por serem decorrentes de uma insuficiência respiratória/circulatória, certas condições são encontradas em uma avaliação clínica detalhada e, se intervenções forem implementadas de forma rápida, o risco de evolução para uma PCR reduz.
- Crianças com insuficiência respiratória ou choque descompensado evoluirão para PCR em pouco tempo se nenhuma medida for tomada (Quadro 4).
- Clinicamente, a criança em PCR encontra-se inconsciente (não responde a estímulos), sem respirar (ou apresentando apenas gasping), e não é possível a detecção de pulso central (avaliar por até 10 segundos).
- Pelo risco de PCR iminente, a situação de bradicardia sintomática, em que a criança apresenta sinais de má perfusão associados a frequência cardíaca < 60 bpm, deve ser reconhecida, e, se não houver melhora após otimização da ventilação, as intervenções a serem implementadas são semelhantes às da PCR.

QUADRO 4 Condições potencialmente fatais na avaliação sistemática.

A – Via aérea
Obstrução total da via aérea
B – Respiração
Apneia
Bradipneia
Esforço respiratório intenso
C – Circulação
Pulsos fracos ou ausentes
Perfusão ineficiente
Hipotensão
Bradicardia
D – Disfunção
Redução do nível de consciência
E – Exposição
Hipotermia significativa
Hemorragia importante
Petéquias ou púrpura

Fonte: adaptada de American Heart Association, 2020.

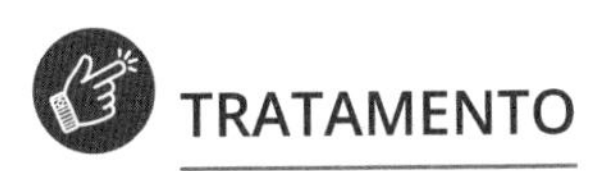

TRATAMENTO

Cadeia de reconhecimento da American Heart Association

- A American Heart Association (AHA) recomenda seguir as ações das cadeias de sobrevivência (intra e extra-hospitalar), conforme as Figuras 1 e 2.
- A equipe de atendimento deve ser bem treinada, e o líder do atendimento deve monitorar constantemente a qualidade da ressuscitação cardiopulmonar (RCP).

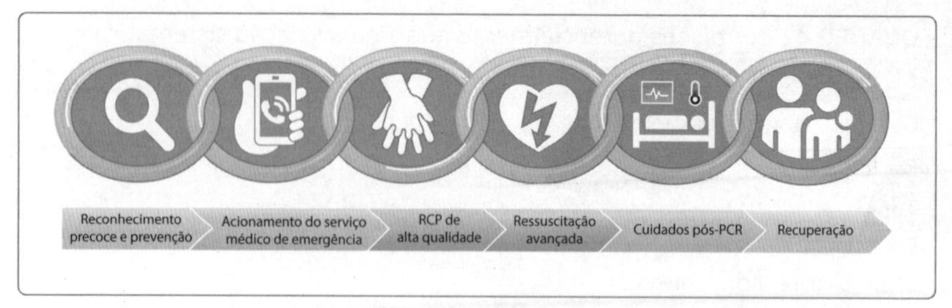

FIGURA 1
Cadeia de sobrevivência para parada cardiorrespiratória intra-hospitalar.
RCP: ressuscitação cardiopulmonar, PCR: parada cardiorrespiratória.
Fonte: adaptada de American Heart Association, 2020.

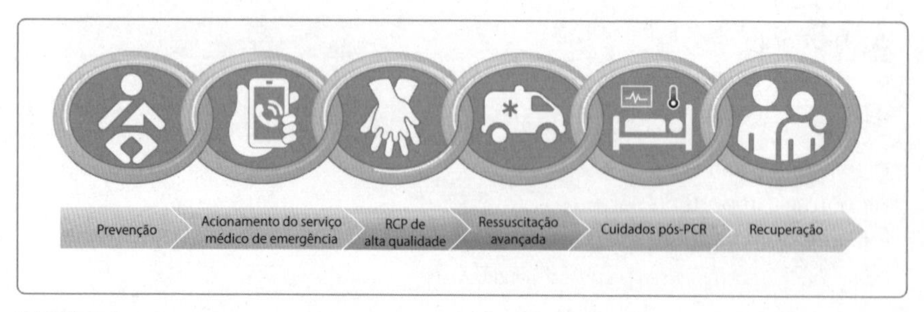

FIGURA 2
Cadeia de sobrevivência para parada cardiorrespiratória extra-hospitalar.
RCP: ressuscitação cardiopulmonar, PCR: parada cardiorrespiratória.
Fonte: adaptada de American Heart Association, 2020.

Ressuscitação cardiopulmonar

- RCP é o passo fundamental do tratamento da parada cardiorrespiratória (PCR) de forma adequada e envolve um conjunto de medidas com o objetivo de reverter a PCR por meio de suporte ventilatório e circulatório.
- Deve-se seguir a sequência de C-A-B (C = Compressões; A = Abertura de vias aéreas; B = Boa ventilação).

C - Compressões torácicas

- As compressões devem ocorrer a uma frequência de 100 a 120 por minuto e devem ser feitas com força suficiente para comprimir, pelo menos, um terço do diâmetro anteroposterior do tórax (cerca de 4 cm em lactentes e 5 cm em crianças e adolescentes).

- Deve-se permitir o retorno total do tórax após cada compressão e limitar as interrupções nas compressões a 10 segundos ou menos, de acordo com a necessidade.
- Em lactentes, a técnica recomendada para compressão é utilizar os dedos indicador e médio (técnica dos dois dedos) para comprimir a região esternal abaixo da linha intermamilar, evitando o apêndice xifoide (Figura 3).
- Na presença de dois socorristas, a técnica recomendada é, com as mãos envolvendo o tórax, utilizar os dois polegares para comprimir o terço interior do esterno (Figura 4).

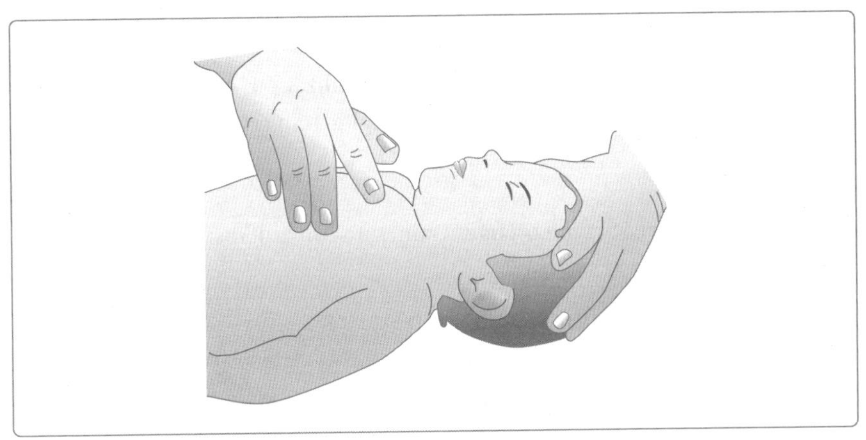

FIGURA 3
Técnica de compressão torácica em lactentes com um socorrista.
Fonte: Shimoda-Sakano T; Vieira MG, 2023.

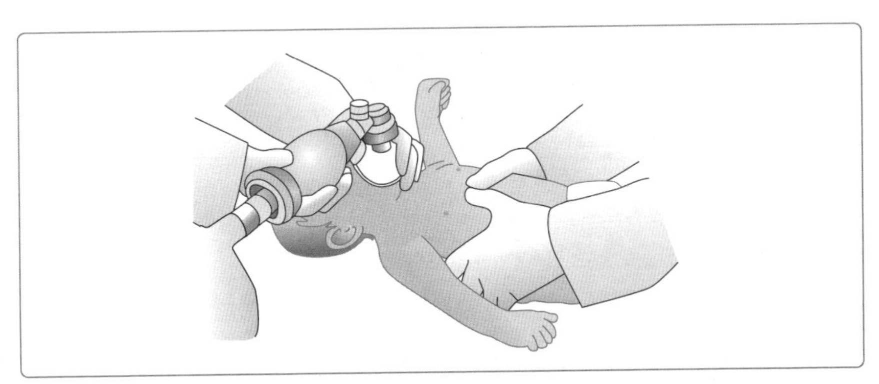

FIGURA 4
Técnica de compressão torácica em lactentes com dois socorristas.
Fonte: Shimoda-Sakano T; Vieira MG, 2023.

- Em crianças e adolescentes, a compressão deve ser feita utilizando uma ou duas mãos sobre o terço inferior do esterno (Figura 5).
- Em pacientes monitorizados e que estejam com uma via aérea avançada, a detecção do CO_2 ao final da expiração ($PETCO_2$) pode orientar a qualidade das compressões torácicas. Um $PETCO_2 < 10\text{-}15$ mmHg indica uma RCP de baixa qualidade. O aumento abrupto do $PETCO_2$ acima de 40 mmHg indica, indiretamente, o retorno da circulação espontânea.

A – Abertura de vias aéreas

- A avaliação da via aérea envolve o posicionamento adequado da criança obtido através da inclinação da cabeça e elevação do queixo, favorecendo o alinhamento dos eixos oral, traqueal e faríngeo.
- Para facilitar esse posicionamento, pode-se utilizar um coxim na região interescapular (em lactentes) ou na região occipital (em crianças e adolescentes).

B – Boa ventilação

- A ventilação deve ser feita preferencialmente com um dispositivo bolsa-válvula-máscara (BVM).

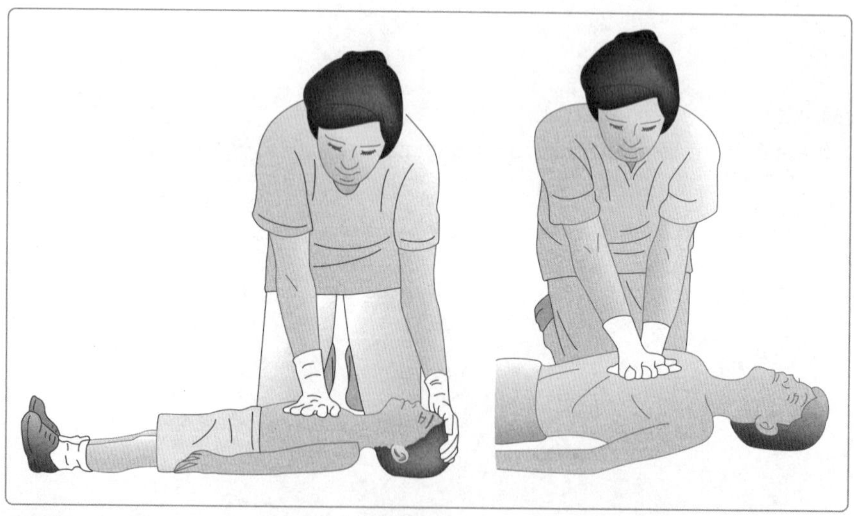

FIGURA 5

Técnica de compressão torácica em crianças e adolescentes.

Fonte: Shimoda-Sakano T; Vieira MG, 2023.

- Em situações extra-hospitalares, em que o dispositivo não estiver disponível, se o socorrista se sentir seguro, pode fazer a respiração boca a boca-nariz em lactentes (Figura 6) ou boca a boca em crianças e adolescentes.
- Recomenda-se evitar ventilações excessivas. Se o paciente não apresentar via aérea avançada, as compressões torácicas e ventilações devem ocorrer de forma sincrônica, conforme o Quadro 5. Após a via aérea avançada, as compressões torácicas devem ser contínuas, e as ventilações, assíncronas (uma ventilação a cada 2 a 3 segundos ou cerca de 20 a 30 ventilações por minuto).

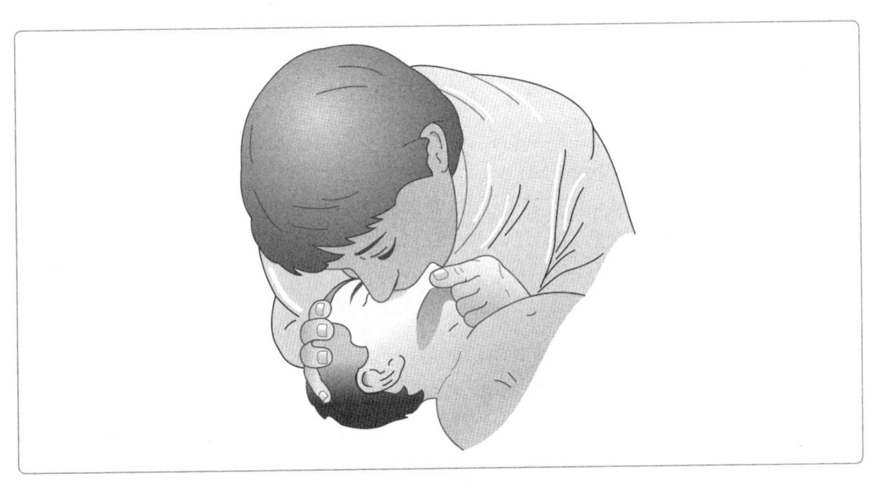

FIGURA 6
Respiração boca a boca-nariz.
Fonte: Shimoda-Sakano T; Vieira MG, 2023.

QUADRO 5 Número de compressões torácicas e ventilações na ressuscitação cardiopulmonar.

Idade do paciente	Número de socorristas	Frequência
Lactentes e crianças	Um socorrista	30 compressões e 2 ventilações
Lactentes e crianças	Dois socorristas	15 compressões e 2 ventilações
Adolescentes	Um ou dois socorristas	30 compressões e 2 ventilações

- A AHA divide os cuidados da parada cardiorrespiratória em Suporte Básico de Vida (SBV) e Suporte Avançado de Vida (SVA), que se diferenciam, especialmente, pela disponibilidade de equipamentos e técnicas para otimizar a perfusão tecidual e a ventilação adequada.

Suporte Básico de Vida

- A sequência de ações no SBV está reproduzida a seguir (Quadro 6).
  - Avaliar a segurança do local:
    - Garantir que a cena esteja segura para o profissional e para o paciente.
  - Avaliar resposta do paciente:
    - Verificar a capacidade de resposta da criança por meio de estímulo vigoroso (batendo nos ombros e chamando em voz alta).
  - Acionar o serviço de emergência:
    - Gritar por ajuda.
    - Solicitar que alguém peça ajuda ou ligue para um serviço de emergência médica.
    - Solicitar um desfibrilador externo automático (DEA).
  - Avaliar o pulso e respiração:
    - Verificar se a criança está respirando através de movimentos torácicos.
    - Verificar se existe pulso central (examinar por 5 a 10 segundos). Em lactentes, é recomendado palpar o pulso braquial e, em crianças e adolescentes, o pulso carotídeo ou femoral.
  - Iniciar manobras de RCP:
    - Compressões torácicas fortes, rápidas, a uma frequência de 100 a 120 por minuto e com profundidade de um terço do diâmetro anteroposterior do tórax.
    - Abertura das vias aéreas através da inclinação da cabeça e elevação do queixo.
    - Realizar 2 ventilações a cada 15 compressões (na presença de dois socorristas) ou a cada 30 compressões (em adolescentes ou na presença de apenas um socorrista).
  - Aplicar DEA assim que possível:
    - Assim que possível, monitorizar a criança com o DEA.
    - Ligar o aparelho e seguir as orientações fornecidas.
    - Utilizar pás pediátricas e atenuadores de carga para crianças com menos de 8 anos ou 30 kg.

QUADRO 6 Resumo dos componentes do Suporte Básico de Vida.

Componente		Lactentes (menores de 1 ano, excluindo recém-nascidos)	Crianças (de 1 ano até antes dos sinais de puberdade)	Adolescentes (sinais de puberdade, em meninas presença de broto mamário e em meninos de pelos axilares)
Segurança do local		Garantir a segurança dos socorristas e da vítima		
Avaliar resposta do paciente	Nível de consciência	Não responde		
Acionar o serviço de emergência		Evento presenciado: acionar imediatamente um serviço de emergência e providenciar o DEA		Acionar imediatamente um serviço de emergência e providenciar o DEA
		Evento não presenciado: realizar 2 minutos de RCP e em seguida solicitar ajuda e providenciar o DEA		
Avaliar pulso e respiração	Respiração	Não respira ou apresenta apenas *gasping*		
	Pulsos	Ausência de pulso braquial após 10 segundos	Ausência de pulso carotídeo ou femoral após 10 segundos	
Manobras de RCP	C Técnica	Um socorrista: dois dedos no centro do tórax abaixo da linha mamilar	Uma ou duas mãos no terço inferior do esterno	Duas mãos no terço inferior do esterno
		Dois socorristas: mãos envolvendo o tórax e os polegares no terço inferior do tórax		
		Permitir retorno total do tórax		
		Minimizar interrupções		

(continua)

QUADRO 6 Resumo dos componentes do Suporte Básico de Vida. (*continuação*)

Componente			Lactentes (menores de 1 ano, excluindo recém-nascidos)	Crianças (de 1 ano até antes dos sinais de puberdade)	Adolescentes (sinais de puberdade, em meninas presença de broto mamário e em meninos de pelos axilares)
		Frequência	100-120 compressões por minuto		
		Profundidade	4 cm (um terço do diâmetro anteroposterior do tórax)	5 cm (um terço do diâmetro anteroposterior do tórax)	5-6 cm (um terço do diâmetro anteroposterior do tórax)
	A		Coxim na região interescapular	Coxim na região occipital	
	B	Sem via aérea avançada	Um socorrista: relação 30:2 Dois socorristas: relação 15:2		Relação 30:2
		Com via aérea avançada	Compressões contínuas e uma ventilação a cada 2-3 segundos (20-30 ventilações/min)		Compressões contínuas e uma ventilação a cada 6 segundos (10 ventilações/min)
Aplicar DEA			Acoplar o DEA assim que disponível Utilizar pás pediátricas e atenuadores de carga para crianças com menos de 8 anos ou 30 kg Reiniciar RCP pelas compressões após o choque		

RCP: ressuscitação cardiopulmonar; DEA: desfibrilador externo automático.

- Reiniciar a RCP imediatamente após a desfibrilação, caso indicada, ou, se não for indicada, manter as manobras de RCP até que a criança recobre a consciência ou até a chegada do serviço de emergência.

Suporte Avançado de Vida

- Em geral, o cenário é intra-hospitalar, e os componentes incluem otimização das técnicas de SBV, análise do ritmo cardíaco com detecção de arritmias, uso de medicamentos, acesso venoso e via aérea avançada.
- A sequência de ações é:
  - Reconhecer a parada cardiorrespiratória:
    - Paciente encontra-se inconsciente, não respira e não apresenta pulso central detectável.
  - Monitorizar e reconhecer o ritmo cardíaco:
    - Identificar o ritmo de parada cardiorrespiratória (PCR) como chocável ou não chocável o mais rápido possível, determinando os próximos passos da reanimação.
    - Ritmos não chocáveis:
      - » Bradicardia sintomática (Figura 7):
        - Frequência cardíaca < 60 bpm associada a sinais de hipoperfusão (alteração do nível de consciência ou hipotensão).
        - Condição que evoluiu rapidamente para PCR, devendo ser tratada imediatamente com otimização da ventilação.
        - Caso o paciente mantenha bradicardia após a melhora das condições de ventilação e oxigenação, indica-se iniciar RCP conforme a Figura 7.
      - » Assistolia ("linha reta"):
        - Ritmo mais comum de PCR em Pediatria, representa a ausência de atividade elétrica no miocárdio (Figura 8).
        - Na presença de uma linha reta no monitor cardíaco, é importante confirmar clinicamente, já que esse achado também pode ser causado por eletrodo frouxo.
        - Na presença de assistolia, é indicado iniciar imediatamente RCP e tentar identificar e tratar possíveis causas reversíveis.

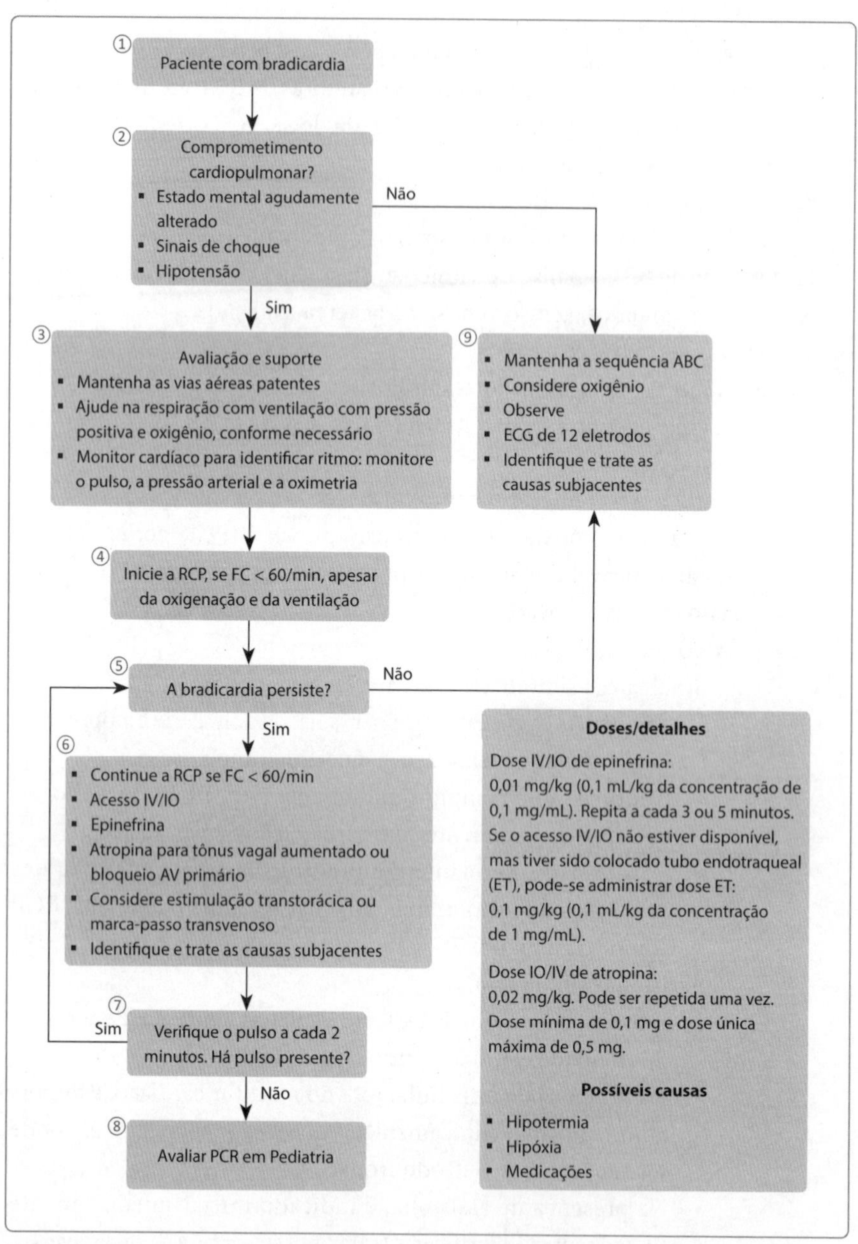

FIGURA 7

Algoritmo para tratamento de bradicardia assintomática.

ABC: via aérea, respiração e circulação; AV: atrioventricular; ECG: eletrocardiograma; ET: endotraqueal; FC: frequência cardíaca; IO: intraósseo; IV: intravenoso; PCR: parada cardiorrespiratória; RCP: manobras de ressuscitação cardiopulmonar.
Fonte: adaptada de American Heart Association, 2020.

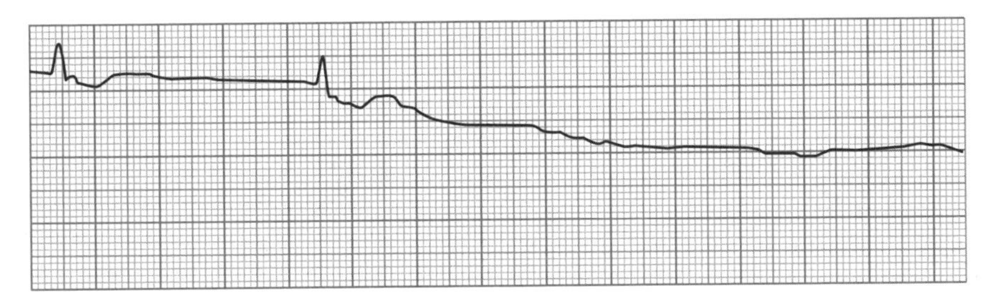

FIGURA 8
Assistolia.
Fonte: adaptada de American Heart Association, 2020.

- » Atividade elétrica sem pulso (AESP):
  - Compreende qualquer ritmo em que o miocárdio apresenta atividade elétrica organizada, porém insuficiente para gerar pulso palpável (Figura 9).
  - Deve-se iniciar imediatamente RCP e tentar identificar e tratar possíveis causas reversíveis.

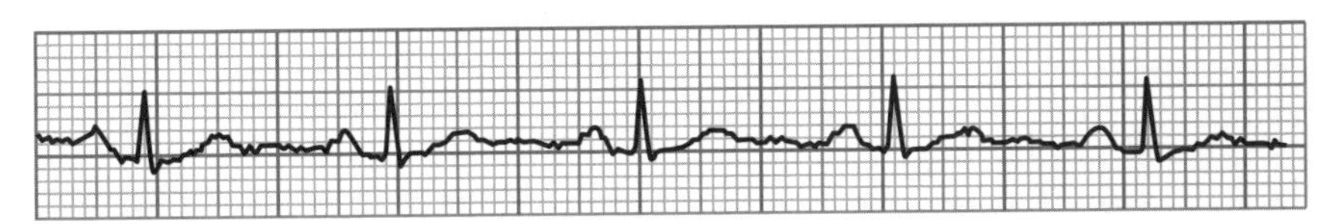

FIGURA 9
Atividade elétrica sem pulso.
Fonte: adaptada de American Heart Association, 2020.

- Ritmos chocáveis:
  - » Fibrilação ventricular (FV):
    - Corresponde a uma atividade elétrica caótica no miocárdio e não efetiva, insuficiente para gerar contrações coordenadas (Figura 10).
    - Deve-se desfibrilar imediatamente.

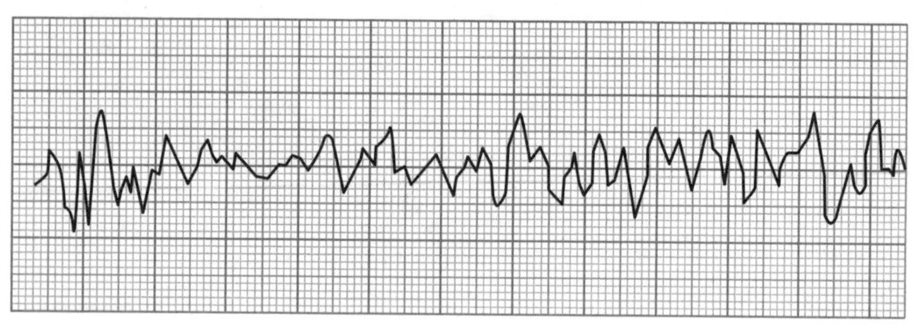

FIGURA 10
Fibrilação ventricular.
Fonte: adaptada de American Heart Association, 2020.

» Taquicardia ventricular sem pulso (TVSP):
  - Caracteriza-se por complexos QRS largos e organizados, sem presença de onda P ou T (Figura 11), e em geral se deteriora rapidamente em FV.
  - Deve-se desfibrilar imediatamente.

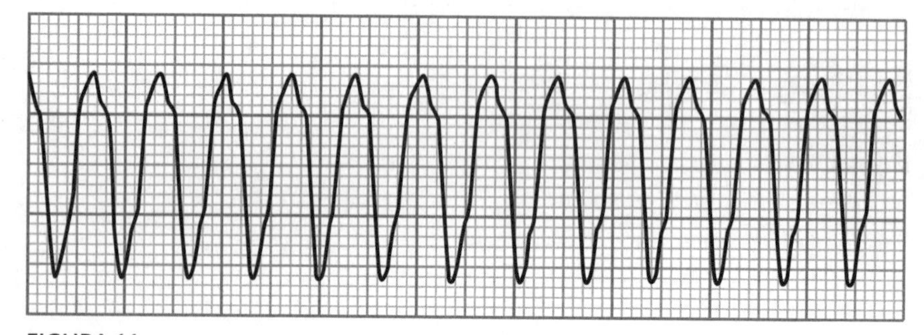

FIGURA 11
Taquicardia ventricular sem pulso.
Fonte: adaptada de American Heart Association, 2020.

– Desfibrilação imediata, se indicada:
  - A desfibrilação é o tratamento definitivo dos ritmos chocáveis e deve ocorrer o mais precocemente possível.
  - Os desfibriladores podem ser monofásicos ou bifásicos, e a carga do choque recomendada é de 2 J/kg no primeiro choque, 4 J/kg no

segundo choque e, nos choques subsequentes, cargas maiores que 4 J/kg até no máximo 10 J/kg ou carga para adulto.
- Recomenda-se o uso de pás manuais pediátricas para crianças menores de 1 ano ou com menos de 10 kg.
- Após a administração do choque, reiniciar imediatamente as compressões torácicas.

– Ressuscitação cardiopulmonar de qualidade:
  - As compressões devem ser rápidas e a uma frequência de 100 a 120 por minuto, além de suficientes para comprimir numa profundidade de um terço do diâmetro anteroposterior do tórax.
  - Permitir o retorno total do tórax entre as compressões e evitar interrupções.
  - O líder do atendimento deve oferecer *feedback* contínuo em relação à qualidade das manobras de RCP e, se possível, disponibilizar um membro da equipe para monitorizar e avaliar continuamente essas manobras.
  - Alternar as pessoas que aplicam as compressões a cada 2 minutos ou antes, se houver cansaço.
  - Reavaliar o ritmo cardíaco e a presença de pulsos centrais a cada 2 minutos, administrando nova desfibrilação, se houver indicação.

– Suporte ventilatório:
  - Iniciar ventilações com dispositivo BVM, idealmente com dois socorristas utilizando a técnica do C-E. Nessa técnica, o polegar e o dedo indicador se posicionam no formado de um "C" no rosco da criança para vedar a máscara, e o terceiro, quarto e quinto dedos formando um "E", tracionando a mandíbula (Figura 12).
  - Manter a relação de 15 compressões para 2 ventilações em crianças e lactentes ou de 30 compressões para 2 ventilações para adolescentes.
  - A via aérea avançada, através da intubação endotraqueal ou com dispositivo supraglótico, deve ser obtida desde que não interrompa excessivamente as compressões torácicas nem atrase a administração de desfibrilação.
  - A partir do momento em que houver uma via aérea avançada, as ventilações devem ser realizadas a cada 2-3 segundos com compressões torácicas contínuas.

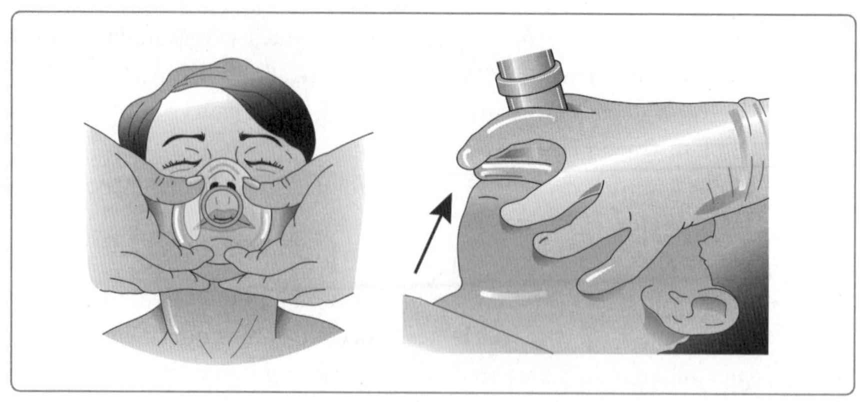

FIGURA 12
Técnica de ventilação C-E.
Fonte: Shimoda-Sakano T; Vieira MG, 2023.

- Obter um acesso vascular:
  - É indicada a obtenção de um acesso vascular, sendo o acesso periférico intravenoso aceitável se puder ser estabelecido rapidamente; caso contrário, é indicado estabelecer um acesso intraósseo.
- Administrar medicamentos:

TABELA 1 Medicamentos usados em parada cardiorrespiratória.

Medicamentos	Dosagens
Epinefrina	IV/IO: 0,1 mL/kg da solução 1:10.000 a cada 3 a 5 minutos ET: 0,1 mL/kg da solução 1:1.000
Amiodarona	IV/IO: 5 mg/kg, podendo ser repetida até duas vezes
Lidocaína	IV/IO: 1 mg/kg (ataque) e manutenção de 20 a 50 mcg/kg/min

ET: endotraqueal; IO: intraósseo; IV: intravenoso.
Fonte: adaptada de American Heart Association, 2020.

- Epinefrina:
  » Indicada em todos os ritmos de PCR, uma vez que, associada às compressões torácicas de qualidade, aumenta a contratilidade miocárdica e a frequência cardíaca, melhorando a oferta tecidual de oxigênio e a pressão arterial diastólica.

   - » Alguns estudos têm discutido os benefícios do seu uso por causar aumento da necessidade de oxigênio no miocárdio, porém a AHA mantém a sua indicação.
   - » Nos ritmos não chocáveis, recomenda-se a administração de epinefrina o mais rápido possível, sendo ideal nos primeiros 5 minutos de início da RCP.
   - » Em lactentes e crianças, a dose é de 0,01 mg/kg da solução 1:10.000 (0,1mL/kg) a cada 3 a 5 minutos por via venosa. Na ausência de acesso venoso ou intraósseo, pode-se considerar a administração de dose endotraqueal de 0,1mL/kg da solução 1:1.000.
   - » Para adolescentes, a dose recomendada é de 1mg a cada 3 a 5 minutos.
- Amiodarona:
   - » É indicada no tratamento de FV e TV refratária ou recorrente à desfibrilação.
   - » A dose recomendada é de 5mg/kg, podendo ser repetida até duas vezes.
- Lidocaína:
   - » É indicada no tratamento da FV ou TV refratária ou recorrente em substituição à amiodarona.
   - » A dose recomendada é de 1 mg/kg (ataque), com manutenção de 20-50 mcg/kg/min.

ALGORITMO

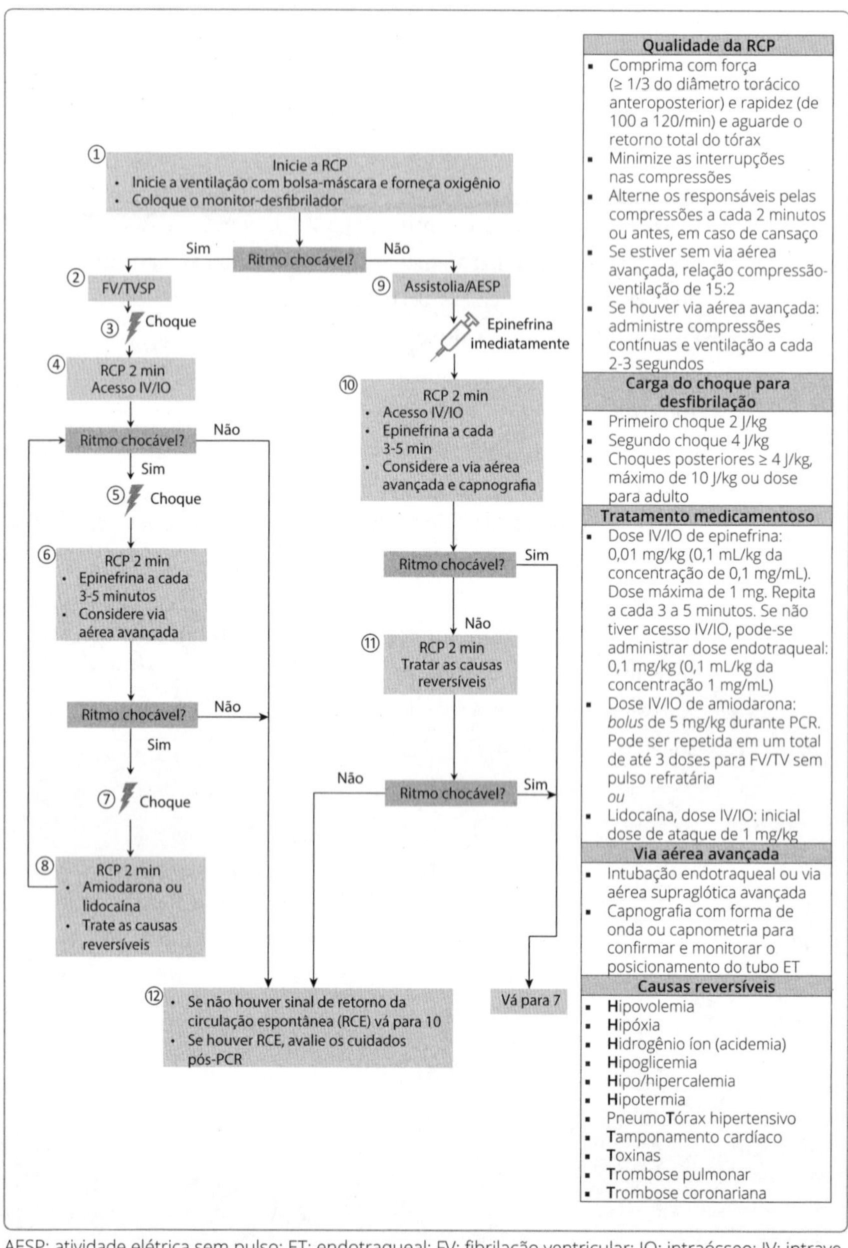

AESP: atividade elétrica sem pulso; ET: endotraqueal; FV: fibrilação ventricular; IO: intraósseo; IV: intravenoso; PCR: parada cardiorrespiratória; RCE: retorno de circulação espontânea; RCP: manobras de reanimação cardiopulmonar; TVSP: taquicardia ventricular sem pulso.
Fonte: adaptada de American Heart Association, 2020.

CUIDADOS PÓS-RESSUSCITAÇÃO

- O retorno da circulação espontânea é caracterizado pelo retorno do pulso e da pressão arterial ou sinal de onda espontâneo na pressão arterial com monitorização intra-arterial.
- Indiretamente, o aumento súbito do $PETCO_2$ para níveis maiores de que 40 mmHg também indica melhora substancial do fluxo sanguíneo.
- Nessa fase, são fundamentais as medidas para manter a perfusão de órgãos vitais e oxigenação adequada objetivando a melhora do prognóstico neurológico. Assim, é recomendado:
  - Obter via aérea avançada, se ainda não estiver disponível, e garantir oxigenação adequada, evitando hipoxemia e hipercapnia.
  - Obter acesso venoso, se ainda não estiver disponível.
  - Considerar a administração de fluidos e drogas vasoativas para manter perfusão adequada.
  - Tratar agressivamente hipoglicemia.
  - Identificar e tratar distúrbios hidroeletrolíticos.
  - Controle térmico adequado.

TÉRMINO DA RESSUSCITAÇÃO

- Não há consenso atual sobre o momento adequado de interromper as manobras de RCP.
- Para essa decisão, devem-se considerar o tempo de parada cardiorrespiratória, a idade da criança e o local do evento (intra ou extra-hospitalar).

REFERÊNCIAS

1. Atkins DL, Sasson C, Hsu A, Aziz K, Becker LB, Berg RA, et al. 2022 Interim Guidance to Health Care Providers for Basic and Advanced Cardiac Life Support in Adults, Children, and Neonates With Suspected or Confirmed COVID-19: From the Emergency Cardiovascular Care Committee and Get With The Guidelines-Resuscitation Adult and Pediatric Task Forces of the American Heart Association in Collaboration With the American Academy of Pediatrics, American Association for Respiratory Care, the Society of Critical Care Anesthesiologists, and American Society of Anesthesiologists. Circ Cardiovasc Qual Outcomes. 2022;15(4):e008900.
2. Erickson CC, Salerno JC, Berger S, Campbell R, Cannon B, Christiansen J, et al. Sudden Death in the Young: Information for the Primary Care Provider. Pediatrics. 2021;148(1):e2021052044.
3. Shimoda-Sakano T, Vieira MG. Sala de emergência: ressuscitação cardiopulmonar. In: Silva CAA, Gomes FMS, Carneiro-Sampaio M, editores. Pronto-Socorro. 4th ed. Barueri: Manole; 2023.
4. Somma V, Pflaumer A, Connell V, Rowe S, Fahy L, Zentner D, et al. Epidemiology of pediatric out-of-hospital cardiac arrest compared with adults. Heart Rhythm. 2023;20(11):1525-31.
5. Sperotto F, Gearhart A, Hoskote A, Alexander PMA, Barreto JA, Habet V, et al. Cardiac arrest and cardiopulmonary resuscitation in pediatric patients with cardiac disease: a narrative review. Eur J Pediatr. 2023;182(10):4289-308.
6. Topjian AA, de Caen A, Wainwright MS, Abella BS, Abend NS, Atkins DL, et al. Pediatric Post-Cardiac Arrest Care: A Scientific Statement From the American Heart Association. Circulation. 2019;140(6):e194-e233.
7. Topjian AA, Raymond TT, Atkins D, Chan M, Duff JP, Joyner Jr BL, et al. Part 4: Pediatric Basic and Advanced Life Support: 2020 American Heart Association Guidelines for Cardiopulmonary Resuscitation and Emergency Cardiovascular Care. Circulation. 2020;142(16_suppl_2):S469-S523.
8. Virani SS, Alonso A, Benjamin EJ, Bittencourt MS, Callaway CW, Carson AP, et al. Heart Disease and Stroke Statistics-2020 Update: A Report From the American Heart Association. Circulation. 2020;141(9):e139-e596.
9. Wyckoff MH, Greif R, Morley PT, Ng KC, Olasveengen TM, Singletary EM, et al; Collaborators. 2022 International Consensus on Cardiopulmonary Resuscitation and Emergency Cardiovascular Care Science With Treatment Recommendations: Summary From the Basic Life Support; Advanced Life Support; Pediatric Life Support; Neonatal Life Support; Education, Implementation, and Teams; and First Aid Task Forces. Circulation. 2022;146(25):e483-e557. Erratum in: Circulation. 2024;149(21):e1218.
10. Zhao X, Zheng W, Ma Y, Hou Y, Zhu Y, Zheng J, et al; Baseline Investigation of Out-of--Hospital Cardiac Arrest (BASIC-OHCA) Coordinators and Investigators. Epidemiology, Process of Care, and Associated Outcomes of Pediatric Out-of-Hospital Cardiac Arrest in China: Results From a Prospective, Multicenter, Population-Based Registry. Crit Care Med. 2024;52(12):e604-e615.

Índice remissivo

K

L

M

N

S

T